Alexander Ochse

NATURDROGEN

und ihr Gebrauch

Alexander Ochse

NATURDROGEN

und ihr Gebrauch

Mit einem Vorwort von Dr. habil. Jochen Gartz

NACHTSCHATTEN VERLAG

Impressum

Verlegt durch:
Nachtschatten Verlag AG
Kronengasse 11
CH – 4500 Solothurn
Tel: 0041 32 621 89 49
Fax: 0041 32 621 89 47
info@nachtschatten.ch
www.nachtschatten.ch

2. korrigierte und leicht ergänzte Auflage 2011
Unveränderte Neuauflage 2016

Lektorat: Bert Marco Schuldes

Wissenschaftliche Durchsicht: Dr. habil. Jochen Gartz u. Prof. Dr. Ewald Rumpf
Umschlaggestaltung und Satz: gewo.com
Umschlagfotos: Markus Berger, Michael Ganslmeier u. Alexander Ochse
Druck: ScandinavianBook.de, Bremen
Printed in Denmark
ISBN 978-3-03788-150-7

Kontakt zum Autor:
www.alexanderochse.de

Hinweis:

Wenn in diesem Buch von Sozialarbeitern, Lehrern usw. die Rede ist, so sind Sozialarbeiterinnen, Lehrerinnen usw. selbstverständlich impliziert. Leider ist mir keine – politisch und ästhetisch – befriedigende Lösung des Anredeproblems bekannt. Deshalb habe ich mich im Text auf eine Geschlechtsform beschränkt. Die einfache und übersichtliche Sprache wurde der fachspezifischen vorgezogen.

Haftungsausschluss:

Dieses Buch soll nicht zum Gebrauch von Naturdrogen auffordern. Ich übernehme keine Haftung für etwaige Schäden, die durch den Konsum von Naturdrogen entstehen können. Diese, auf wissenschaftlicher Basis dokumentierten, Informationen sollen der Öffentlichkeit zugänglich gemacht werden, da objektive Aufklärung von großer Wichtigkeit ist.

Inhalt

Danksagung

Im Rahmen der Erstellung dieses ursprünglich als Diplomarbeit verfassten Buches bin ich folgenden Personen zu tiefstem Dank verpflichtet:

Jochen Gartz (Leipzig), Bert Marco Schuldes (Tuguegarao City), Markus Berger (Knüllwald), Joachim Eul (Berlin), Ulrich Holbein (Knüllwald), Michael Ganslmeier (Kassel), Ewald Rumpf (Knüllwald), Boris Göbel (Kaufungen), Roger Liggenstorfer (Solothurn), Georg Woelfel (Spangenberg) und natürlich meinen lieben Eltern.

Nur durch die großzügige Unterstützung der oben genannten Personen konnte dieses Buch entstehen.

Vorwort

Schon seit vielen Jahren faszinieren mich die Natur und unser menschliches Bewusstsein. Durch ausgiebige Studienreisen lernte ich nicht nur unseren wunderschönen Planeten kennen, sondern auch Techniken, die das menschliche Bewusstsein verändern können. Mir fiel dabei auf, dass psychoaktive Pflanzen oftmals ein Hilfsmittel sind, um das Bewusstsein zu verändern.

Während meines Studiums hatte ich die Möglichkeit, mich mit diesem Themenbereich vertiefend zu beschäftigen. So interessierte mich weitgehend alles, was mit Spiritualität, Natur und unserem Bewusstsein zu tun hat. Natürliche Rauschmittel waren dabei die eindeutige Schnittmenge, da diese uns von der Natur zur Verfügung gestellt und mit Religiosität und Spiritualität in Verbindung gebracht werden. Außerdem können sie nur durch unser hochkomplexes Gehirn auf unser Bewusstsein wirken, denn ohne die spezifischen Rezeptoren in unserem Gehirn würden Naturdrogen keine Wirkungen hervorrufen.

Die Chance, eine Diplomarbeit über Naturdrogen zu schreiben und mich somit auf interdisziplinärer Ebene wissenschaftlich mit der Thematik auseinanderzusetzen, ließ ich mir nicht entgehen. Dass diese Diplomarbeit nun in Form eines Buches einem größeren Leserkreis zugänglich wird, freut mich von ganzem Herzen. Ich kann sogar behaupten, dass bis heute noch kein vergleichbares kompaktes Werk über den Gebrauch von Naturdrogen existiert, welches einen solchen Charakter aufweist und die aktuelle rechtliche sowie epidemiologische Situation wiedergibt. Dieses Buch kann den in der präventiven Arbeit tätigen Personen als Leitfaden dienen, um das tatsächliche Risikopotenzial der zurzeit am häufigsten gebrauchten Naturdrogen besser einschätzen zu können.

Ich hoffe, mit dem vorliegenden Buch diese klaffende Lücke zu schließen und wünsche der Leserschaft viel Erhellung bei der Lektüre dieser Arbeit.

Alexander Ochse
Kassel im Sommer 2006

Vorwort: Dr. habil. Jochen Gartz (Leipzig)

Psychoaktive Pflanzen und Pilze üben seit Jahrtausenden eine besondere Faszination auf Menschen in den unterschiedlichsten Kulturkreisen aus. Die beim Verzehr oder bei der Inhalation entsprechender Zubereitungen oder auch schon der unbearbeiteten, frischen Rohprodukte erzielten Wirkungen sind sehr vielseitig und reichen von der Kreislaufstimulation bis hin zu charakteristischen visionären Wahrnehmungen. Durch den spezifischen und unmittelbaren Effekt auf die Psyche werden solche, dem Zeitgeist entsprechend „Naturdrogen" genannte Präparationen auch schon seit Jahrhunderten kontrovers angesehen und z. T. staatlich verfolgt. Diese Verfolgung resultiert aus religiös-ideologischen Gründen bis hin zu – meist mehr vermuteten – gesundheitlichen Folgen, aber teilweise auch zur Unterdrückung unliebsamer Konkurrenz zur legalen Alkohol-, Tabak- und Pharmaindustrie, deren Produkte recht ähnliche Wirkungen erzeugen können.

Die Faszination der Naturdrogen für den Erforscher dieser Wirkstoffe erklärt sich vor allem aus der notwendigen interdisziplinären Vorgehensweise, die geradezu vorbildlich bei der „Entzauberung" der so genannten mexikanischen Zauberpilze durch R. G. Wasson, R. Heim und A. Hofmann ab 1953 zur Isolation der Wirkstoffe Psilocybin und Psilocin führte. Bei meiner 25-jährigen botanischen und chemischen Erforschung vieler weiterer solcher Pilzarten rund um die Welt erwies sich dieser methodische Ansatz genauso notwendig und sinnvoll wie es bei diesen klassischen Untersuchungen vorbildlich demonstriert wurde. Es ist das Verdienst des Autors, das Gebiet der Naturdrogen umfassend und unter Berücksichtigung der interdisziplinären Aspekte darzustellen.

Die wichtigsten Pflanzen und Pilze dieses Bereiches werden hinsichtlich der Botanik, der geschichtlichen Aspekte und ihrer heutigen Verwendung vorgestellt. Gleichzeitig wird mit Recht darauf verwiesen, dass oftmals die Sachverhalte um ihre Verwendung und mögliche Gesundheitsfolgen oft einseitig dargestellt werden, so von Autoren, die in Suchtkliniken arbeiten und denen sowohl die Kenntnis der Ethnopharmakologie, der Botanik und des Gebrauchs außerhalb ihrer speziellen Klientel fehlt. Auch scheint in diesen Fällen das Wissen über die historische „Meskalin-Perioden" nach dem Religionswissenschaftler Karl Kerenyi (1897-1973) völlig zu fehlen. Es ist daher sehr verdienstvoll, dass der Autor sich kritisch mit einzelnen rezenten Darstellungen auseinandersetzt, die dem interdisziplinären Charakter der Betrachtung solcher Pilze und Pflanzen nicht entsprechen. Ich begrüße es daher, dass diese Untersuchung, die ursprünglich als Diplomarbeit („sehr gut") eingereicht wurde, einem nun größeren Leserkreis in Buchform zugänglich wird.

1. Einleitung

Dieses Buch behandelt das brisante und aktuelle Thema Naturdrogen. Wissenschaftliche Studien belegen, dass in den letzten Jahren ein eindeutiger Trend hin zu den Naturdrogen zu verzeichnen ist. Im Schatten des Ecstasy-Booms hat sich deren Gebrauch bei den hauptsächlich jugendlichen Konsumenten etabliert. In vielen Umfragen ist nicht mehr Ecstasy die am zweithäufigsten konsumierte illegale Substanz (nach Cannabis), sondern die psilocybinhaltigen Pilze, welche eine Naturdroge par excellence darstellen. Deshalb bilden die psilocybinhaltigen Pilze auch einen Schwerpunkt dieses Buches. An ihrem Beispiel lässt sich die Thematik Naturdrogen sehr deutlich exemplarisch darstellen.

Das Bild der Naturdrogen wird hauptsächlich durch Sensationsmedien geprägt. Es vergeht kaum eine Woche im Sommer, in der nicht in reißerischer Art über die „Teufelsdrogen aus der Natur“ berichtet wird. Verunsicherte Eltern, Sozialarbeiter, Lehrer und Erzieher wissen nicht, wie sie mit ihren Naturdrogen gebrauchenden Heranwachsenden umgehen sollen. Kompetentes und vorurteilsfreies Wissen über die Naturdrogen ist selbst bei den helfenden Institutionen Mangelware. In der Präventionsarbeit werden Naturdrogen bisher nur stiefmütterlich behandelt. Ziel dieses Buches ist es, das Reizthema Naturdrogen interdisziplinär zu untersuchen und dem Leser naturwissenschaftliche Fakten sowie historische Hintergründe über die zurzeit am häufigsten gebrauchten Naturdrogen in komprimierter Form zu liefern. Dieses fachliche Wissen ist für eine erfolgreiche sekundärpräventive Arbeit unabdinglich.

Dieses Buch erhebt keinen Anspruch auf Vollständigkeit, da wir es mit einer schier unendlichen Fülle psychotroper Substanzen zu tun haben, die uns die Natur zur Verfügung stellt. Ich stelle hier nur die wichtigsten Naturdrogen vor, die seit einigen Jahren vermehrt in Gebrauch sind. Eine wesentlich größere Auswahl an Naturdrogen findet sich in der bisher ausführlichsten Arbeit zum Thema: „Enzyklopädie der psychoaktiven Pflanzen“ von Christian Rätsch.[1] Außerdem spare ich mir die ausführliche Beschreibung von Alkohol, Cannabis, Kaffee und Tabak, da der langjährige kulturintegrierte Gebrauch dieser Pflanzen bereits ausführlich untersucht und beschrieben wurde und auch nicht dem Trend zum Gebrauch von Naturdrogen zuzuordnen ist. Es werden auch Naturdrogen vorgestellt, die in unserem Kulturkreis nicht weit verbreitet, für die soziale Arbeit mit Immigranten aber von Relevanz sind. Einige der hier aufgeführten Rauschmittel sind bisher noch wenig im Gebrauch. Bei diesen liegen jedoch eindeutige Hinweise vor, die den Schluss nahelegen, dass sie in naher Zukunft in Mode kommen könnten.

Das vorliegende Buch ist nicht nur für die oben genannte Zielgruppe von großer Signifikanz. Auch potentielle User können es benutzen, um sich vorurteilsfrei über mögliche Risiken des Naturdrogenkonsums zu informieren. Denn die wichtigste Safer-Use-Regel lautet: Erst informieren und dann konsumieren! Dies ist bei den Naturdrogen besonders wichtig, da unter ihnen Substanzen zu finden sind, die bei unsachgemäßem Gebrauch tödlich giftig wirken können.

Nach einigen wichtigen Begriffserklärungen gehe ich einleitend auf die Kulturgeschichte der natürlichen Rauschmittel ein. Anschließend liefere ich generelle Hinweise über den aktuellen Trend zu Naturdrogen. Im Hauptteil werden die einzelnen Rauschmittel systematisch dargestellt. Abschließend werden beispielhafte Präventionskonzepte vorgestellt, die für die Prävention des Naturdrogengebrauchs von Bedeutung sind.

Wie aus dem ausführlichen Literaturverzeichnis ersichtlich ist, habe ich mich bemüht, Daten aus Fachbüchern der Toxikologie, Pharmakologie, Medizin, Botanik, Ethnobotanik, Sozialarbeit sowie der so genannten Szene-Literatur zu verwenden. Dabei musste ich leider feststellen, dass ein Teil der Fachliteratur – trotz neuer Auflagen – einen veralteten Wissensstand wiedergibt und somit dem neuen Trend zur Naturdroge nicht gerecht wird. Gerade in den letzten Jahren wurde eine Vielzahl von Naturdrogen erforscht und wiederentdeckt. Die heute verwendeten Naturdrogen sind nicht immer die gleichen wie in den 60er Jahren, als ebenfalls ein solcher Trend zu beobachten war. Selbst wenn es Parallelen zu dieser Zeit gibt, sind das Wissen um und die Anzahl der verwendeten Naturdrogen ständig gewachsen. Ziel dieses Buches ist es deshalb, die neuesten wissenschaftlichen Fakten und Trends darzustellen.

Auch die Internetrecherche wurde zu einem wichtigen Fundament dieses Buches. Wie ich noch darstellen werde, spielt das Internet eine große Rolle, wenn es um den Gebrauch von Naturdrogen geht. Weiterhin kann ich auf langjährige persönliche Erfahrungen – u. a. als Veranstalter von sekundärpräventiven Informationsveranstaltungen zum Thema Naturdrogen – zurückblicken. Hilfreich bei der Erstellung dieses Buches waren mir auch die vielen persönlichen Kontakte zu Autoren, Verlegern und Wissenschaftlern, die über diese Thematik forschen oder berichten. Obendrein hatte ich im Laufe der letzten Jahre immer wieder die Möglichkeit, internationale Kongresse und Exkursionen zu besuchen und somit über den aktuellen Forschungsstand informiert zu sein. Ich wünsche dem Leser viel Spaß und Freude mit diesem Buch und hoffe, dass es zu einer Versachlichung des emotionsgeladenen Themas beitragen wird.

1.1 Begriffserklärungen

Zu Beginn dieses Buches ist es unumgänglich, die wichtigsten gebräuchlichen Begriffe des umfassenden Themenbereiches Drogen zu klären, um dem Leser zu einem besseren Verständnis dieser Thematik zu verhelfen. Viele dieser Begriffe werden in der professionellen Suchtarbeit sowohl von Medien als auch von Laien sehr unscharf und unreflektiert gebraucht. So findet sich alleine in den Titeln der von mir benutzten Literatur eine Vielzahl von Begriffen, welche den Sachverhalt gut verdeutlichen. Die so genannten Rauschmittel werden ganz unterschiedlich betitelt, je nachdem welcher Zielgruppe die Literatur primär dienen soll. Beispielsweise entdeckt man die psilocybinhaltigen Pilze bzw. deren Wirkstoff, das Psilocybin, in der medizinischen Literatur in Büchern mit den Titeln „Biogene Gifte“[2], „Gifte in Natur und Umwelt“[3] oder in einer älteren Abhandlung mit dem Titel „Magische Gifte“[4]. Weiterhin werden die psilocybinhaltigen Pilze in Büchern mit den Titeln „Pflanzen der Götter“[5], „Zauberdrogen“[6], „Rauschgiftesser erzählen“[7] und „Rauschdrogen“[8] erwähnt. Daran kann man schon sehr gut erkennen, wie verschieden das gleiche Rauschmittel von den Autoren eingeordnet und betitelt wird.

1.1.1 Begriffserklärungen: Droge und Rauschmittel

Der Begriff Droge wurde im ursprünglich medizinischen Sinn „für getrocknete Arzneipflanzen od. deren Teile, die direkt od. in versch. Zubereitungen als Heilmittel verwendet od. aus denen die Wirkstoffe isoliert werden“[9] gebraucht. Nach Lutz Mackensen wurzelt der Begriff Droge in dem niederdeutschen Wort Droge, welches trocken bedeutet.[10] Heute wird das Wort Droge für alle Substanzen benutzt, welche eine bewusstseinsverändernde Wirkung auf den Menschen ausüben. Der Begriff Droge ist aber oft zusätzlich mit einer negativen Konnotation besetzt. In diesem Buch wird Droge für alle in der Natur (pflanzlich, pilzlich, mineralisch und tierisch) vorkommenden Rauschmittel verwendet, ohne dabei die isolierten Reinsubstanzen einzuschließen.

Bei der oftmals vorgenommenen Unterscheidung zwischen natürlichen und synthetischen Substanzen taucht ein weiteres Problem auf: Es ist in der Geschichte der Erforschung von pflanzlichen Wirkstoffen schon des Öfteren vorgekommen, dass eine bis dato rein synthetische Substanz erst viele Jahre später im Pflanzenreich gefunden und somit zu einer natürlichen wurde. Als klassisches Beispiel ist das psychoaktive Tryptamin N,N-DMT zu nennen, welches 1931 synthetisiert und erst 24 Jahre später erstmals aus Pflanzenmaterial isoliert wurde. Des Weiteren kann das bekannte Benzodiazepin Diazepam („Valium") aufgeführt werden, das 36 Jahre, nachdem es synthetisch hergestellt worden war, in der Natur entdeckt wurde.[11]

Auch die Begriffe Rauschgift, Rauschmittel, Rauschdroge, Suchtmittel, Suchtgift und Betäubungsmittel werden sehr unklar gebraucht und oftmals fälschlicherweise gleichgesetzt. Selbst unser Betäubungsmittelgesetz (BtMG) unterliegt im Grunde genommen diesem Irrtum. So fallen alle Substanzen unter das BtMG, die in den 3 Anlagen des Gesetzes aufgeführt sind, auch wenn diese faktisch keine Betäubungsmittel sind. Dies ist beispielsweise bei LSD, Psilocybin und DMT der Fall, da diese Substanzen die Sinne anregen und die Wahrnehmung stimulieren und nicht betäuben. Wenn ich in diesem Buch von Rauschmitteln spreche, sind damit alle psychoaktiven (auch synthetische) Substanzen, Pflanzen, Pilze, Mineralien und Tiere – inklusive ihrer isolierten Reinsubstanzen – gemeint. Die Begriffe Rauschgift und Suchtgift werden von mir nicht verwendet, da ich mich der noch heute gültigen Meinung des berühmten Arztes Paracelsus anschließe, die besagt, dass „Alle Ding´ (…) Gift [sind] und nichts ohn´ Gift; alleine die Dosis macht, das ein Ding´ kein Gift ist"[12].

1.1.2 Begriffserklärung: Psychedelika

Wie ich bereits in meiner Arbeit „60 Jahre LSD" ausgeführt habe, wurden im Laufe der Jahre viele verschiedene Begriffe zur Beschreibung der Substanzklasse, zu der beispielsweise die psilocybinhaltigen Pilze, die meskalinhaltigen Kakteen oder das Ayahuasca gehören, eingeführt. Die jeweiligen Begriffe spiegeln den Hintergrund wider, in dem sie verwandt wurden. Alle benutzten Begriffe sind somit ideologisch belastet. Die Substanzen wurden Halluzinogene, Psychotomimetika, Psycholytika, Phantastika, Entheogene oder Psychedelika genannt, um nur einige Begriffe zu nennen.[13]

Der Begriff Halluzinogene scheint mir unpassend, da keine echten Halluzinationen hervorgerufen werden, wie sie bei Schizophrenen geläufig sind. Der nach Hanscarl Leuner bezeichnete „Ich-Rest" bleibt bei kleineren Dosierungen meistens vorhanden, was den Unterschied zu den „echten" Halluzinationen bei Schizophrenen ausmacht.[14] Psychotomimetika oder Psychotika bedeutet, einen psychoseähnlichen Zustand erzeugend[15], was nur einen Teilaspekt der Erfahrung beschreibt und somit auch eine unzutreffende Beschreibung ist. Als Psycholytika werden Pharmaka bezeichnet, die ein „Auflösen“ der Psyche – im Sinne der Therapie – hervorrufen und dadurch zur Unterstützung einer psychotherapeutischen Behandlung verwandt werden.[16] Dieser Terminus wurde von Ronald A. Sandison geprägt und deutet auf die Auflösung von krankhaften Symptomen der menschlichen Psyche hin, die mit Hilfe der Psycholytika erreicht werden soll.[17] Der Begriff Phantastica wurde bereits von Louis Lewin im Jahre 1924 zum ersten Mal gebraucht und stellt die von vielen Usern als phantastisch erlebten Sinnestäuschungen in den Vordergrund.[18] Neuerdings hat sich der Begriff Entheogene verbreitet, der sich u. a. auf den rituellen Gebrauch der Substanzen im Schamanismus bezieht und „das Göttliche hervorrufend“ bedeutet.[19] Ich möchte in diesem Buch den Begriff Psychedelika verwenden, da dieser meiner Meinung nach den Wirkungscharakter dieser Substanzen am besten trifft. Er bedeutet „die Seele (Geist oder Psyche) enthüllend (hervorbringend oder manifestierend)“ und wurde von Humphry Osmond, einem der ersten LSD-Forscher und englischer Psychiater, 1956 in einer Korrespondenz mit Aldous Huxley zum ersten Mal gebraucht.[20] Dieser berühmte Romancier verarbeitete in den Büchern „Die Pforten der Wahrnehmung“ und „Himmel und Hölle“ seine Erfahrungen mit Meskalin und dann auch mit LSD.[21]

1.1.3 Begriffserklärung: Naturdroge

Der Begriff Naturdroge muss ebenfalls genauer erläutert werden, da dieser neben anderen Begriffen wie biogene Drogen, biogene Suchtmittel, pflanzliche Suchtmittel, biologische Drogen, Ökodrogen und psychoaktive Pflanzen gebraucht wird. Diese Bezeichnungen wurden in jüngerer Zeit überwiegend für Rauschmittel verwandt, die von lebenden Organismen – meist pflanzlichen Ursprungs – stammen und wegen ihrer psychoaktiven Inhaltsstoffe direkt konsumiert werden können. Als Naturdrogen werden aber auch Rauschmittel bezeichnet, die einer gewissen Zubereitung, wie einfaches Trocknen oder Auskochen, bedürfen, damit diese ihre Wirkung entfalten. Die aus pflanzlichen, pilzlichen und tierischen Drogen isolierte Reinsubstanz wird hierunter meist nicht verstanden. Es gibt aber auch hier unterschiedlich weite Auffassungen, was als Naturdroge bzw. biogene Droge betrachtet werden muss und was nicht. So definiert Frank Löhrer – Leiter und leitender Arzt eines REHA-

Zentrums für junge Abhängige – in seinem Buch „Biogene Suchtmittel“ einerseits Kokain als biogene Droge, da es aus dem Pflanzenmaterial durch relativ einfache chemische Veränderungs- und Fermentationsprozesse hergestellt werden kann.[22] In einem anderen Aufsatz betont er andererseits, dass isolierte Reinsubstanzen nicht zu den biogenen Drogen zählen.[23] Dieses Beispiel zeigt, dass die Grenze, welches Rauschmittel zu den biogenen zählt und welches nicht, sehr schwammig ist. Auch Meskalin – der Wirkstoff des Peyote-Kaktus – kann in relativ einfachen chemischen Arbeitsschritten aus Kakteen gewonnen werden.[24] Der Terminus biogene Droge (= von lebenden Organismen erzeugt)[25] erscheint mir als Bezeichnung für diese Art von Rauschmitteln zu weitläufig. Heute können mittels Mikroorganismen und gelenkter Biosynthese eine Vielzahl von biogenen Substanzen (auch psychoaktive) erzeugt werden[26], die nichts – außer ihrem biogenen Ursprung – mit den in diesem Buch behandelten Naturdrogen gemeinsam haben. So wurde schon von Jochen Gartz in der Deutschen Demokratischen Republik (DDR) ein Verfahren entwickelt, welches – mit Hilfe der Biotransformation in höheren Pilzen – Wirkstoffe für die experimentelle Neurobiologie und Arzneimittelsynthese gewinnt.[27] Diese „neuen“ Modellsubstanzen für die Neurobiologie müssten somit im ursprünglichen Sinn auch als biogene Drogen bezeichnet werden.

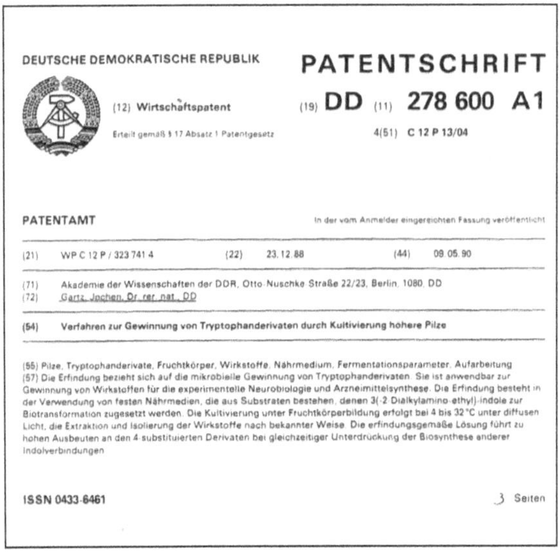
DEUTSCHE DEMOKRATISCHE REPUBLIK

PATENTSCHRIFT

(12) Wirtschaftspatent

(19) DD (11) 278 600 A1

Erteilt gemäß § 17 Absatz 1 Patentgesetz

4(51) C 12 P 13/04

PATENTAMT

In der vom Anmelder eingereichten Fassung veröffentlicht

(21) WP C 12 P / 323 741 4 (22) 23.12.88 (44) 09.05.90

(71) Akademie der Wissenschaften der DDR, Otto-Nuschke-Straße 22/23, Berlin, 1080, DD
(72) Gartz, Jochen, Dr. rer. nat., DD

(54) **Verfahren zur Gewinnung von Tryptophanderivaten durch Kultivierung hohere Pilze**

(55) Pilze, Tryptophanderivate, Fruchtkörper, Wirkstoffe, Nährmedium, Fermentationsparameter, Aufarbeitung
(57) Die Erfindung bezieht sich auf die mikrobielle Gewinnung von Tryptophanderivaten. Sie ist anwendbar zur Gewinnung von Wirkstoffen für die experimentelle Neurobiologie und Arzneimittelsynthese. Die Erfindung besteht in der Verwendung von festen Nährmedien, die aus Substraten bestehen, denen 3(-2-Dialkylamino-ethyl)-indole zur Biotransformation zugesetzt werden. Die Kultivierung unter Fruchtkörperbildung erfolgt bei 4 bis 32 °C unter diffusen Licht, die Extraktion und Isolierung der Wirkstoffe nach bekannter Weise. Die erfindungsgemäße Lösung führt zu hohen Ausbeuten an den 4-substituierten Derivaten bei gleichzeitiger Unterdrückung der Biosynthese anderer Indolverbindungen

ISSN 0433-6461 3 Seiten

Abb. 1 Patentschrift zum Verfahren zur Gewinnung von Tryptophanderivaten durch Kultivierung höherer Pilze vom Patentamt der Deutschen Demokratischen Republik aus dem Jahre 1990

In diesem Buch werde ich die isolierten Reinsubstanzen sowie die durch gelenkte Biotransformation hergestellten Substanzen nicht als Naturdrogen definieren, da der Großteil der User die chemischen Arbeitsvorschriften – welche zur Isolierung der Reinsubstanzen notwendig sind – nicht beherrschen und anwenden können. Somit werden die Begriffe Naturdroge und Droge von mir identisch benutzt. Der Zusatz Natur hebt den Aspekt des natürlichen Ursprungs dieser Rauschmittel und die direkte Konsummöglichkeit bzw. die einfache Zubereitungsform nochmals hervor. Ich werde in diesem Buch die Begriffe so klar wie möglich gebrauchen, um Missverständnissen vorzubeugen.

1.2 Klassifikation von Naturdrogen

Auch die Klassifikation von psychoaktiven Substanzen und Naturdrogen stellt ein weitläufiges Problem dar. Im Grunde existieren zwei unterschiedliche Klassifikationsarten von sämtlichen Rauschmitteln nebeneinander. Zum einen kann man Rauschmittel nach ihrem Wirkungstyp einteilen. Der Vorteil dieser Klassifikation ist, dass der Leser einen groben Überblick über die verschiedenen Wirkungen der psychoaktiven Substanzen und Drogen erhält. Diese Art der Klassifikation wird im Großteil der von mir benutzten Literatur verwendet.[28] Der Nachteil dieses Systems ist, dass bestimmte Rauschmittel keine spezifische Wirkung aufweisen und häufig Überschneidungen im Wirkspektrum vorkommen, sodass diese sich nicht eindeutig bestimmten Klassen zuordnen lassen. Auch können abhängig von der Dosierung verschiedene Wirkungen auftreten, was die Einteilung in eine bestimmte Kategorie ebenfalls erschwert.

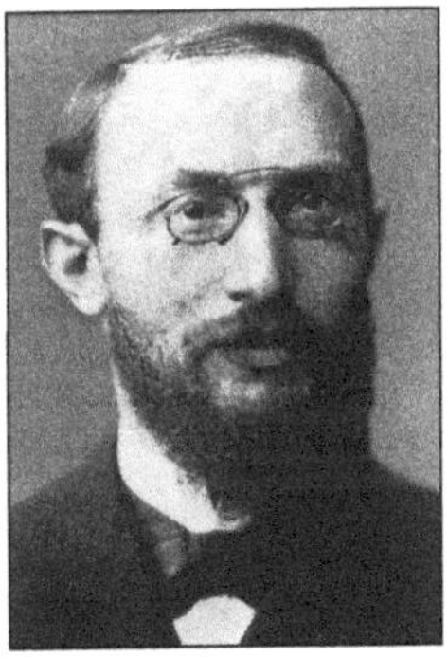

Abb. 2 Der berühmte Berliner Pharmakologe Louis Lewin

Der bereits genannte Lewin verwandte als Erster diese Art der Klassifikation und unterteilte die geistesbewegenden Rauschmittel in folgende Kategorien: Euphorica (Seelenberuhigungsmittel), Phantastica (Sinnestäuschungsmittel), Inebriantia (Berauschungsmittel), Hypnotica (Schlafmittel) und Excitantia (Erregungsmittel).[29] Seit dieser Zeit differenzieren und modifizieren andere Autoren diese Einteilung von Lewin, sodass heute zusätzliche Substanzklassen, wie die Empathogene (Mitgefühl stimulierend) und die Entaktogene (innere Berührung verursachend) benutzt werden. Auch innerhalb einer Klasse werden Unterteilungen vorgenommen. So unterscheidet Adolf Dittrich zwischen Halluzinogenen I. und II. Ordnung.[30]

Die Einteilung nach der chemischen Struktur liefert wahrscheinlich die klarsten Grenzen zwischen den Klassen. Es muss allerdings hierbei beachtet werden, dass nicht unbedingt von der chemischen Struktur auf die Wirkung der Rauschmittel geschlossen werden kann. Zu den β-Phenylalkylaminen gehören beispielsweise Substanzen vom Typ der Psychedelika, Entaktogene und Stimulantia.[31] Die

Schwierigkeiten, die aus der Unterteilung in natürliche und synthetische Rauschmittel resultieren, habe ich bereits im Kapitel 1.1.1 ausgeführt. Andere Autoren umgehen dieses Problem und beschreiben die Rauschmittel ihrer alphabetischen Reihenfolge nach.[32]

Ich werde mich in diesem Buch bewusst keiner dieser Klassifikationen stringent anschließen und eine Mischform von botanischer, chemischer und auf dem Wirktyp beruhender Klassifikation benutzen, da ich so auf die Besonderheiten der von mir dargestellten Naturdrogen besser eingehen kann. Eine suffiziente und hundertprozentig befriedigende Einteilung ist – wie ich dargestellt habe – nicht zu erreichen. Um dem Leser jedoch einen ersten Überblick zu verschaffen, werde ich den Hauptteil dieser Arbeit in drei Kapitel gliedern, welche die Grundwirktypen der Naturdrogen darstellen: die Psychedelika, die Stimulantia und die Narkotika.

2. Die Kulturgeschichte der Naturdrogen

2.1 Die prähistorische Verwendung von Naturdrogen

Der Gebrauch von Rauschmitteln scheint so alt wie die Menschheit zu sein.[33] Rauschmittel sind seit Menschengedenken auf allen Kontinenten im Gebrauch.[34] Jörg Conradi führt an, dass Cannabis, Betel, Opium und Tabak schon in der Steinzeit gebraucht wurden.[35] Laut Ronald K. Siegel hat der Mensch ein natürliches Bedürfnis nach ekstatischer Erfahrung.[36] Durch Archäologen werden in neuerer Zeit immer mehr Entdeckungen gemacht, die den Gebrauch von Naturdrogen vor etlichen tausenden Jahren belegen. Erstaunlich ist beispielsweise die Entdeckung von Felszeichnungen auf dem afrikanischen Kontinent, welche im Gebiet der Sahara zwischen Tassili (Südalgerien), Acacus (Libyen) und Ennedi (Tschad) gefunden wurden. Auf diesen Felszeichnungen, die aus der so genannten Rundkopfphase – vor ca. 9000 bis 7000 Jahren – stammen, sind eine Vielzahl von mythologischen Wesen mit anthropomorphen und zoomorphen Eigenschaften zu sehen, die u. a. neben Pilzen, aber auch mit Pilzen in den Händen, dargestellt sind. Auf einer Abbildung sind die Pilze mit gestrichelten Linien mit dem Kopf der anthropomorphen Wesen verbunden. Nach Gartz sind damit eindeutige Belege für den Gebrauch von psychoaktiven Pilzen in dieser Zeit gegeben.[37]

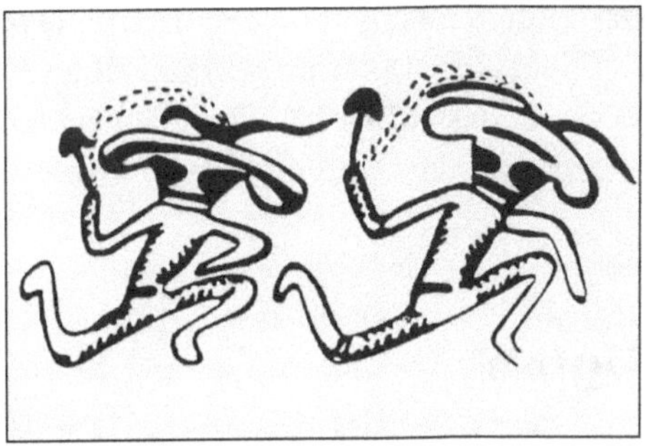

Abb. 3 Felszeichnung aus Tassili von mythologischen Wesen mit Pilzen in den Händen

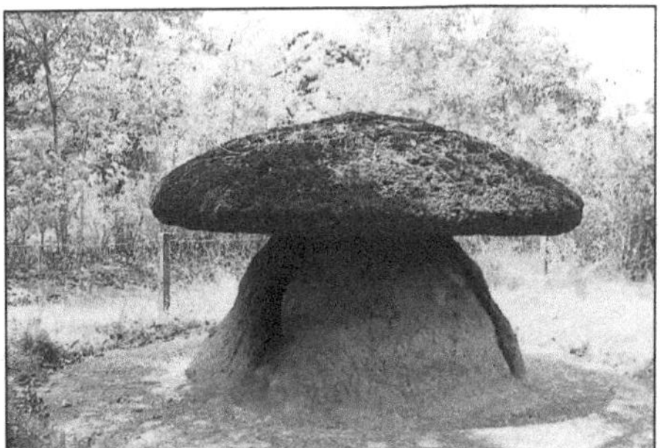

Abb. 4 Pilzstein in Kerala (Süd-Indien)

Im Jahre 1999 hatte ich persönlich die Gelegenheit in Kerala (Süd-Indien) eine ethnomykologisch interessante Beobachtung zu machen. Durch einen Artikel von Giorgio Samorini angeregt[38], besuchte ich die in der Malayalam-Sprache als „kuda-kallu“ (= Schirm-Stein) bezeichneten Steinbauten, welche

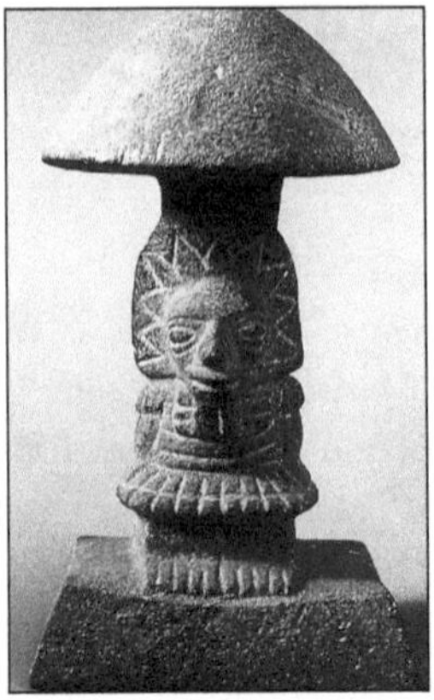

Abb. 5 Prähistorischer Pilzstein aus Mittelamerika

zu einer Megalith-Kultur auf dem indischen Subkontinent gehören, die in die Zeit von 1400 v. Chr. bis 100 n. Chr. fällt. Bei diesen zwischen 1,5 und 2 m hohen Steinstrukturen handelt es sich, laut Meinung zahlreicher Experten, um die Darstellung von Pilzen. Samorini stellt die Hypothese auf, dass es sich dabei um psychoaktive Pilze gehandelt haben muss, die mit diesen Pilzsteinen besonders verehrt wurden. In Mittelamerika wurden ebenfalls prähistorische Pilzsteine bei Ausgrabungen von Mayatempelruinen gefunden, die ca. 30 cm hoch und etwa 2000 Jahre alt sind. Diese dienten wahrscheinlich in gleicher Weise der Verehrung von psychoaktiven Pilzen, welche dort im rituellen Rahmen eingenommen wurden.[39]

Ein anderes Beispiel sind die Fundstücke von Schnupfpulverbestecken, die bei Ausgrabungen von Gräbern in Nordchile entdeckt wurden. Bei der chemischen Analyse der anhaftenden Pulverzubereitungen wurden die psychedelischen Wirkstoffe DMT und Bufotenin identifiziert. Rätsch schreibt hierzu: „Die archäologische Analyse ergab, dass über 20% der männlichen Bevölkerung am psychoaktiven Geschnupfe aktiv beteiligt waren.“[40]

2.2 Naturdrogen und Religion

Es gibt einige Autoren, die den Gebrauch von Rauschmitteln mit der Entstehung von Religion in Zusammenhang bringen. John M. Allegro stellte z. B. 1970 die These auf, dass die Entstehung des Christentums auf den Gebrauch des Fliegenpilzes zurückzuführen ist.[41] Auch Terence McKenna vertritt in seinem Buch „Die Speisen der Götter“ die Theorie, dass Religion durch den Gebrauch von Psychedelika entstanden ist.[42] Erwähnenswert ist in diesem Zusammenhang, dass es zwei mir bekannte Darstellungen des biblischen Baums der Erkenntnis gibt, die Pilzen sehr ähnlich sehen. Zum einen ist dies das von Allegro erstmals veröffentlichte Fresko aus dem 13. Jahrhundert in der Kapelle von Plaincourault (Frankreich, Gemeinde Merigny), welches den Baum der Erkenntnis unmissverständlich als Fliegenpilz darstellt.[43] Zum anderen das von Gartz „entdeckte“ Relief der biblischen Szene „Das Gericht im Paradies“ auf der 472 cm hohen und im Jahre 1015 vollendeten bronzenen Bernwardstür im Dom von Hildesheim (UNESCO Kulturerbe),

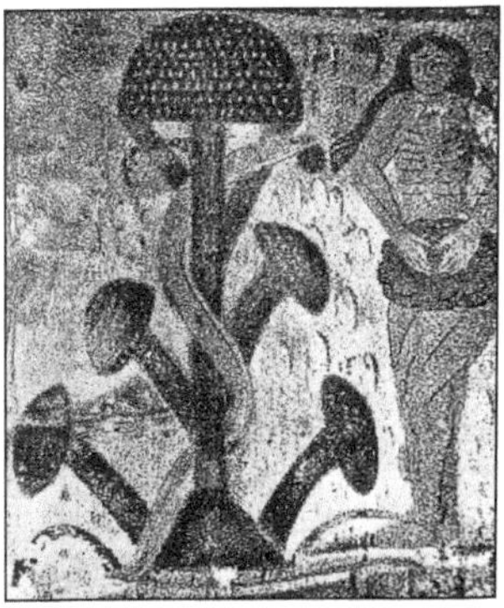

Abb. 6 Fresko aus der Kapelle von Plaincourault (Frankreich)

auf dem der Baum der Erkenntnis ebenfalls pilzähnlich dargestellt ist.[44] Auf der wenige Jahre später entstandenen Bernwardssäule sind ebenfalls pilzähnliche Abbildungen zu erkennen. Bei einer persönlichen Besichtigung überzeugte mich allerdings die Darstellung der Pilze – welche von Paul Stamets als Spitzkegelige Kahlköpfe *(Psilocybe semilanceata)* gedeutet werden – nicht.[45] Aber ebenso wenig überzeugt die Auffassung der Kunsthistoriker, die den Baum der Erkenntnis als Feigenbaum interpretieren.[46]

Ein weiteres christliches Artefakt, welches mit psychoaktiven Pflanzen in Verbindung steht, ist das „wundertätige" Wurzelkreuz in der Wallfahrtskirche von Maria Straßengel in der Steiermark. Das 18,5 cm hohe, gegabelte Kruzifix, welches den Gekreuzigten mit ausgestreckten Händen und zusammengebundenen Füßen sowie mit realistischen – vom Todesschmerz gekennzeichneten – Zügen darstellt, wurde 1870 von dem österreichischen Botaniker Franz Xaver Unger als die sagenumwobene, menschengestaltige Wurzel der Alraune *(Mandragora officinalis)* identifiziert. Die Einwirkungen eines Schnitzmessers wurden durch pflanzenphysiologische Untersuchungen ausgeschlossen.[47] Über die Alraune stellen Rätsch und Müller-Ebeling fest, dass diese schon in der Bibel – wegen der aphrodisischen und fruchtbarkeitsfördernden Qualität ihrer reifen Früchte – mit dem Namen „dûdâ´îm" erwähnt wurde.[48]

Über den geheimnisvollen Soma-Kult der alten Indoeuropäer wurde ebenfalls viel spekuliert. Richard Gordon Wasson – der Begründer der Ethnomykologie und Wiederentdecker der mexikanischen Pilzkulte – war der Ansicht, dass es sich bei Soma um den Fliegenpilz *(Amanita muscaria)* handelte, auch wenn er, laut Aussage von McKenna, persönlich keine ekstatischen Erfahrungen nach dem Verzehr von Fliegenpilzen machte.[49] Gartz ist der Auffassung, dass die psychoaktive Wirkung des „pharmakologisch eher uninteressanten"[50] Fliegenpilzes in vieler Hinsicht überbetont wird.[51] Andere Autoren sind der Meinung,

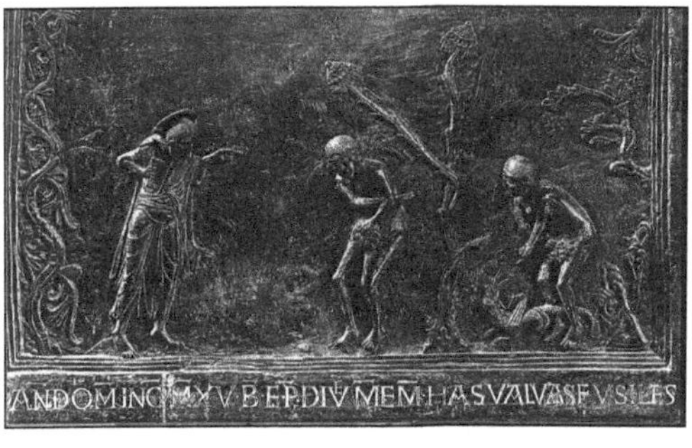

Abb. 7 Relief der biblischen Szene „Das Gericht im Paradies" auf der Bernwardstür im Dom von Hildesheim

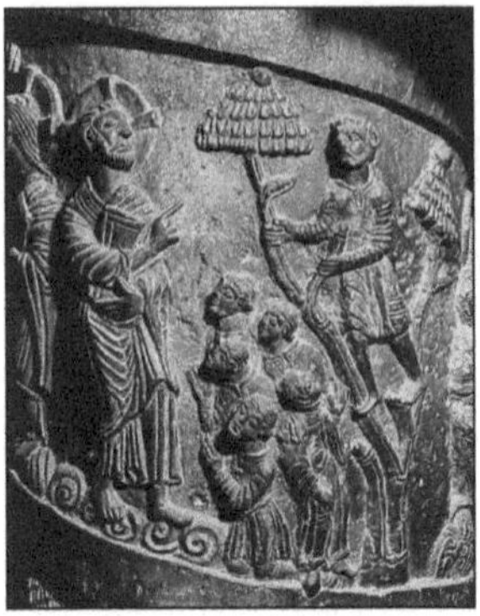

Abb. 8 Bernwardssäule mit Pilzmotiv im Dom von Hildesheim (Deutschland, ca. 1020 n. Chr.)

dass es sich bei Soma um die Steppenraute *(Peganum harmala)* oder um psilocybinhaltige Pilze gehandelt haben könnte.[52] Die Suche nach dem Soma der Veden – den ältesten religiösen indischen Zeugnissen – wird wohl noch weitergehen.

Fest steht, dass in vielen traditionellen Kulturen der Gebrauch von Naturdrogen mit dem Göttlichen in Verbindung gebracht wurde, was sehr gut an den Entstehungsmythen dieser psychoaktiven Pflanzen und Pilze ablesbar ist.[53] Laut Samorini wurden psychoaktive Pflanzen und Pilze „überall als Geschenk betrachtet, das den Menschen von der Gottheit gegeben wurde, und hin und wieder wurden sie sogar vollständig mit einem Gott gleichgesetzt“[54].

2.3 Die „moderne“ Erforschung von Naturdrogen

Die systematische Erforschung der Naturdrogen begann erst im 19. Jahrhundert durch den liberal gesinnten Ernst Freiherr von Bibra. Bibra stellte schon 1855 fest, dass nirgends „auf der ganzen weiten Erde wird ein Land gefunden [wird], dessen menschliche Bewohner sich nicht irgendeines narkotischen Genussmittels bedienen, ja fast alle haben deren sogar mehrere, und während einige dieser Narcotica vielleicht nur von einzelnen Stämmen gebraucht werden, ist die größere, überwiegendere Menge derselben von Millionen Menschen angenommen“[55]. Heute nimmt laut Hartmut Laatsch jeder vierte Mensch Rauschmittel irgendwelcher Art ein. Zählt man die „legalen“ Rauschmittel hinzu, ist es jeder zweite.[56] Durch Bibra wurde in Deutschland eine Welle der interdisziplinären Drogenforschung ausgelöst, wobei sich erst im 20. Jahrhundert die Ethnologen für den Gebrauch von psychoaktiven Pflanzen, Pilzen und Tieren interessierten.[57] Hier ist das bereits erwähnte Werk „Magische Gifte“ von Victor A. Reko zu nennen, der schon im Vorwort zur ersten Auflage aus dem Jahre 1936 feststellte, dass die „Einstellung der modernen

Menschheit zum Problem der betäubenden Genussmittel (...) heute noch ebenso uneinheitlich und unlogisch [ist], wie sie es im tiefsten Mittelalter war."[58]

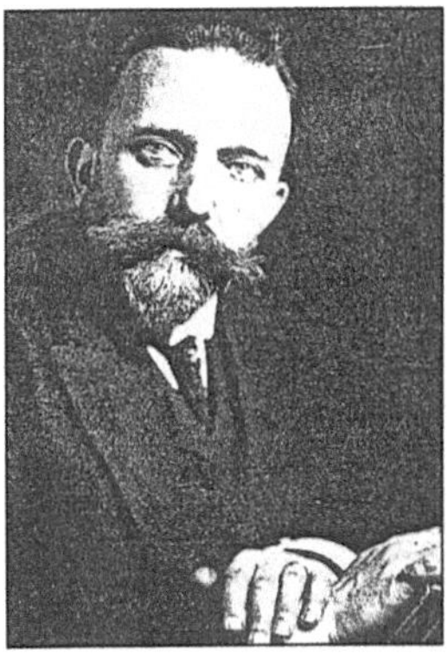

Abb. 9 Der Leipziger Pharmakologe Arthur Heffter

Die frühe chemische Erforschung der Naturdrogen fokussierte sich auf das Opium, woraus Friedrich Wilhelm Sertürner Anfang des 19. Jahrhunderts das Morphin isolierte und damit eine neue Klasse von Pflanzeninhaltsstoffen – die Alkaloide – entdeckte.[59] Als weiterer Meilenstein kann die Entdeckung und Reindarstellung des wirksamen Prinzips des Kokastrauchs *(Erythroxylum coca* und *Erythroxylum novogranatense)* – des Kokains – aus dem Jahre 1859 durch Albert Niemann bezeichnet werden.[60] Gegen Ende des 19. Jahrhunderts wandte sich das Interesse der Forscher dem Peyote-Kaktus *(Lophophora williamsii)* zu, den der Berliner Pharmakologe Lewin 1886 erstmalig von seiner Amerikareise mitbrachte.[61] Der zeitgleich mit Lewin forschende Leipziger Arthur Heffter war der erste Mensch, der die Wirkung eines reinen Psychedelikums und eines isolierten Pflanzenwirkstoffes – des Meskalins, der Hauptwirkstoff aus dem Peyote-Kaktus – an sich selber testete. Die Ergebnisse wurden am 8. Februar 1898 veröffentlicht.[62] Die frühe Meskalinforschung gipfelte in der 1927 erschienenen Habilitationsschrift des an der Psychiatrischen Klinik in Heidelberg forschenden Kurt Beringers, mit dem Titel „Der Meskalinrausch", welche bis heute die vollständigste „Klinik des Meskalinrausches"[63] darstellt.[64] Der Vollständigkeit halber muss hier noch auf den „Vater der psychoaktiven Ethnobotanik"[65] Richard Evans Schultes – ein ehemaliger Harvard Professor – hingewiesen werden, dessen Forschungen in Mexiko und Südamerika zur Entdeckung zahlreicher psychoaktiver Pflanzen geführt hat. Außerdem ist in diesem Zusammenhang noch der New Yorker Bankier R. Gordon Wasson zu nennen, der als Begründer der Ethnomykologie gilt.

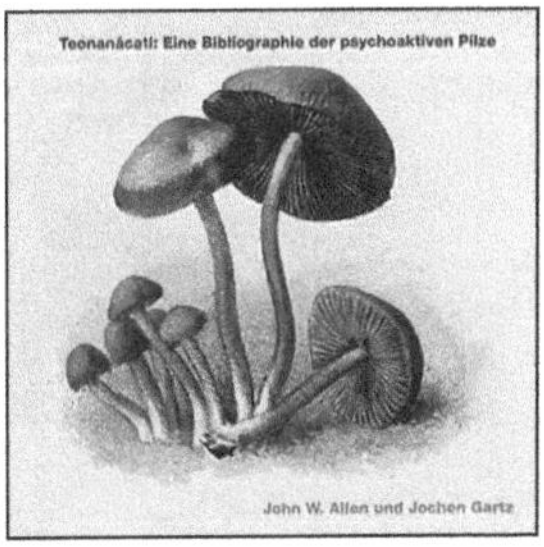

Abb. 10 Die bisher umfangreichste Bibliographie der psychoaktiven Pilze von John W. Allen u. Jochen Gartz

Ab den 50er Jahren des vorigen Jahrhunderts bis zur heutigen Zeit erschien eine Fülle von Publikationen über Rauschmittel. Alleine über die psychoaktiven Pilze sind seit den 50er Jahren des 20. Jahrhunderts mehr als 2400 Veröffentlichungen international weit verstreut erschienen.[66] Wenn man den Status quo im Bereich der Naturdrogenforschung betrachtet, muss das bisher umfangreichste Werk zum Thema – die „Enzyklopädie der psychoaktiven Pflanzen" des Ethnopharmakologen Christian Rätsch – erwähnt werden.[67]

3. Generelle Anmerkungen zum Gebrauch von Naturdrogen

3.1 Der zeitgemäße Trend zu den Naturdrogen

Fast alle Autoren, die über die aktuelle Situation des Rauschmittelgebrauchs berichten, stellen übereinstimmend fest, dass in den letzten Jahren ein vermehrter Trend zu den natürlichen Rauschmitteln festzustellen ist.[68] „Zurück zur Natur“ scheint der Slogan der heutigen Jugend zu sein. Im weiteren Verlauf der Arbeit werde ich immer wieder auf die Hintergründe dieses Trends zu sprechen kommen. Besonders in den Kapiteln 4.1.1.3 und 4.1.1.8 erläutere ich dieses Phänomen anhand der psilocybinhaltigen Pilze ausführlicher.

An dieser Stelle sollen die möglichen Gründe für diesen Trend kurz angeführt werden. Einige Autoren sprechen von ideologischen Vorteilen der Naturdrogen gegenüber den synthetischen Rauschmitteln. Diese Feststellung muss in ihrem gesellschaftlichen Zusammenhang gesehen werden. Der Gebrauch von Ecstasy wird beispielsweise immer wieder mit der vom Kindesalter an erlernten Gewohnheit in Verbindung gebracht, Pillen zur Manipulation der psychischen Befindlichkeit sowie zur Steigerung des psychischen und physischen Leistungsvermögens einzusetzen. Der bereits in der Kindheit erlernte leichtfertige Umgang mit legalen Pharmapillen erhöht gewissermaßen die Bereitschaft der Jugendlichen, die synthetischen Rauschmittel – denen das saubere Image eines Heilmittels anhaftet – zu konsumieren.[69]

In den letzten Jahren scheint sich selbst bei den Durchschnittsbürgern ein gegenteiliger Trend – weg von den „harten“ synthetischen Pharmapräparaten und hin zu den „sanften“ natürlichen Heilmitteln – durchzusetzen. Traditionelle alternative Heilverfahren sind weltweit so populär, wie schon lange nicht mehr.[70] Als Beispiele sind die traditionelle chinesische Medizin (TCM), die Homöopathie, die Mycotherapie und die Phytopharmakotherapie zu nennen. Diesem allgemeinen Trend zum Natürlichen schließen sich auch die Rauschmittelkonsumenten an. Naturdrogen sind ihrer Meinung nach unschädlicher, sauberer und nebenwirkungsärmer als ihre synthetischen Verwandten.[71] An dieser Stelle muss erwähnt werden, dass die möglichen Nebenwirkungen von natürlichen und synthetischen Heilmitteln ein umfangreiches Diskussionsthema darstellen. Die Befürworter der Phytopharmaka behaupten, dass diese weit weniger Nebenwirkungen aufweisen, als die Produkte der Pharmaindustrie. Die behauptet natürlich das Gegenteil und ist der Meinung, dass durch Phytopharmaka wegen des schwankenden Gehalts der Wirkstoffe unberechenbare und gesundheitsschädliche Nebenwirkungen zu erwarten sind.[72] Wie ich in diesem Buch noch zeigen werde, kann die Frage, ob die Naturdrogen oder die synthetischen Rauschmittel gefährlicher sind, nicht pauschal beantwortet werden. Als besonders verheerend sehe ich in diesem Zusammenhang verallgemeinernde Aussagen, wie die von Dr. Rieder, der behauptet, dass Naturdrogen „bedrohlicher als Heroin"[73] sind. Es kann immer nur das einzelne Rauschmittel für sich betrachtet werden. Wie bei den synthetischen Substanzen gibt es auch in der Natur Rauschmittel, deren Einnahme relativ ungefährlich ist und wiederum andere, deren Einnahme extreme Risiken birgt.

Der zunehmende Gebrauch von Naturdrogen drückt nach Klerings und Schmaal ein „tiefes Bedürfnis nach Kontakt mit der Natur"[74] aus. Dies kann als Zeichen einer Sinnsuche der heutigen Jugend gedeutet werden, welche größtenteils in einer primär materialistisch ausgerichteten Welt aufgewachsen ist. Naturdrogenkonsum ist als Teil einer „Gegenbewegung zur entmystifizierten Leistungsgesellschaft zu verstehen"[75]. Parallelen zur Hippiebewegung der 60er Jahre sind offensichtlich und werden im Kapitel 4.1.1.8 näher betrachtet.

Als weiterer Vorteil der Naturdrogen gegenüber den synthetischen Substanzen wird immer wieder der juristische Aspekt genannt.[76] Auch hier können keine pauschalen Aussagen gemacht werden. Sicherlich ist es richtig, dass ein Großteil der in diesem Buch beschriebenen Naturdrogen frei erhältlich ist und dem Konsumenten keine rechtlichen Konsequenzen bei Besitz und Konsum drohen, weshalb auch immer wieder von Ersatzdrogen gesprochen wird.[77] Dies ist aber auch bei einigen synthetischen Rauschmitteln der Fall. So kann z. B. das potente Psychedelikum Dextromethorphan (DXM) rezeptfrei und kostengünstig als Hustenblocker in jeder Apotheke erworben werden.[78] Auch das in der Bundesrepublik legal im Chemikalienhandel erhältliche Trifluoromethylphenylpiperazin (TFMPP) ist zu einem beliebten entheogenen Entaktogen in der Technoszene avanciert.[79] Das bekannte „Hase und Igel Spiel" trifft am besten die größtenteils erfolglosen Bemühungen der Regierungen, alle möglichen Rauschmittel zu verbieten. Der Untergrund ist immer einen Schritt voraus. Wenn wieder psychoaktive Substanzen durch eine erneute Verordnung zur Änderung betäubungsmittelrechtlicher Vorschriften in das BtMG aufgenommen werden, stehen schon die nächsten „noch legalen" Rauschmittel für den Verkauf bereit.

Der rechtliche Status der Naturdrogen ist seit 1998 extremen Änderungen unterworfen. Seit dieser Zeit wurden insgesamt zehn Verordnungen zur Änderung betäubungsmittelrechtlicher Vorschriften verabschiedet, die auch in besonderem

Maße die Naturdrogen betreffen. Im Kapitel 4.1.1.6 gehe ich auf die wichtigsten Änderungen ein, die für dieses Thema besondere Relevanz aufweisen: die 10. BtMÄndV, die 15. BtMÄndV und die 19. BtMÄndV. Besonders grotesk erscheint in diesem Zusammenhang der Umstand, dass die verhältnismässig harmlosen Naturdrogen verboten sind, während Naturdrogen, deren Einnahme mit einem hohen gesundheitlichen Risiko verbunden sind, nicht dem BtMG unterliegen. Der rechtliche Status der einzelnen Naturdrogen ist immer den jeweiligen Kapiteln zu entnehmen. Ich kann allerdings nur den derzeit aktuellen Stand des BtMG (Stand: Februar 2006) wiedergeben. Plötzliche und vorher nicht angekündigte Änderungen des Gesetzes sind leider eher die Regel als die Ausnahme.

3.2 Die Wirkungen von Naturdrogen

3.2.1 Die Wirkungen der Stimulantia und Narkotika

Es gibt bei den Naturdrogen ein weites Spektrum unterschiedlicher Wirkungen. Schematisch kann allerdings eine Dreiteilung in Psychedelika, Narkotika und Stimulantia vorgenommen werden. Ich denke, dass es nicht notwendig ist, die Wirkungen einer stimulierenden Substanz (Stimulantia) zu erläutern, da der Grossteil der Leserschaft mit der Wirkungsweise von Kaffee vertraut sein wird und somit das stimulierende Prinzip bereits am eigenen Leib erfahren hat. Natürlich wirken nicht alle Stimulantia gleich. Die unterschiedlichen Nuancen der psychischen Wirkung sowie die verschiedenen körperlichen Wirkungen der stimulierend wirkenden Naturdrogen werden in den einzelnen Kapiteln separat beschrieben.

Die dämpfende Wirkung der Narkotika dürfte dem Leser durch den Alkoholgenuss ebenfalls bekannt sein. Deshalb werde ich auf das sedierende Wirkungsspektrum auch nicht näher eingehen. Wie bei den Stimulantia werden die unterschiedlichen Nuancen sowie die physischen Wirkungen der einzelnen Narkotika in den separaten Kapiteln beschrieben.

3.2.2 Die Wirkungen der Psychedelika

Lediglich die psychischen und physischen Wirkungen der Psychedelika benötigen meines Erachtens einige einleitende Worte, da diese doch sehr speziell sind. Aber auch diese Anmerkungen zu den Psychedelika sind generalisiert. Die spezifischen Wirkungen der einzelnen Psychedelika müssen ebenfalls in den jeweiligen Kapiteln nachgelesen werden. Dies gilt insbesondere für die physischen Wirkungen, da es hier doch erhebliche Unterschiede gibt. So muss beispielsweise bei den psychoaktiven Nachtschattengewächsen mit erheblichen körperlichen Wirkungen bzw. Nebenwirkungen gerechnet werden, während die psilocybinhaltigen Pilze beinahe frei von eindeutig somatischen Wirkungen sind. Es ist anzumerken, dass die oft beschriebenen körperlichen Wirkungen der psilocybinhaltigen Pilze und vieler anderer Psychedelika psychosomatischen Ursprungs sind, da diese als Katalysator wirken und unbewusstes Material zum Vorschein bringen, welches durchlebt werden muss. Somit sind die körperlichen Erscheinungen in der Regel mit psychischen Inhalten verknüpft.[80]

Psychedelika haben eine außerordentlich variable Wirkung auf die menschliche Psyche. Leuner bemerkt hierzu: „Die meisten Autoren, die auf dem Gebiet halluzinogener Einflüsse auf den Menschen arbeiten, stimmen überein, dass die Wirkung der gleichen Substanz und der gleichen Dosis am gleichen Individuum von Sitzung zu Sitzung erheblich variiert."[81] Von besonderer Berücksichtigung für den Verlauf einer psychedelischen Sitzung sind die drei Variablen Dosis, Set (= Erwartungshaltung und psychische Befindlichkeit des Konsumenten) und Setting (= physische Umgebung, in der das Rauschmittel eingenommen wird), die Timothy Leary als Erster postulierte und die mittlerweile als anerkannte Größen in psychotherapeutischen Behandlungen zu finden sind.[82]

Pharmakologen und Toxikologen, die normalerweise gewohnt sind, dass eine Substanz immer die gleiche Wirkung auf das Individuum hat, bescheinigten den Psychedelika – aufgrund von deren enorm variablen Wirkung – eine Unberechenbarkeit und Unwissenheit um die psychodynamischen Effekte, welche diese auslösen. Stanislav Grof postuliert, dass „die psychedelischen Drogen aller Wahrscheinlichkeit nach nur Katalysatoren oder unspezifische Verstärker sind, die die tiefen Schichten des Unbewussten im Menschen aktivieren"[83].

Hervorzuheben ist in diesem Zusammenhang Stanislav Grof´s Buch „Topographie des Unbewussten", in dem er versucht, die ungewöhnlichen Phänomene der Psychedelika-Erfahrung zu ordnen und in einen größeren Zusammenhang zu bringen.[84] Da Grof´s Phänomenologie psychedelischer Erfahrungen ein unter

Wissenschaftlern anerkanntes Konzept ist, möchte ich beispielhaft auf diese näher eingehen.[85] Grof kann auf über 2000 psychedelische Sitzungen mit Patienten der unterschiedlichsten seelischen Erkrankungen sowie „normale“ freiwillige Probanden zurückblicken. Er unterscheidet folgende Schichten des Unbewussten, die bei einem Halluzinogen induzierten Erlebnis in Erscheinung treten können: abstrakte und ästhetische Erfahrungen, psychodynamische Erfahrungen, perinatale Erfahrungen und transpersonale Erfahrungen. Es gibt noch verschiedene andere Modelle der Beschreibung von außergewöhnlichen Bewusstseinszuständen, wie z. B. Adolf Dittrich´s Einteilung in drei ätiologieunabhängige Grunddimensionen: ozeanische Selbstentgrenzung, angstvolle Ich-Auflösung und visionäre Umstrukturierung[86] oder Leuner´s transphänomenales dynamisches Steuerungssystem (tdyst), auf welche ich hier aber nicht näher eingehen werde, da sich Grof´s System unter den meisten praktizierenden Therapeuten durchsetzte.

3.2.2.1 Abstrakte und ästhetische Erfahrungen

In der Anfangsphase eines Psychedelika-Trips kommt es häufig zu solchen Erfahrungen. In der Literatur werden oft optische und akustische Täuschungen beschrieben, d. h. die Gegenstände in der Umgebung werden nicht mehr so wahrgenommen, wie sie sind. Die Musik wird entweder mit himmlischem Vergnügen oder abgrundtiefer Angst assoziiert und das Zeiterleben ist nicht mehr linear, so dass z. B. Sekunden als Stunden erlebt werden. Synästhesien als Verknüpfung verschiedener Sinnesebenen (z. B. „Farbenhören“) sind wahrscheinlich die unglaublichsten Wahrnehmungsstörungen, die in dieser Phase des psychedelischen Erlebens auftreten können.[87]

3.2.2.2 Psychodynamische Erfahrungen

Die psychodynamischen Erfahrungen entsprechen dem individuellen Unbewussten der Persönlichkeit, die in „normalen“ Bewusstseinszuständen nicht zugänglich sind. Grof vertritt die Meinung, dass diese Erscheinungen mit psychodynamischen Begriffen deutbar sind und verstanden werden können. So kommt es beispielsweise zum Wiedererleben von bedeutsamen Erinnerungen, schweren Traumen (Operationen, Krankheiten, seelische und körperliche Misshandlungen) und ungelösten Konflikten. In diesem Zusammenhang definierte Grof die COEX-

Systeme (Systems of condensed experience), welche als „eine spezifische Konstellation von Erinnerungen, die aus verdichteten Erfahrungen verschiedener Lebensabschnitte mit ähnlichem Grundthema und starken Emotionen von gleicher Qualität besetzt sind“[88], verstanden werden können.[89]

3.2.2.3 Perinatale Erfahrungen

Unter dem Begriff perinatale Erfahrungen werden von Grof alle Erfahrungen zusammengefasst, die sich mit den Problemen der biologischen Geburt, des Alterns, Sterbens und des Todes befassen. Er unterscheidet vier verschiedene Bereiche, die er Matrizen nennt. Als Matrix 1 bezeichnet er die „Ureinheit mit der Mutter – intrauterine Erfahrung vor dem Einsetzen der Geburt“, in der, wenn alles gut gelaufen ist, das Kind eine kosmische Einheit mit der Mutter empfindet, in welcher alle libidinösen Bedürfnisse befriedigt sind. Die perinatale Matrix 2 ist eher eine unlustvolle Erfahrung und wird von Grof als „Antagonismus mit der Mutter – Kontraktionen in einem geschlossenen uterinen System“ betitelt. Die Matrix 3 „Synergie mit der Mutter – Vorwärtsbewegung durch den Geburtskanal“ ist durch Elemente des Ringens um Tod und Wiedergeburt gekennzeichnet und ist mit regelrechten Kämpfen um das Überleben verbunden. Die vierte Matrix „Trennung von der Mutter – Beendigung des symbiotischen Einsseins und Bildung einer neuen Beziehungsform“ wird oft von den Probanden als „Befreit- und Erlöstsein“ beschrieben. Interessanterweise können die wieder erlebten perinatalen Erfahrungen durch unabhängige Befragungen von Zeugen nicht falsifiziert werden, was hauptsächlich auf die vierte Matrix zutrifft, da sich dort alle Einzelheiten nachvollziehen lassen.[90]

3.2.2.4 Transpersonale Erfahrungen

Unter den transpersonalen Erfahrungen werden sehr vielfältige Erlebnisse zusammengefasst, „wobei das Gefühl im erlebenden Menschen vorherrscht, dass sich sein Bewusstsein über die normalen Ich-Grenzen hinaus erweitert und dabei die Begrenzung von Raum und Zeit transzendiert werden“[91]. Dazu gehören beispielsweise embryonale und fötale Erfahrungen sowie kollektive rassische Erfahrungen, die in Beziehung zu C. G. Jungs Konzeption des kollektiven

Unbewussten stehen. Auch Inkarnationen aus früheren Leben, die eng mit dem hinduistischen Glauben verbunden sind, können erlebt werden.[92]

3.3 Die Gefahren des Gebrauchs von Naturdrogen

3.3.1 Allgemeine Risiken des Naturdrogen-Gebrauchs

Die Nennung allgemeiner Risiken des Naturdrogen-Gebrauchs birgt natürlich die Gefahr einer Verallgemeinerung. Besonders durch die enorme Vielfalt der in diesem Buch behandelten Naturdrogen erscheint dies fast unmöglich. Dennoch möchte ich einige generelle Hinweise auf mögliche Gefahrenquellen geben. In den einzelnen Kapiteln gehe ich dann auf die spezifischen Risiken der jeweiligen Naturdrogen ein.

Ein ernstes Risiko stellt der schwankende Wirkstoffgehalt der meisten Naturdrogen dar. Bei vielen Naturdrogen kommt es dabei zu regionalen, genetisch bedingten und saisonalen Schwankungen. Teilweise enthalten sogar die verschiedenen Teile einer Pflanze ganz unterschiedliche Wirkstoffkonzentrationen oder sogar ein ganz unterschiedliches Bukett an psychoaktiven Inhaltsstoffen. Diese Schwankungen können bei der Einnahme ein großes Risiko darstellen, da es schnell zu ungewollten Überdosierungen kommen kann.[93] Besonders deutlich wird dies bei dem Fliegenpilz, bei dem von einer Variation um das 12fache der Wirkstoffe berichtet wird.[94] Gerade von Naturdrogen mit einer geringen therapeutischen Breite geht diesbezüglich ein hohes Risiko aus. Dies wird deutlich, wenn man bedenkt, dass bei einigen Naturdrogen die gewünschte Wirkung nur innerhalb eines ganz eng begrenzten Dosierungsbereiches eintritt. Bereits geringe Überdosierungen können oft zu lebensbedrohlichen Nebenwirkungen führen. Der User sollte sich deshalb streng an die in der Literatur vorgegebenen Dosierungen halten. So genannte Safer-Use-Infos sollten mit Sorgfalt gelesen und berücksichtigt werden. „Erst informieren – dann konsumieren“ lautet die meiner Ansicht nach wichtigste Safer-Use-Regel. Außerdem reagiert jeder Mensch auf die verschiedenen Substanzen und Dosierungen unterschiedlich. Deshalb ist anzuraten, erst mit einer sehr geringen Dosis zu beginnen, um die individuellen Reaktionen auf eine neue Substanz kennen zu lernen. Ein risikofreier Naturdrogenkonsum ist trotz strenger

Vorsichtsmaßnahmen unmöglich. Durch Informationen können lediglich die Risiken minimiert werden.[95] Weiterhin ist es wichtig, die geeignete Applikationsform für die zu konsumierende Naturdroge zu finden. Bei vielen Naturdrogen stellt das Rauchen – im Gegensatz zur oralen Aufnahme – eine im Verhältnis „sicherere" Applikationsform dar.

Wer Naturdrogen in der freien Natur sammeln möchte, sollte über ausreichendes botanisches Wissen verfügen, um diese sicher bestimmen zu können. Dies ist oft gar nicht so einfach, da sich viele Pflanzen und Pilze optisch sehr ähnlich sehen und daher schnell verwechselt werden können. Besonders bei den psychoaktiven Pilzen besteht eine erhöhte Gefahr der Verwechslung mit teilweise tödlich giftigen Arten. Weitere Informationen dazu finden sich in den Kapiteln 4.1.1.4 und 4.1.2.2.

Auch muss von der Einnahme wissenschaftlich noch nicht 100%ig erforschter Naturdrogen abgeraten werden. Natürlich wird es immer wagemutige Forscher geben, welche die Heffter-Technik anwenden und neue Substanzen selbst im Bioassay auf ihre psychoaktiven Eigenschaften testen. Dies sollte man aber qualifizierten Wissenschaftlern überlassen, da es bei der Einnahme von unerforschten Naturdrogen zu unerwarteten und die Gesundheit gefährdenden Nebenwirkungen kommen kann. Weiterhin möchte ich darauf hinweisen, dass Naturdrogen möglichst nie alleine konsumiert werden sollten. Es ist immer besser, eine nüchterne Begleitperson zu haben, die im Fall einer Panikreaktion beruhigend reagiert (Talk down) und bei Bedarf Hilfe holen kann.[96]

3.3.2 Spezielle Risiken des Psychedelika-Gebrauchs

Eine signifikante Gefahr bei einer Psychedelika-Einnahme stellen die akuten Panikreaktionen, die aber größtenteils nicht über die akute Wirkung hinausgehen, für den User dar. Da die Wirkung der Psychedelika von Dosis, Set und Setting abhängig ist, kann es z. B. bei einer ungewollten Überdosierung zur totalen Verkennung der Umwelt und zu verschiedenen Persönlichkeitstransformationen kommen. Dies kann zu einer Panikreaktion der User führen, da die Erlebnisse nicht richtig integriert werden können. Auch ein schlechtes Set und Setting kann solche Zwischenfälle auslösen. In der Regel führen die berichteten Panikzustände zu keinen gravierenden psychologischen Folgezuständen.[97] Eine Hilfe in diesem Moment wäre eine erfahrene Begleitperson, die der temporär psychotischen Person gut zuredet und sie gegebenenfalls mit Körperkontakt zu beruhigen versucht.

Leuner bezeichnet diese Panik- und Angstreaktionen, welche auch Horrortrips oder bad trips genannt werden, als misslungene Abwehr vor der eigentlichen psychedelischen Erfahrung.[98]

Die mögliche Auslösung von Psychosen wird von den meisten Therapeuten als größte Gefahr der Psychedelika dargestellt. Gerade bei Personen, die eine Veranlagung zur Schizophrenie haben, bei welchen beispielsweise die Familiengeschichte mit Psychosen vorbelastet ist oder eine psychotische Grundstruktur (latente Psychosen) vorhanden ist, besteht eine erhöhte Gefahr. Erwähnenswert ist in diesem Zusammenhang, dass auch schon relativ harmlose Situationen wie Liebesenttäuschungen Psychosen auslösen können.[99]

Auch das bei etwa 15% der Anwender auftretende rätselhafte Phänomen des Flashbacks – ein blitzartig auftauchendes, relativ harmloses Erinnerungsbruchstück der Psychedelika-Erfahrung von Sekundendauer, welches Wochen oder sogar Monate nach dem letzten Psychedelika-Konsum bei geringfügigen Anlässen auftreten kann – muss als mögliche Gefahr genannt werden. Über die Entstehung des Flashbacks gibt es bis heute noch keine wissenschaftlich fundierte Theorie und das Verständnis dieses Phänomens ist recht unvollkommen. Wahrscheinlich handelt es sich um ein Erinnerungsphänomen und nicht um eine durch pharmakologische Faktoren ausgelöste Erfahrung.[100]

Heutzutage wird keiner mehr ernsthaft behaupten, dass Psychedelika eine physische Abhängigkeit hervorrufen.[101] Nach meiner Literaturrecherche kann ich feststellen, dass auch keine psychische Abhängigkeit zu befürchten ist. Leuner schreibt hierzu, dass die psychische Abhängigkeit zeitlich begrenzt ist und als ein „Wetterleuchten der pathologischen Potenzen der halluzinogenen Substanzen“[102] zu verstehen ist. Walther Lichtensteiger postuliert ebenfalls, dass Psychedelika nicht abhängig machen und es somit auch keine Dauerkonsumentenschicht gibt.[103] Psychedelika können keine zuverlässige chronische Euphorie, also eine vorhersagbare Wirkung, garantieren, womit sie sich von den wirklichen Suchtmitteln wie Kokain oder Heroin unterscheiden.

3.4 Der Bezug von Naturdrogen

3.4.1 Das Sammeln von Naturdrogen in natürlicher Umgebung

Konsumenten von Naturdrogen können sich diese in der Regel auf folgende Weise beschaffen: der legale oder illegale käufliche Erwerb, das Sammeln in der natürlichen Umgebung und das eigene Kultivieren. Das Sammeln von Naturdrogen in der natürlichen Umgebung ist selbstverständlich auf Pflanzen beschränkt, die in unserem Klima wild gedeihen oder als Zier- bzw. Nutzpflanzen kultiviert werden. Einige der in diesem Buch behandelten Pflanzen kommen bei uns wild vor. Der Großteil davon ist aber in freier Natur recht selten zu finden. Weiterhin können einige Pflanzen und Pilze nur zu einer bestimmten Jahreszeit gesammelt werden, sodass diese Quelle der Beschaffung keine Konstante darstellt. Trotz allem werden bestimmte Naturdrogen von ihren Konsumenten gerne selbst gesammelt. Das alljährlich im Herbst stattfindende Zauberpilzsammeln ist beispielhaft zu nennen. Der Vorteil dieser Methode ist, dass sie einerseits den Sammlern viel Spaß und Freude bereitet und andererseits keine Kosten verursacht. Weit mehr als der Zauberpilzjahresbedarf eines Konsumenten kann so schnell an einem Nachmittag in der Natur gefunden werden. Andere Naturdrogen werden von Hobbygärtnern kultiviert und können von den Konsumenten aus deren Bestand entnommen werden. Die als Zierpflanze kultivierte Engelstrompete ist als klassisches Beispiel einer von Hobbygärtnern kultivierten Naturdroge zu sehen.

3.4.2 Das eigene Kultivieren von Naturdrogen

Der Konsument kann die benötigen Naturdrogen natürlich auch selber kultivieren. Die Samen verschiedener psychoaktiver Pflanzen sind in Samenhandlungen oder im ethnobotanischen Fachhandel zu erwerben. Teilweise werden schon lebende Pflanzen von Gartencentern oder spezialisierten Gärtnereien verkauft. Die Gärtnerei Rühlemann[104] und die Blumenschule von Rainer Engler[105] weisen beispielsweise eine gut sortierte Auswahl an ethnobotanisch relevanten Pflanzen auf. Vorteilhaft wäre natürlich ein eigener Garten. Aber oft reicht bereits eine Fensterbank, um eine kleine Auswahl an psychoaktiven Pflanzen zu kultivieren. Theoretisch ist es natürlich auch möglich, die gewünschten Pflanzen mit Hilfe von Pflanzenzuchtanlagen unter Kunstlicht in der Wohnung (Indoor) anzubauen. Diese Methode wird hauptsächlich für Cannabis angewandt, kann aber auch beliebig auf andere Pflanzen übertragen werden.[106] In der Bundesrepublik und in vielen weiteren Ländern gibt es ein großes Netz so genannter Grow-Shops, die auf den Indoor-Anbau spezialisiert sind und entsprechende Produkte vertreiben sowie das benötigte Knowhow vermitteln.[107] Es muss allerdings berücksichtigt werden, dass bei dieser Art des Anbaus sehr hohe Kosten für Strom und Ausrüstung entstehen, sodass sich der Indoor-Anbau vieler Pflanzen aus wirtschaftlicher Sicht nicht lohnt.

Ein bemerkenswertes Phänomen der letzten Jahre ist, dass sich die hobbymäßig betriebene Zauberpilzzucht weit verbreitet hat. Durch eine entsprechende Fachliteratur und spezielles Pilzzuchtzubehör ist es heute durchaus möglich, mit einem bisschen Arbeit und Interesse den Eigenbedarf an Zauberpilzen aus eigener Zucht zu decken. Es werden sogar spezielle Pilzzuchtseminare angeboten, bei denen die Teilnehmer entsprechende Techniken erlernen.[108] Prinzipiell wird bei den psychoaktiven Pilzen zwischen den tropischen und einheimischen Arten unterschieden. Die Zucht tropischer Arten kann natürlich nur Indoor betrieben werden. Dafür ermöglicht diese Art der Zauberpilzzucht den Konsumenten ganzjährlich konstante Ernten. Erst in letzter Zeit hat sich eine „neue" Art der Pilzzucht von heimischen Arten durchgesetzt. Dabei werden die holzbewohnenden Arten *Psilocybe cyanescens* (Abb. F3) und *Psilocybe azurescens* (Abb. F6) – der den höchsten Alkaloidgehalt aller bisher entdeckten psilocybinhaltigen Pilze aufweist – analog zu ihrer natürlichen Verbreitung auf Holzhäcksel oder ähnlichem Material Outdoor kultiviert. Das sich aggressiv verbreitende Myzel und die gute Fruktifikation der hochpotenten Arten sorgen im Herbst für regelmäßige Ernten, ohne dass man dabei viel Arbeit investieren muss.[109]

Erwähnenswert ist in diesem Zusammenhang, dass auf diese Weise exotische Pflanzen und Pilze weltweit verbreitet werden, die sonst nur in einem ganz bestimmten Gebiet vorkommen. Der nur im Mazatekengebiet der Sierra Madre Oriental in Mexiko endemisch vorkommende Wahrsagesalbei *(Salvia divinorum)* ist als klassisches Beispiel zu nennen. Fast alle der heutigen weltweit kursierenden Ableger dieser Salvia-Art stammen von den Pflanzen ab, die der Psychiater und Ökologe Sterling Bunnell im Jahre 1962 von einem mexikanischen Schamanen erhielt. Dieser Klon wird heute fälschlicherweise als Wasson-Klon bezeichnet, da man bisher annahm, dass Wasson und Hofmann diejenigen waren, die das erste lebende Salvia-Exemplar in die USA mitbrachten.[110] Bei den psychoaktiven Pilzen ist die Situation recht ähnlich. Im Internet werden Pilzstämme zur Zucht vertrieben, die laut Gartz „über 99% aller Mykologen nie gesehen haben"[111] und teilweise von nur einem (z. B. *Psilocybe tampanensis*) oder sehr wenigen Pilzen (z. B. *Psilocybe azurescens* und *Psilocybe natalensis*) abstammen. Der Vorteil der eigenen Zucht liegt zum einen in der Unabhängigkeit des Konsumenten gegenüber möglichen Preisschwankungen und Lieferengpässen der von ihm bevorzugten Naturdroge. Zum anderen baut der Züchter eine Art mentale Beziehung zu seinen selbst gezogenen Pflanzen oder Pilzen auf. Wenn beispielsweise ein Peyote-Kaktus über mehrere Jahre kultiviert wird, wird dieser garantiert nicht zwischen Tür und Tor eingenommen. Die Chance, dass sich der Konsument auf den Tag der Einnahme mental gut vorbereitet, ist sicherlich größer, als wenn die Rauschmittel käuflich erworben werden. Dies minimiert zweifellos auch die möglichen psychischen Risiken bei einer Einnahme.

3.4.3 Der käufliche Erwerb von Naturdrogen

Die oftmals einfachste Möglichkeit des Bezugs von Naturdrogen ist der käufliche Erwerb. Hier bieten sich den Konsumenten mehrere Möglichkeiten bezüglich der von ihm gewünschten Naturdroge. Viele Naturdrogen können auf legalem Weg in Apotheken, Reformhäusern oder in normalen Lebensmittelgeschäften erworben werden. Einfacher ist es allerdings in einen Head- oder Smart-Shop zu gehen und das gewünschte Produkt dort zu erwerben. Viele Head-Shops verfügen mittlerweile über ein reichhaltiges Sortiment an (noch) legalen Naturdrogen. Seit Mitte der 90er Jahre kam es in der Bundesrepublik zu einem regelrechten Head-Shop-Boom, wobei viele Läden wieder schließen mussten. Heute existieren schätzungsweise etwa 7000 Head-Shops in der ganzen Bundesrepublik.[112] Smart-Shops sind eher in den Niederlanden anzutreffen, wobei sich das Produktsortiment teilweise überschneidet.

Die ruhigen Zeiten der Head-Shop-Betreiber sind allerdings vorbei. Seit einigen Jahren wird von behördlicher Seite versucht, jeglichen Handel mit Naturdrogen zu unterbinden. Dabei gehen die Behörden sehr willkürlich vor, was an den jeweiligen lokalen Interpretationen der Gesetze (BtMG und AMG) abzulesen ist. Im konkreten Fall bedeutet dies, dass einige Naturdrogen beispielsweise in den Berliner Head-Shops zu erhalten sind, während in Bremen der Verkauf der gleichen Naturdrogen behördlich untersagt ist. Bert Marco Schuldes kommentiert diese Praxis mit folgenden Worten: „Behörden bereiten mittlerweile gerne teure

Schwierigkeiten nach dem Motto: „Ist zwar rechtlich nicht haltbar, aber die [Head-Shop-Betreiber] haben vermutlich eh nicht den Nerv und das Geld, einen teuren Rechtstreit durchzustehen."[113] Die Behörden bezeichnen den Tatbestand gerne als „Inverkehrbringen bedenklicher oder nicht zugelassener Arzneimittel (AM)", was für fast alle Naturdrogen gelten kann, die nicht dem BtMG unterstellt sind.[114] Wenn eine Pflanze von behördlicher Seite als Arzneimittel eingestuft wird, und somit nicht mehr in den betreffenden Head-Shops verkauft werden darf, führt dies zur Einführung von Ersatzpflanzen. Das Aphrodisiakum *Corynanthe pachyceras* ist z. B. erst seit der Klassifizierung von Yohimbe *(Corynanthe yohimbe)* als AM auf dem ethnobotanischen Markt als Yohimbe-Ersatz erhältlich.[115] Um nicht wegen eines Verstoßes gegen das Arzneimittelgesetz belangt zu werden, verkaufen die meisten Firmen Naturdrogen nur zu Anschauungs- oder ähnlichen Zwecken und nicht zum Konsum. Der große Nachteil dieser Praxis ist, dass damit auch jegliche Beratung von Seiten der Ladenbetreiber entfällt, da diese sich sonst wegen eines Verstoßes gegen das Arzneimittelgesetz strafbar machen.

Das Internet hat eine besonders große Bedeutung als Bezugsquelle für ethnobotanisch interessante Pflanzen und Pilze. Weltweit agierende Versandhandelfirmen, welche ethnobotanische Produkte vertreiben, gibt es schon länger. In der „Psychedelic Resource List"[116] und in dem „Psychedelic Sourcebook"[117] finden sich beispielsweise zahlreiche Lieferanten ethnobotanischer Produkte. Aber erst die neuere Entwicklung und enorme Nutzung des World Wide Web (WWW), als Teilbereich des Internets, ermöglichte es den kleineren Firmen mit einem schmalen Budget, ihre Produkte weltweit anzubieten und zu versenden. Durch die weltweite Einkaufsmöglichkeit entfallen auch die nationalen Einschränkungen bezüglich der Produktauswahl. Wenn ein gewünschtes Produkt beispielsweise nicht in der Bundesrepublik gehandelt werden darf, kann es über das WWW in einem anderen Land bestellt werden. Dies ist aber auch umgekehrt möglich. So bestellen gerne amerikanische Psychonauten das – in den USA illegale – Iboga *(Tabernanthe iboga)* bei deutschen Internetversandhandelfirmen.[118] Diese Möglichkeiten unterstreichen den anarchistischen, subversiven und antiautoritären Charakter des Internets, wovon schon der frühe Internet-Guru Timothy Leary schwärmte.[119] Das Entdeckungsrisiko durch Zoll und Polizei wird vom Pressesprecher des Kölner Zollkriminalamtes als „eher gering"[120] eingeschätzt. Der Spiegel nennt diese Entwicklung einen „Trend zum Kick per Klick"[121].

3.5 Naturdrogen und das Internet

Das Internet wird aber nicht nur als Bezugsquelle für Naturdrogen genutzt. Es ist zum Medium der Wahl und wichtigsten Forum für Naturdrogen-Interessenten avanciert. Mittlerweile finden sich unzählige Informationsseiten mit Tipps und Tricks zum Naturdrogen-Gebrauch in den Weiten des WWW. Neben objektiven und professionell recherchierten Informationsseiten finden sich leider auch etliche mit fragwürdigen Inhalten. Das Internet dient bedauerlicherweise viel zu oft der Verbreitung laienhafter Halbwahrheiten. Diese Verbreitung von Fehlinformationen im Internet kann bedenkliche Folgen haben. Dies gilt besonders, wenn verharmlosende Informationen über Wirkungen und Dosierungen der Naturdrogen veröffentlicht werden, während die Risken keine Erwähnung finden. Ich kann dem User diesbezüglich nur raten, nicht der erstbesten Seite blind zu vertrauen, sondern den Inhalt mehrerer Homepages zu vergleichen. Gartz kommentiert diesen Sachverhalt mit folgenden Worten: „Der Flut an Veröffentlichungen, Chat-Rooms und schön farbigen Seiten steht ein absolutes Minimum an objektiver und vor allem auch neuerer Information gegenüber.“[122]

Zu nennen sind auch die unzähligen Diskussionsforen des WWW und die so genannten Newsgroups, die spezielle Diskussionsforen darstellen und im Usenet – als einem Teilbereich des Internet – zu finden sind. In diesen Diskussionsforen mit den unterschiedlichsten Schwerpunkten wird rege kommuniziert. Es gibt allgemeine Foren über den Rauschmittelgebrauch und solche, die einen bestimmten Themenschwerpunkt, wie z. B. rechtliche Aspekte oder psychoaktive Pilze, behandeln. Lutz Neitzert stellt über diese Internetforen fest, dass es bezeichnend ist, „daß hierin ‚Threads‘ (d.h. Diskussionsstränge) über pflanzliche Rauschmittel mittlerweile den weitaus größten Raum einnehmen“[123].

Das Internet wird in naher Zukunft einen immer größeren Stellenwert in der Drogenpräventionsarbeit einnehmen, da es für die zielgruppenspezifische Verbraucherberatung prädestiniert ist. Schon heute bedienen sich etliche Präventionskampagnen des WWW als Medium der Wahl.[124] Artur Schroers bemerkt über die weit verbreitete Nutzung des Internets in Bezug auf die Beschaffung von Informationen über Rauschmittel, „dass der Stellenwert des Internets als wichtiges Medium bei der Vermittlung von Drogen(gebrauchs)wissen zukünftig enorm steigen wird“[125]. Dies wissen auch die Mitglieder der Horizontal Working Group (Horizontale Gruppe „Drogen“), eine Arbeitsgruppe der Europäischen Union. Diese Arbeitsgruppe hat Mitte 2004 dem Rat der Europäischen Union einen Entwurf vorgelegt, der u. a. die Verbreitung von Informationen zum Anbau und Konsum von Cannabis verbieten soll. Falls dieser Entwurf angenommen wird, ersucht der Rat der Europäischen Union „die Mitgliedsstaaten (...) Maßnahmen gegen Websites zu erwägen, die Informationen zum Anbau von Cannabis verbreiten und zum Konsum von Cannabis anregen"[126]. Falls es wirklich zu dieser Entscheidung kommen sollte, hätte dies katastrophale Folgen. Objektive Informationen über Cannabis – und wahrscheinlich in Folge auch über andere Rauschmittel – wären somit tabu. Das Internet würde so zu einem regierungstreuen Medium werden, welches nur subjektiv geprägte Informationen über Rauschmittel verbreitet, die der Abschreckung dienlich sind. Parallelen zu den Bücherverbrennungen unserer düsteren Vergangenheit drängen sich mir dabei auf.

4. Die primär psychedelisch wirkenden Naturdrogen (Psychedelika)

4.1 Psychoaktive Pilze

Dass die psychoaktiven Pilze hier als Erstes genannt werden, hängt mit ihrem sehr hohen Bekanntheitsgrad in der Bevölkerung – besonders bei Jugendlichen – zusammen. Verschiedene Umfragen bestätigen den Trend der Jugendlichen zu den psilocybinhaltigen Pilzen. Sie sind in einigen repräsentativen Studien mittlerweile das am zweithäufigsten – nach Cannabis (Platz 1) aber noch vor Ecstasy (Platz 3) – konsumierte illegale Rauschmittel.[127] Eine detaillierte Auswertung der aktuellen repräsentativen Studien über den Gebrauch von Rauschmitteln im Hinblick auf die psilocybinhaltigen Pilze werde ich im Kapitel 4.1.1.7 vornehmen. In meinen Recherchen stellte ich fest, dass die psychoaktiven Pilze – besonders die psilocybinhaltigen – die Naturdroge par excellence darstellen und deshalb einen Schwerpunkt in meiner Untersuchung über den Gebrauch von Naturdrogen bilden. Eine Unterscheidung zwischen den psilocybinhaltigen Pilzen und den psychoaktiven Pilzen der Gattung *Amanita* ist zwingend notwendig, da es sich um zwei pharmakologisch und botanisch völlig differente Naturdrogen handelt.

4.1.1 Psilocybinhaltige Pilze

4.1.1.1 Die Wiederentdeckung der psilocybinhaltigen Pilze

Psychoaktive Pilze gehören zu den ältesten und verbreitetsten Rauschmitteln der Menschheit. Belege ihrer prähistorischen Verwendung finden sich in Amerika, Afrika, Asien und Europa. In vielen Teilen der Welt geriet ihr ritueller Gebrauch durch die Jahrhunderte in Vergessenheit. Die mittelalterliche Inquisition mit ihren unzähligen Hexenverbrennungen versetzte der rituellen Pilzverwendung in unseren Breitengraden vermutlich den Todesstoß. Die Anwendung der psychoaktiven Pilze spiegelt sich noch heute in der europäischen Sagen- und Märchenwelt wider.[128] Eine fast parallele Entwicklung fand in Mittelamerika statt. Die ersten schriftlichen Angaben über den Gebrauch von psilocybinhaltigen Pilzen findet man in den Chroniken der spanischen Mönche und Naturalisten aus dem 16. und 17.

Jahrhundert.[129] Die christlichen Missionare verfolgten unbarmherzig die Personen, welche dem heiligen Pilzkult huldigten. Der entscheidende Unterschied zu Europa ist aber, dass der rituelle Gebrauch der Zauberpilze bei den Indianern im Untergrund lebendig blieb und bis heute fortgeführt wird.[130] Im Jahre 1952 erfuhren R. Gordon und seine Frau Valentina Pawlowna Wasson von der Existenz dieser noch bestehenden Pilzkulte.[131] Nach zahlreichen erfolglosen Expeditionen nach Mexiko durften in der Nacht vom 29. auf den 30. Juni 1955 Wasson und sein Fotograf als wahrscheinlich erste weiße Menschen das Geheimnis der heiligen Pilze erfahren und an einer Pilz-Zeremonie in Huautla de Jiménez (Mexiko) teilnehmen, bei welcher sie die psilocybinhaltigen Pilze von der curandera (Heilkundigen) María Sabina erhielten.[132] Durch die Titelstory des „Life Magazine" vom 13.05.1957 über Wassons Begegnung mit María Sabina wurde die rituelle Verwendung von psychoaktiven Pilzen einem Millionenpublikum offenbart.[133] Tibor Harrach sieht hier sogar den „Beginn der grenzüberschreitenden ‚psychedelischen Bewegung'"[134], was wohl überhaupt nicht Wassons Absicht war. Wassons Original-Publikationen waren nur für eine elitäre Leserschicht verfasst. Dies kann man an den limitierten Auflagen und den für die damalige Zeit horrenden Preisen erkennen. Das 1957 erschienene Werk „Mushrooms, Russia and History" wurde z. B. nur in einer Auflage von 512 Kopien gedruckt und kostete 125 US-Dollars. Heute wird dieser zweiteilige Band auf dem antiquarischen Markt zwischen 1250 und 2750 US-Dollars gehandelt.[135]

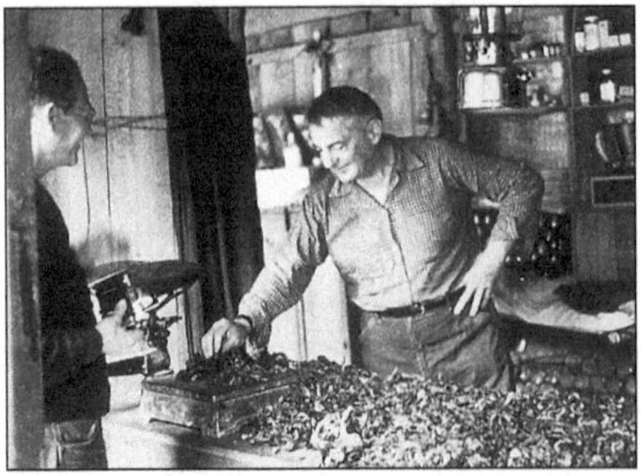

Abb. 11 Der Begründer der Ethnomykologie R. Gordon Wasson und der Mykologe R. Singer beim Auswerten eines Pilzfundes in Mexiko während der 1950er Jahre

Die interdisziplinäre Zusammenarbeit mit dem bekannten französischen Mykologen Roger Heim führte 1956 zur botanischen Bestimmung der bis dahin noch nicht beschriebenen heiligen Pilze. Heim gelang anschließend die erfolgreiche Kultivierung fast aller bis dahin gefundenen 14 Arten in seinem Labor.[136] Der zur Isolierung der Wirkstoffe hinzugezogene Schweizer Chemiker Albert Hofmann und dessen Laborassistent Hans Tscherter konnten dann innerhalb kürzester Zeit das psychisch wirksame Prinzip der Zauberpilze – die farblosen Substanzen Psilocybin und Psilocin – aus den von Heim gezüchteten *Psilocybe mexicana* isolieren und die Ergebnisse im Jahre 1958 veröffentlichen.[137] Dabei half ihnen ihre langjährige

Erfahrung mit LSD, welches bekanntlich eine ähnliche Wirkung auf die menschliche Psyche ausübt und bereits 1943 von Hofmann entdeckt wurde. Schließlich gelang die Totalsynthese des Psilocybins und Psilocins durch Hofmann und dessen Mitarbeiter.[138] Das synthetische Psilocybin wurde im Jahre 1962 auf einer weiteren Expedition in das mexikanische Hochland der curandera María Sabina für eine Zeremonie zur Verfügung gestellt.[139] Die „Pillen hätten die gleiche Kraft wie die Pilze, es sei kein Unterschied vorhanden"[140] war die abschließende Bewertung von María Sabina und eine Bestätigung, dass die Wirkung des synthetischen Psilocybins mit jener der natürlichen Pilzen identisch ist.

4.1.1.2 Die medizinische Verwendung von Psilocybin

Schon im Jahre 1958 wurde die Wirkung des Psilocybins an gesunden Versuchspersonen geprüft.[141] Anhand von Tierversuchen wurde die sehr geringe Toxizität festgestellt und weitere Untersuchungen in Auftrag gegeben. Die mittlere letale Dosis (LD50) von Psilocybin beträgt bei der Maus 280 mg/kg Körpergewicht.[142] Selbst wenn man davon ausgeht, dass der menschliche Organismus wesentlich sensibler reagiert, bleibt noch eine mehrhundertfache Sicherheitsspanne zwischen psychoaktiver und letaler Dosis, da Psilocybin schon ab einer Dosis von 3 mg (= ca. 0,02 mg/kg) psychische Wirkungen hervorruft.[143] Wenn Psilocybin mit LSD verglichen wird – welches eine weitgehend ähnliche Wirkung hat – kann von 10 mg Psilocybin und 100 µg LSD als Äquivalentdosis ausgegangen werden.[144] Der Gehalt der Alkaloide Psilocybin, Psilocin und Baeocystin ist u. a. von der Pilzart abhängig und schwankt zwischen 0,1 und 2% in den getrockneten Pilzen. Schätzungen gehen davon aus, dass man die Menge seines eigenen Körpergewichts an frischen Pilzen (mit einem Wirkstoffgehalt von 0,5%) essen müsste, um die im Tierversuch festgestellte letale Dosis zu erreichen.[145] Max Daunderer gibt für die psilocybinhaltigen Pilze keine letale Dosis an, da seiner Meinung nach die Letalität sehr gering ist.[146] Hier zeigt sich die enorme therapeutische Breite dieser Pilze. Eine Ausnahme scheinen Kinder zu sein, bei denen Vergiftungen mit psilocybinhaltigen Pilzen zu schweren Komplikationen führen können.[147]

Durch die bereits Anfang der 50er Jahre begonnene Verwendung von LSD im Rahmen moderner psychotherapeutischer Verfahren – woraus sich Anfang der 60er Jahre die wissenschaftlich fundierten Methoden der psycholytischen und psychedelischen Therapie entwickelten – dauerte es nicht lange, bis das Psilocybin eine analoge Verwendung fand. Bereits 1958 schlussfolgerten W. Rümmele und

F. Gniss im Anschluss ihrer Untersuchungen mit Psilocybin: „Der Nutzen des Psilocybins liegt wohl in seiner Anwendung als psychotherapeutisches Hilfsmittel, wie das bereits mit LSD und anderen Stoffen versucht wird. Vielleicht lassen sich aber therapeutisch wichtige Medikamente aus ihm entwickeln."[148] Das Psilocybin wurde zum zweiten Psychedelikum, welches von einem pharmazeutischen Unternehmen vermarktet wurde. Die Baseler Firma Sandoz stellte es interessierten Ärzten und Forschungsinstituten unter dem Markennamen Indocybin zur Verfügung. Es wurden insgesamt ca. 2 kg Psilocybin nach dem Verfahren von Hofmann synthetisiert und erfahrenen Forschern zur Verfügung gestellt.[149] Das Indocybin wurde bei vielen psycholytisch arbeitenden Therapeuten zum Mittel der Wahl, da es sich durch eine kurze Wirkdauer (4-6 Stunden im Gegensatz zu 8-12 Stunden beim LSD), eine sehr geringe Toxizität, „geringe neurovegetative Nebenwirkungen, wenig Depersonalisationserleben, seltene Angstprovokation sowie eine stabil positive Tönung des affektiven Erlebens"[150] auszeichnet.

Hanscarl Leuner – der deutsche Pionier der psycholytischen Therapie – konnte noch bis zu seiner Emeritierung im Jahre 1985 mit diesen Substanzen therapieren. Nachdem das von ihm bevorzugte Psilocybin von der Sandoz AG nicht mehr geliefert wurde, musste Leuner wieder auf das LSD zurückgreifen.[151] Ähnlich erging es dem Psychiater Milan Hausner, der – nachdem 1974 die LSD-Produktion in der damaligen CSSR eingestellt wurde – noch bis Anfang der 90er Jahre mit seinen Patienten jeden Herbst *Psilocybe bohemica* suchen ging und diese als Ersatz für die nicht mehr erhältlichen Reinsubstanzen verwandte. „Halluzinogene Pilze und deren psychoaktive Inhaltsstoffe können die Lücke im psycholytischen Repertoire teilweise ausfüllen"[152], folgert Hausner 1991 aus seinen Erfahrungen.

Als weitere medizinische Anwendungsmöglichkeiten des Psilocybins postuliert Gartz eine mögliche Applikation zur Schulung der Sinnesorgane bei Patienten, die vom Wachkoma betroffen sind.[153] Weiterhin erscheinen in jüngster Zeit vermehrt Berichte, die den erfolgreichen Einsatz kleiner Dosen von psilocybinhaltigen Pilzen – die noch unterhalb der halluzinatorischen Schwelle liegen – bei Migräne und Clusterkopfschmerzen beschreiben.[154] Schon Anfang der 60er Jahre wurde die Behandlung von bestimmten Depressionen, die als Folge einer organischen Erkrankung des Nervensystems auftraten, mit Hilfe niedriger Dosen von Psilocybin erprobt und festgestellt, dass bei der Hälfte der Patienten die Depression verschwand.[155] Leider gerieten diese Versuche durch die weltweite Tabuisierung der Psychedelika in Vergessenheit. Gartz hat die Hoffnung, dass das Psilocybin den Weg über die unterschwelligen Dosierungen zurück in die Medizin finden wird.[156] Erste Weichen sind bereits gestellt. In der Schweiz laufen zurzeit neurophysiologische

Forschungen mit Psilocybin, welche der Substanz wiederholt die Ungefährlichkeit im therapeutisch kontrollierten Setting bescheinigen.[157]

4.1.1.3 Psilocybinhaltige Pilze in der Hippiebewegung

Der Psychologe und Apostel der Hippiebewegung Timothy Leary wurde im Jahre 1960 durch eine tief religiöse Pilzerfahrung inspiriert, den Rest seines Lebens mit diesen Substanzen zu forschen.[158] Er führte schon 1961 die Studie „The Effects of Consciousness-expanding Drugs on Prisoner Rehabilitation" mit 32 Gefangenen einer Besserungsanstalt in Massachusetts durch, bei der die Gefangenen sechs Wochen lang zweimal die Woche eine Psilocybindosis bekamen, um ihnen einen Einblick in ihr selbstzerstörerisches Handeln zu ermöglichen.[159]

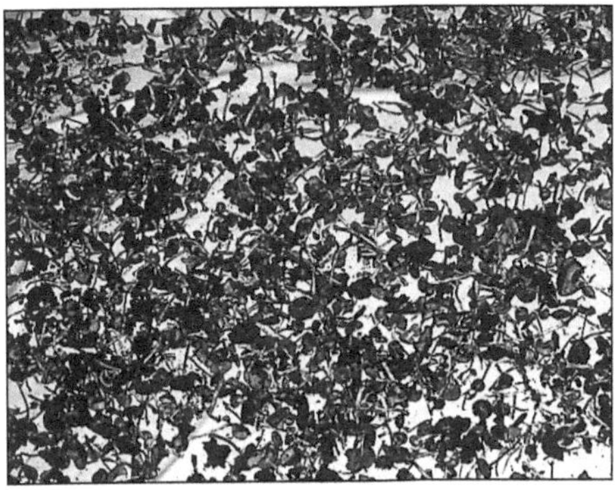

Abb. 12 Exsikate der *Psilocybe cyanescens* eines Fundortes

Ein weiteres Projekt – unter Leitung des Psychiaters Walter N. Pahnke – war das berühmte Karfreitagsexperiment am Karfreitag des Jahres 1962. Bei diesem Experiment bekam die eine Hälfte der zwanzig Theologiestudenten, welche behaupteten, bereits mystische religiöse Erfahrungen gehabt zu haben, Psilocybin und die andere Hälfte Nicotinsäure als Placebo verabreicht. Drei der zehn Theologiestudenten, die Psilocybin erhielten, berichteten von deutlichen mystischen Erlebnissen. Von den anderen zehn Studenten berichtete keiner über ein solches Erleben.[160]

Als Leary 1962 das viel potentere LSD kennen lernte und ihm dieses zur Verfügung stand, wandte er sich vom Psilocybin und den magischen Pilzen ab.[161] Durch die explosionsartige Verbreitung der nichtmedizinischen Verwendung von LSD und den entsprechenden Sensationsmeldungen in den Massenmedien, kam es im Oktober 1966 zum Verbot von LSD in den USA. In dessen Schlepptau wurden Psilocybin und Meskalin ebenfalls verboten, obwohl es über diese beiden Substanzen keine negativen Schlagzeilen gab. Dies führte schließlich auch zur Einstellung der therapeutischen Verwendung dieser Substanzen in den meisten Ländern.[162] Das Psilocybin und die Pilze waren zu dieser Zeit nur ein Randproblem. Auf dem Schwarzmarkt waren sie nur schwer zu bekommen, da

LSD in Untergrundlaboratorien wesentlich kostengünstiger hergestellt werden konnte und viel leichter zu synthetisieren war. Das zu dieser Zeit überall verfügbare LSD war die Droge und das Symbol der Hippiebewegung.[163] Dies änderte sich erst langsam im Laufe der Jahre, da das LSD von den Medien den Ruf einer synthetischen Horrordroge bekam, welche sogar Chromosomendefekte auslöse und für missgebildete Kinder verantwortlich sei.[164] Diese Gerüchte wurden im Übrigen nie wissenschaftlich bestätigt.[165] Psilocybinhaltige Pilze wurden unter den jugendlichen Konsumenten immer gefragter, da sie als natürliches Psychedelikum den Ruf hatten, „gesund" zu sein. Auf dem Drogenmarkt waren sie aber immer noch eine Rarität, da die Kenntnis der weltweit vorkommenden psychoaktiven Arten (das Psilocybin wurde schon 1963 von Hofmann in der einheimischen *Psilocybe semilanceata* nachgewiesen[166]) nur langsam zu den Konsumenten vordrang. Außerdem gab es noch wenig wirklich gute Literatur, die es den Usern ermöglichte, die einheimischen psychoaktiven Arten sicher zu bestimmen.

Als Kuriosum kann die Verwechslung von Psilocin und Serotonin in den Untersuchungen von Ola´h in den 60er Jahre gelten.[167] Diese Verwechslung führte zu einer Kettenreaktion, die bis heute anhält, da seitdem verschiedene Düngerlingsarten, wie z. B. der Glockendüngerling *(Panaeolus papilionaceus)* und der Heu-Düngerling *(Panaeolus foenisecii)*, als psychoaktiv beschrieben werden, obwohl diese inaktiv sind.[168] Durch das vermehrte Kopieren, Raubdrucken und Abschreiben solcher Fehlinformationen hält sich dieses Gerücht bis zum heutigen Tag und es werden immer noch Bücher renommierter Autoren verkauft, die diese Düngerlingsarten als psychoaktiv beschreiben.[169] Man kann von Glück sagen, dass diese Düngerlingsarten nicht toxisch sind! An dieser Stelle ist festzuhalten, dass die von Sozialarbeitern, Psychologen und Kriminalbeamten benutzte Literatur über Naturdrogen trotz überarbeiteter Neuauflagen nicht nur im Bereich der psychoaktiven Pilze ernste Mängel aufweist. Wenn z. B. Thomas Geschwinde über *Psilocybe mexicana* schreibt, dass dieser Pilz der mit dem größten Bekanntheits- und Verbreitungsgrad ist – welcher aber bei den meisten Mykologen allerhöchstens als „Laborleiche" existiert, und den die User nur vom Hörensagen kennen – und zu *Psilocybe semilanceata* ausführt, dass dieser zunehmend in Indoor-Anlagen in den Niederlanden gezüchtet wird – dieser aber in Wirklichkeit ein sehr schwer kultivierbarer Pilz ist und deshalb nicht kommerziell angebaut wird – zeigt dies deutlich, dass sich Geschwinde nicht ausreichend genug informiert hat, um über diese Thematik kompetent zu berichten.[170]

Exkurs I: Bananen *(Musa x sapientum)*

In diesem Zusammenhang möchte ich dem ebenfalls häufig in der Literatur über Naturdrogen auftauchenden Gerücht, dass Bananen *(Musa x sapientum)* und andere serotoninhaltige Früchte psychoaktiv wirken, entgegentreten. Der angebliche psychoaktive Inhaltsstoff der Banane – das Serotonin – ist oral völlig inaktiv.[171] Wenn man dies zur Kenntnis nimmt, dann frage ich mich wirklich, wie Löhrer zu der Ansicht kommt, dass aus Früchten und Scheinfrüchten mit hohen Konzentrationen von Serotonin missbrauchsfähige Drogen entstehen können.[172] Die Glaubwürdigkeit und Kompetenz solcher Autoren lässt nach diesen Aussagen sehr zu wünschen übrig.

Kommen wir nach diesem Exkurs auf die Pilze zurück. In den 60er und 70er Jahren entstand ein regelrechter Pilztourismus nach Mexiko, um die begehrten Pilze, die auch liebevoll Psilos genannt werden, zu erhalten. Dieser Pilztourismus drohte die traditionellen Riten zu zerstören. Die heute im subkulturellen und kommerziellen Rahmen angewandten Zuchttechniken der psychoaktiven Arten wurden erst Mitte der 70er Jahre durch die Gebrüder McKenna[173] und durch Steven H. Pollock[174] publiziert und somit verbreitet. Findige Händler versetzten normale Speisepilze (z. B. Shiitake) mit LSD oder mit dem weitaus gefährlicheren Phencyclidin (PCP oder auch Engelsstaub genannt), um die große Nachfrage nach den Zauberpilzen zu befriedigen.[175] Bei einer Untersuchung von Schwarzmarktprodukten aus den 80er Jahren in den USA waren nur 28% der Pilzproben wirkliche psilocybinhaltige Pilze. Den Rest stellten normale Speisepilze dar, welche inaktiv oder mit den oben beschriebenen Substanzen versetzt waren. Hier zeigt sich wieder das große Problem des illegalen Marktes, bei dem keinerlei Qualitätskontrolle erfolgen kann. Die Konsumenten bekommen auf diesem Wege – anstatt der sehr ausführlich erforschten und gut verträglichen Pilzalkaloide – teilweise toxikologisch kaum geprüfte Substanzen verabreicht.[176]

In den USA gab es Anfang der 80er Jahre schon mehr Konsumenten psychoaktiver Pilze als solche von LSD.[177] Dieser Trend setzt sich bis in die heutige Zeit fort, auch wenn diesem Umstand in Deutschland erst in den letzten Jahren Rechnung getragen wird. Im Laufe der Jahrzehnte gab es immer wieder so genannte Pilzwellen, bei denen die Pilze vermehrt ins öffentliche Licht rückten, was dann auch rechtliche Konsequenzen nach sich zog. So kam es z. B. 1971 zum ersten Pilzverbot in Australien, nachdem die dortige Jugend erkannte, dass *Psilocybe cubensis* (Abb. 16) in Teilen des Landes vorkam und dieser dann vermehrt gesammelt wurde. Diese Wellen sind

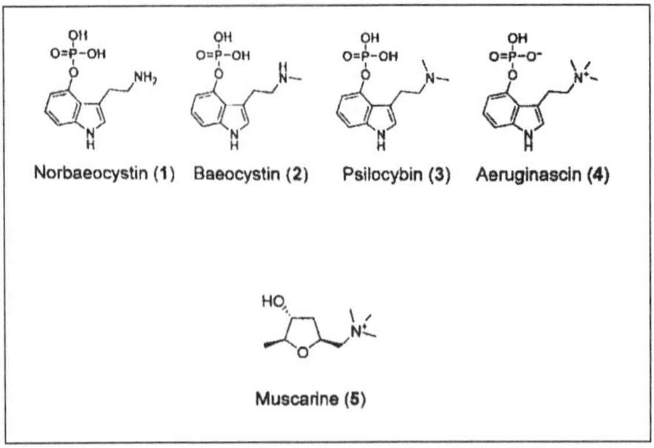

Abb. 13 Strukturformeln der pilzlichen Wirkstoffe Norbaeocystin (1), Baeocystin (2), Psilocybin (3), Aeruginascin (4) und Muscarin (5)

laut Gartz selbstlimitierend und ebben von selbst wieder ab.[178] Gartz schreibt hierzu: „Die speziellen pharmakologischen Eigenschaften des *Psilocybins* führen nur zu einem experimentalen Gebrauch mit Applikationen in Abstand von Wochen und Monaten und gehen meist nicht über zehn Anwendungen hinaus (GARTZ 1995, 1998B; BOSCH et al. 1997B). Durch die psychisch auflockernde Wirkung des *Psilocybins* mit zunehmendem Aufsteigen von persönlichen Traumata und unheimlichen transpersonellen Erlebnissen limitiert sich die Anwendung auf nur sporadische Einnahmen bis hin zur Beendigung des Konsums."[179] Da Psilocybin dem User keine chronische Euphorie garantiert und erzeugt, ist die Entstehung einer psychischen Abhängigkeit sehr unwahrscheinlich. Die Gefahr einer physischen Abhängigkeit ist, wie bei allen anderen Psychedelika, ohnehin nicht gegeben.[180]

Ernsthafte gesundheitliche Komplikationen durch die Anwendung der Pilze wurden somit auch nicht bekannt[181], selbst wenn die Medien immer wieder auf reißerische Art Horrorszenarien nach Pilzgenuss beschrieben.[182] Eine signifikante Gefahr stellen die in Kapitel 3.2.2 beschriebenen akuten Panikreaktionen für die User dar, die in Folge einer Überdosierung oder schlechtem Set und Setting auftreten können, aber größtenteils nicht über die Pilzwirkung hinausgehen.[183] Natürlich gelten die in Kapitel 3.2.2 beschrieben Risiken des Psychedelika-Gebrauchs, wie das mögliche Auslösen von Psychosen und das Flashback-Phänomen auch für die psilocybinhaltigen Pilze und müssen dementsprechend berücksichtigt werden.

4.1.1.4 Die größte Gefahr – Verwechslung der Arten

Die größte Gefahr der psychoaktiven Pilze ist ihre Verwechslung mit tödlich giftigen Arten. Ein schreckliches Beispiel, welches diesen Sachverhalt gut verdeutlicht, ist die Verwechslung einer Psilocyben-Art mit einer tödlich giftigen Galerina-Art

(Häublinge) durch eine Gruppe Jugendlicher in den 80er Jahren in den USA . Die drei Jugendlichen verschwiegen zwei Tage lang ihre Krankheit, da sie Angst vor einer legislativen Verfolgung hatten. Für das 16-jährige Mädchen kam die medizinische Behandlung zu spät und sie starb an den Folgen der Galerina-Vergiftung.[184] *Psilocybe spp.* können sogar in enger Nachbarschaft – sozusagen Hut an Hut – mit Galerina-Arten wachsen, da sie das gleiche Habitat bewohnen. Im Sammeleifer werden da schnell die ähnlich aussehenden giftigen Arten mitgepflückt.[185] Wie aus der Literatur ersichtlich, können Verwechslungen mit einer ganzen Reihe von giftigen Pilzen auftreten, obwohl oft überhaupt keine makroskopischen Ähnlichkeiten der Arten vorhanden sind.[186] Teilweise sind die psychoaktiven Arten aber auch sehr schwer von anderen Arten zu unterscheiden, da viele psilocybinhaltige Pilze zu der großen Gruppe der „LBMs" (little brown mushrooms) gehören, die selbst Mykologen taxonomisch einige Probleme bereiten.[187]

Die User trauen sich auch nicht, die örtlichen Pilzberatungsstellen zu kontaktieren, um sich dort von professioneller Seite die Pilze bestimmen zu lassen. Unter den Pilzsachverständigen scheint ebenfalls eine gewisse Unsicherheit bezüglich des Umgangs mit psychoaktiven Pilzen vorhanden zu sein. Sie wissen nicht, wie sie mit ratsuchenden Jugendlichen umgehen sollen, da sie Angst haben, wegen der Tolerierung oder der Beihilfe zur Straftat mit dem Gesetz in Konflikt zu geraten. Viele Mykologen und Pilzsachverständige möchten nicht in den Dunst der Rauschpilze geraten und lehnen die Bestimmung von psilocybinhalten Pilzen ab.[188] Außerdem scheinen sie die Existenz diese Arten generell verdrängen zu wollen. Dadurch werden sie mykologisch kaum untersucht und Daten ihrer Verbreitung sind nur spärlich zu bekommen, obwohl Gartz für *Psilocybe cyanescens* (Abb. F3) prognostiziert, dass diese Art in den nächsten Jahren zu dem charakteristischen Spätherbstpilz auf Rindenmulch und Laubholzhäcksel wird.[189] In diesem Zusammenhang halte ich die Ansicht des Biologen und Pilzsachverständigen Helgo Bran, der beim Umgang mit den Zauberpilzen auf Pädagogik setzt, für vorbildlich. Er ist der Meinung, dass der psychohygienische positive Aspekt mehr betont werden sollte, „den das mühsame sorgfältige Suchen und der entspannte Genuß böten"[190].

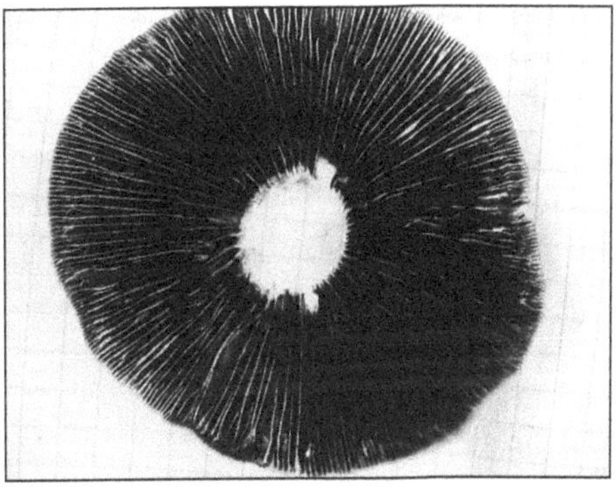

Abb. 14 Sporenabdruck von *Psilocbye cubensis*

Es sollte dringend eine interdisziplinäre Erforschung dieser Arten vorangetrieben werden. Mittlerweile werden schon in der Literatur Verwechslungen des sich massenhaft verbreitenden und hoch potenten *Psilocybe cyanescens* mit Speisepilzen beschrieben.[191] Auch Dokumentationen über Verwechslungen von anderen psilocybinhaltigen Pilzen mit Speisepilzen sind in der mykologischen Literatur zu finden.[192] Im Rahmen einer mykologischen Feldforschung konnte ich sogar Exemplare von *Psilocybe cyanescens* auf einem Spielplatz in einem Leipziger Wohngebiet entdecken, welcher komplett mit Holzhäckseln abgedeckt war. Ein ausgewachsener Fruchtkörper dieser Art kann über 10 mg Alkaloide enthalten. Die Verwechslung von psilocybinhaltigen Pilzen mit Speisepilzen ist keine Seltenheit und oft reicht schon ein identischer Standort zum irrtümlichen Verzehr aus.[193] Die hinzugezogenen Ärzte sind ebenfalls meist völlig überfordert. Da wegen der geringen akuten Toxizität keine bedrohlichen körperlichen Symptome zu erwarten sind, ist die oft erfolgte Behandlung der Ärzte – z. B. Magenspülung oder sogar Blutwäsche – völlig kontraindiziert und verstärkt die psychische Problematik der Patienten. Eine ruhige Atmosphäre mit menschlicher Zuwendung und gegebenenfalls 10 bis 20 mg Valium sind das Mittel der Wahl bei Psilocybinintoxikationen.[194] Jugendlichen Patienten, die mit einer akuten Panikreaktion nach Psilocybinkonsum in ein Krankenhaus eingeliefert wurden, wurde sogar schon der Magen ausgespült, obwohl die Ärzte wussten, dass dies nutzlos ist. Die Jugendlichen sollten durch diese Erfahrung eine Lehre für das Leben bekommen. Nach solch einem Erlebnis besteht doch eher die Gefahr, dass diese Jugendlichen – selbst bei schwerwiegenderen Komplikationen nach Rauschmittelgebrauch – in Zukunft Ärzte meiden und lieber die Symptome alleine durchstehen, was bei Überdosierungen von anderen Substanzen wirklich gefährlich sein kann.

4.1.1.5 Die massenhafte Verbreitung der psilocybinhaltigen Pilze

Heute sind weltweit ca. hundert psilocybinhaltige Pilzarten aus sechs Gattungen auf allen fünf Kontinenten bekannt.[195] Eine genaue Zahl der Arten kann nicht genannt werden, da sich die Mykologen bei der Abgrenzung der einzelnen Arten nicht einig sind. Der Spitzkegelige Kahlkopf *(Psilocybe semilanceata)* ist in Deutschland und weltweit die psychoaktive Art mit der größten Verbreitung und wurde am gründlichsten untersucht. Dieser wird auch regelmäßig im Herbst von Pilzfreunden gesammelt und lokale Massenvorkommen sind keine Seltenheit.[196] Seit Mitte der

90er Jahre kommt es zu einer explosionsartigen natürlichen Ausbreitung des äußerst potenten *Psilocybe cyanescens* und seiner verwandten Arten. Durch die massenhafte Verwendung von Holzhäcksel und Rindenmulch als Abdeckmaterial in Gärten, Parks, Grünanlagen, Wohn- und Gewerbegebieten, welches eine ökologische Nische darstellt, können sich diese Arten durch das aggressiv wachsende Pilzmyzel sowie die starke Sporenbildung sehr schnell ausbreiten. Heute können große Aufsammlungen von dutzenden bis tausenden Pilzen (Abb. 12 und F3) vor Schulen, in Wohngebieten, Friedhöfen, Parks usw. in allen Städten Deutschlands, Österreichs und der Schweiz gefunden werden. So sind Funde von hundert Pilzen (= ca. hundert Dosen) pro Quadratmeter keine Seltenheit.[197] Auf entsprechenden Internetseiten werden die Laienfunde veröffentlicht und somit einer großen Gruppe von Pilzfreunden zugänglich gemacht.[198]

4.1.1.6 Psilocybinhaltige Pilze und das Recht

Angesichts dieser massenhaften Verbreitung der Psilocyben-Arten ist das im Jahre 2001 durch die Fünfzehnte Verordnung zur Änderung betäubungsmittelrechtlicher Vorschriften (15. BtMÄndV)[199] speziell auf die psilocybinhaltigen Pilze erweiterte Betäubungsmittelgesetz (BtMG) eine Farce. Besonders deutlich wird dies, wenn man sich die aktuelle Situation in den Niederlanden anschaut. Schon 1997 kommt eine holländische Regierungsstudie zu dem Ergebnis, dass das Gefahrenpotential von psilocybinhaltigen Pilzen für den Einzelnen sehr gering ist und diese ebenso wenig eine Gefahr für die Gesellschaft darstellen.[200] Im Jahre 2000 wurde eine erneute Studie zur Gefährlichkeit von Zauberpilzen angefertigt. Die Risikoabschätzungskommission – welche u. a. aus Vertretern des Gesundheitsministeriums und des Justizministeriums bestand – kam in ihrer so genannten CAM-Studie (Coördinatiepunt Assessment en Monitoring nieuwe drugs) zu dem Ergebnis, dass es keine Notwendigkeit für ein gesetzliches Verbot der Zauberpilze gibt, da diese kein Risiko für die individuelle und die Volksgesundheit darstellen.[201] Der Empfehlung der CAM-Studie wurde gefolgt und nun werden die frischen Zauberpilze nach einem höchstrichterlichen Urteil des Hoogen Raad vom 5.11.2002 in den Niederlanden sogar als Lebensmittel gehandelt, die an alle Personen – ohne Altersbeschränkung – verkauft werden dürfen.[202] In dem Risikoabschätzungsbericht wird empfohlen, einheitliche Qualitätsmaßstäbe für die frischen Pilze – wie Sauberkeit, Etikettierung und verantwortungsvolle Informationsversorgung – aufzustellen.

Die verantwortliche Informationsversorgung lässt in Holland meines Erachtens arg zu wünschen übrig. Als negatives Beispiel kann die absolut verharmlosende und vor Fehlinformationen strotzende Produktinformation eines holländischen Smart-Shops gesehen werden, welche sich in dem in ganz Deutschland erhältlichen Hanf Journal (Ausgabe # 36) befindet. Dort heißt es lapidar über die Dosierung so genannter magischer mexikanischer Trüffel (Sklerotien einer Psilocyben-Art, wahrscheinlich *Psilocybe tampanensis*): „5 bis 10 Gramm: alles wird ein bisschen lustiger. 10 bis 15 Gramm: schon mehr ein Trip mit milden halluzinogenen und starken philosophischen Effekten.“[203] Es folgt kein Hinweis auf die überaus wichtigen Risiko minimierenden Sicherheitsregeln (Safer-Use-Regeln), wie sie z. B. von Eul und Harrach[204] oder auch von Artur Schroers (Indro e. V.)[205] aufgestellt wurden.

Da nach EU-Recht – Artikel 28 bis 30 im EG-Vertrag, die den freien Warenverkehr regeln – jedes Lebensmittel, welches in einem EU-Staat zugelassen ist, europaweit verkauft werden darf,[206] schossen im Laufe des Jahres 2004 Zauberpilzshops und -taxis in vielen Städten Deutschlands aus dem Boden, die sich auf diesen Sachverhalt berufen.[207] Die kosmischen Pilze werden nicht nur über diese Shops verkauft, sondern können auch direkt über das Internet aus dem Ausland bezogen werden. So kosten derzeit (Stand: Januar 2006) 30 g frische *Psilocybe cubensis* 15 Euros und 1 kg sind zum Angebotspreis von 110 Euros zu bekommen.[208] Wenn man bedenkt, dass es sich bei *Psilocybe cubensis* um einen sehr leicht zu züchtenden Pilz handelt[209], der mit kommerziellen Zuchtmethoden – wie sie in den Niederlanden von der Champignonzucht her bekannt sind und bei dieser Psilocyben-Art analog angewandt werden – ähnliche hohe Ernten wie herkömmliche Champignons hervorbringt[210], wird einem die enorm hohe Gewinnmarge der Zauberpilzhändler bewusst. Denn wer würde schon für 1 kg frische Champignons 110 Euros bezahlen?

Die Annoncen der Zauberpilzhändler sind in den einschlägigen Szenemagazinen und als Bannerwerbung im Internet zu finden. Im November 2004 erschien sogar eine Annonce des holländischen Pilzhändlers NG Eurotrade in der Berliner Zeitschrift „Das Magazin“, der 1924 gegründeten und somit ältesten Zeitschrift Deutschlands.[211] Die Annonce wurde passend auf den Seiten des Interviews von Mirko Heinemann mit Jochen Gartz – dem Star oder Guru der psychoaktiven Pilze – platziert.[212] Letztendlich haben wieder viele Shops den Verkauf einstellen müssen, da eine Repression von staatlicher Seite erfolgte und die frischen – als Lebensmittel deklarierten und unter Schutzatmosphäre verpackten – psychoaktiven Pilze bei erfolgten Hausdurchsuchungen beschlagnahmt wurden. Es ergingen sogar Haftbefehle gegen einige Beschuldigte. Die Situation der Pilzhändler ist gerade in

Bewegung, da jeden Monat neue Zauberpilzshops und -taxis eröffnen, während andere wieder schließen müssen. Die ermittelnden Staatsanwaltschaften berufen sich auf das BtMG und vertreten die Meinung, dass nationales Recht selbstverständlich vor EU-Recht gilt.[213] Eine Übersicht zur aktuellen Situation kann man im Internet, im „Forum zur Verbreitung von Wahrheit und Liebe“, finden.[214] Auch verschiedene rechtskundige Personen und Anwälte sind der Meinung, dass EU-Handelsrecht nicht über Strafrecht stehen kann und somit der Handel von frischen psilocybinhaltigen Pilzen unter das BtMG fällt.[215] Die drogenpolitische Forderung der Grünen Jugend, psilocybinhaltige Pilze komplett aus dem BtMG zu streichen und stattdessen analog zu Tabak in das Lebensmittel- und Bedarfsgegenstände-Gesetz (LMGB) aufzunehmen, geht mir eindeutig zu weit.[216] Psychoaktive Pilze sind in meinen Augen keine Lebensmittel, da diese Bezeichnung den hochpotenten psychedelischen Pilzen nicht gerecht wird und auch nicht auf die möglichen Gefahren aufmerksam macht. Die Bezeichnung Lebensmittel suggeriert dem Käufer, dass es sich dabei um Substanzen handelt, die vorrangig der Ernährung dienen und keine radikalen Bewusstseinsveränderungen hervorrufen. Die Bezeichnung Erlebensmittel würde den psilocybinhaltigen Pilzen schon eher gerecht werden.

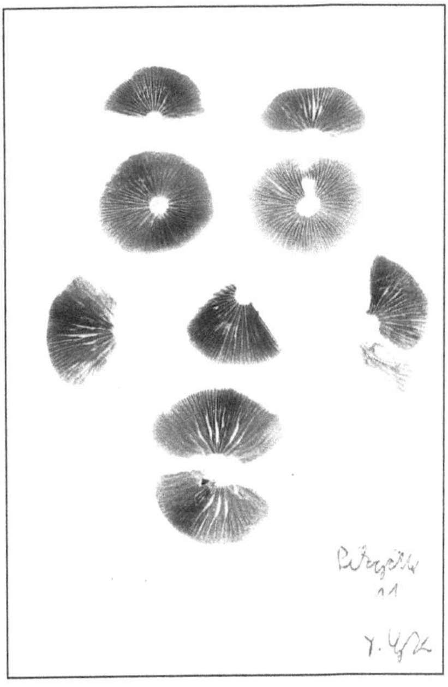

Abb. 15 Pilzkunst von Jochen Gartz. Sporenabdrücke eines einheimischen „Teonanacatl“ *(Psilocybe cyanescens)*, die sonst in der Natur durch Windverwehung und Keimung neues Leben hervorbringen, kreieren hier im künstlerischen Prozess Bildnisse (Gleichnisse) der alten Pilzgötter, die schon vor mehr als 3000 Jahren angebetet wurden.

Ein erwähnenswertes Modell zur Freigabe bisher illegaler Rauschmittel, das genau diese Überlegungen berücksichtigt, wurde von dem Kriminologen und Soziologen Henning Schmidt-Semisch entwickelt. Er schlägt die Installierung eines Genussmittelgesetzes vor, „in das dann allerdings auch die heute legalen Genussmittel eingegliedert werden sollten“[217], die zurzeit explizit im Lebensmittel- und Bedarfsgegenstände-Gesetz geregelt sind, „wobei man sich ihrer psychoaktiven Wirkung durchaus bewusst ist“[218]. Nach Schmidt-Semisch können die gesetzlichen Regelungen des heutigen Lebensmittel- und

Bedarfsgegenstände-Gesetzes dem neuen Genussmittelgesetz als Orientierung dienen.[219] Auch der Bielefelder Professor für Gesundheitswissenschaften Klaus Hurrelmann plädiert für eine gesetzliche Unterscheidung zwischen Lebensmitteln und Genussmitteln, „wobei unter die Genussmittel alle psychoaktiven Substanzen fallen, die ein Missbrauchs- und Abhängigkeitspotenzial haben"[220].

Eine ähnlich verwirrende Situation über den rechtlichen Status der psilocybinhaltigen Pilze gab es schon vor einigen Jahren. Vor der im Januar 1998 beschlossenen Zehnten Verordnung zur Änderung betäubungsmittelrechtlicher Vorschriften (10. BtMÄndV) waren die halluzinogenen Pilze nach einer Aussage von Oberstaatsanwalt Harald Hans Körner – dessen Kommentar zum BtMG und AMG (Arzneimittelgesetz)[221] die Gerichtspraxis bestimmt – völlig legal.[222] In der 10. BtMÄndV wurde diese Gesetzeslücke – durch den Zusatz, dass auch „Pflanzen und Pflanzenteile, Tiere und tierische Körperteile in bearbeitetem oder unbearbeitetem Zustand"[223], welche die in einer der Anlagen aufgeführten Stoffe enthalten, nun ebenfalls Betäubungsmittel sind, sofern sie als Betäubungsmittel missbräuchlich verwendet werden sollen – geschlossen. Nun beriefen sich einige Händler auf den im Gesetz verankerten bestimmungsgemäßen Gebrauch als Betäubungsmittel und verkauften so genannte Duftkissen oder Airfresher, die getrocknete psilocybinhaltige Pilze (meist 2,5 bzw. 5 g der Arten *Psilocybe cubensis* und *Panaeolus cyanescens*) enthielten, aber nicht zur Einnahme bestimmt waren. Eine weitere Gesetzeslücke, auf die man sich berief, war, dass im damaligen Gesetzestext nur von Pflanzen und Tieren die Rede war. Pilze sind aber nach anerkannter biologischer Lehrmeinung weder Pflanzen noch Tiere. Sie gehören zu einem eigenen Lebewesenreich und wurden somit nicht im Gesetz erwähnt.[224] Die Richter des Bayerischen Obersten Landesgerichtes (BayObLG) sahen dies anders und urteilten am 25.09.2002: „2. Bei psilocybinhaltigen Pilzen handelt es sich um „Pflanzen" im Sinn von § 1 Abs. 1, § 2 Abs. 1 Nr. 1 BtMG in Verbindung mit Anlage I und damit um Betäubungsmittel. 3. Wer eine gesetzliche Regelung spitzfindig unter Ausnutzung vermeintlicher Regelungslücken zu unterlaufen versucht, darf dabei bezüglich der Erlaubtheit seines Handelns nicht auf Mindermeinungen oder vom allgemeinen Sprachgebrauch abweichende rein fachwissenschaftliche Begriffsdefinitionen vertrauen."[225] Nach Ansicht der Richter nahmen die Angeklagten „zumindest billigend in Kauf, dass diese [Airfresher] nicht dem vorgeschobenen Verwendungszweck zur Raumluftverbesserung dienten, sondern dem Konsum."[226] In einem anderen Urteil des Bayerischen Obersten Landesgerichtes vom 21.02.2002 waren die Richter der Meinung, dass die Duftkissen „für einen mit dieser Bezeichnung korrespondierenden Zweck ungeeignet [waren], da sie einen ekelerregenden Geruch verströmten."[227]

Wenn ich mir diese Gerichtsurteile anschaue, frage ich mich, ob die subjektive Meinung eines Richters – was ein ekelerregender Geruch ist oder nicht – eine Begründung für eine rechtmäßige Verurteilung sein kann. Auch die im ersten Fall genannte Begründung der Richter empfinde ich als nicht rechtens, da wir in einer fachwissenschaftlich geprägten Gesellschaft leben, in der wissenschaftliche Lehrmeinungen für Beschlüsse jeglicher Art zu Rate gezogen werden. Andere angeklagte Zauberpilzhändler hatten mehr Glück, da einige Richter – nach Vorlage eines entsprechenden Gutachtens – von einem unvermeidbaren Verbotsirrtum ausgingen, welcher zu einem Freispruch der Angeklagten führte.[228]

Erst mit der 15. BtMÄndV wurde diese Gesetzeslücke definitiv geschlossen, da nun auch „Früchte, Pilzmycelien, Samen, Sporen und Zellkulturen, die zur Gewinnung von Organismen mit in dieser oder einer anderen Anlage aufgeführten Stoffe geeignet sind"[229] genannt wurden und somit bei Missbrauch zu Rauschzwecken unter das BtMG fallen. Der Missbrauch als Rauschmittel wird im Regelfall dem Angeklagten einfach unterstellt. Gegenteilige Behauptungen der Angeklagten werden von den Richtern als Schutzbehauptungen interpretiert. Joachim Eul schreibt über diese gängige Gerichtspraxis: „Hier liegt also – im Unterschied zum sonstigen Strafrecht ‚in dubio pro reo' – die Beweislast einer Schuld nicht beim Ankläger, sondern die Beweislast einer Unschuld beim Angeklagten."[230] Ein mir nahestehender und auf Strafrecht spezialisierter Rechtsanwalt erläuterte mir, dass es für ihn einfacher ist, einen wegen eines Sexualdelikts Angeklagten zu verteidigen, als einen Angeklagten, der eines Betäubungsmitteldelikts beschuldigt wird.[231] Es gibt noch heute Händler, die getrocknete psilocybinhaltige Pilze verkaufen und sich auf den bestimmungsgemäßen Gebrauch als Betäubungsmittel berufen. So fand ich in der Novemberausgabe 2004 des Kasseler Magazins „Fritz" eine Kleinanzeige, in der getrocknete psilocybinhaltige Pilze zum Verkauf angepriesen wurden.[232]

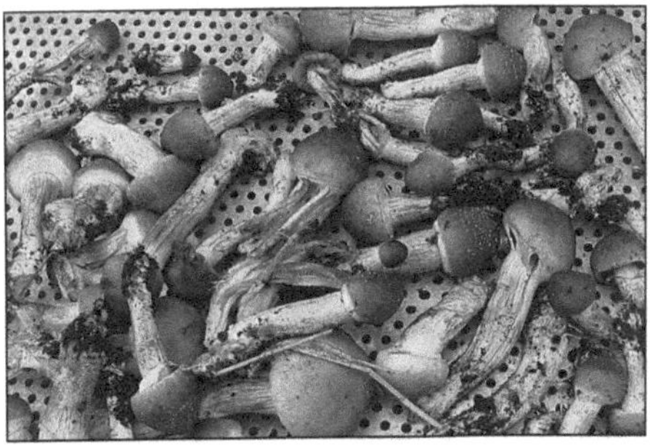

Abb. 16 Frisch geerntete Fruchtkörper von *Psilocbye cubensis*

Groteske Blüten der Psilomanie führten nun zur 19. BtMÄndV, welche am 17.03.2005 im Bundesgesetzblatt veröffentlicht wurde und somit am folgenden Tag in Kraft trat.[233] Eigentlich konnte man annehmen, dass die Rechtslage bezüglich der psilocybinhaltigen Pilze seit der 15. BtMÄndV definitiv geklärt war. Dies war aber anscheinend nicht der Fall: Es war wieder der letzte Gedankenstrich der Anlage I, welcher geändert wurde. Jetzt werden alle Organismen und biologische Materialien, welche Stoffe der Anlagen enthalten oder zur Gewinnung und Reproduktion von diesen geeignet sind, als Betäubungsmittel definiert, wenn „ein Mißbrauch zu Rauschzwecken vorgesehen ist“[234]. In der Begründung heißt es: „Nach der bisherigen Formulierung war unklar, ob Pilze als Betäubungsmittel anzusehen sind. In der neuen botanischen Literatur werden Pilze nicht mehr zum Pflanzenreich gezählt, sondern als eigene Gruppe angesehen. (...) Durch die Neufassung wird klargestellt, dass Pilze, sofern sie Stoffe enthalten, die in einer der Anlagen genannt sind, Betäubungsmittel sind. Der Begriff „Zellkulturen“ wird durch den Begriff „biologische Materialien“ ersetzt. Damit werden künftig auch Bakterien erfasst, falls diese missbräuchlich verwendet werden.“[235] Die Gesetzesgeber haben wohl immer noch nicht verstanden, dass sich das massenhafte Ausbreiten der Psilocyben-Arten und somit auch deren Gebrauch nicht durch Gesetzestexte verhindern lässt. Außerdem zeigt uns die Geschichte der abstinenzorientierten deutschen Drogenpolitik sowie eine Vielzahl von wissenschaftlichen Erhebungen, dass juristische Mittel in keiner Weise zu einer Kontrolle des Konsums von illegalen Rauschmitteln führen.[236] Das „solche Versuche völlig sinnlos sind“[237] ist auch die Meinung des Strafrichters Wolfgang Neskovic.

4.1.1.7 Die Epidemiologie der psilocybinhaltigen Pilze

Psychoaktive Pilze haben einen hohen Bekanntheitsgrad unter Jugendlichen erlangt. Aktuelle epidemiologische Daten über den derzeitigen Konsum von psychoaktiven Pilzen sind nur schwer zu erhalten, da nur wenige Untersuchungen vorliegen, bei denen explizit nach diesen Pilzen gefragt wurde. So wurden beispielsweise in den 90er Jahren Studenten aus Dänemark und Großbritannien nach ihrem Konsumverhalten befragt, wovon je etwa 7% angaben, Erfahrungen mit psychoaktiven Pilzen zu haben.[238]

In den letzten Jahren scheint sich diese Lücke zu schließen und die Pilze rücken langsam in das Bewusstsein der nach epidemiologischen Daten forschenden Personen. So wurde in der von der Bundeszentrale für gesundheitliche Aufklärung (BZgA) durchgeführten Wiederholungsbefragung zur Drogenaffinität Jugendlicher – welche alle drei bis vier Jahre durchgeführt wird – im Jahre 2004 zum ersten Mal explizit nach psychoaktiven Pflanzen und Pilzen gefragt. Und die Ergebnisse sprechen für sich: In der Lebenszeit-Prävalenz liegen die psychoaktiven Pflanzen und Pilze gemeinsam mit Ecstasy und den Amphetaminen auf Platz zwei der illegalen Rauschmittel; 4% der Jugendlichen haben schon Erfahrungen mit den Naturdrogen sammeln können[239]; der Hälfte der Jugendlichen sind die magischen Pilze bekannt[240] und 22% haben schon einmal ein Kaufangebot erhalten.[241]

Zu ähnlichen Ergebnissen kommt der „Drogen- und Suchtbericht" der Bundesregierung 2004, der sich auf die Ergebnisse einer noch nicht veröffentlichten Studie von Kraus und Augustin bezieht. Laut dieser Studie sind psilocybinhaltige Pilze weiter verbreitet als LSD und die Prävalenzwerte halluzinogener Pilze in der Altersgruppe der 18- bis 34-jährigen liegen auf ähnlichem Niveau wie die von Ecstasy. So haben ca. 5% der Befragten dieser Altersgruppe mindestens einmal im Leben psilocybinhaltige Pilze genommen und knappe 2% während der letzten zwölf Monate.[242]

Der „Bericht 2004 des nationalen REITOX Knotenpunkts an die EBDD" über die Drogensituation 2003 zeigt wiederum ein gleichartiges Bild: Knapp 5% der 18 bis 39jährigen Befragten haben Erfahrungen mit psychoaktiven Pilzen, was wiederum einen ähnlichen Wert wie bei Ecstasy darstellt.[243] Dagegen werden in dem Jahresbericht 2004 über den „Stand der Drogenproblematik in der Europäischen Union und in Norwegen" der Europäischen Beobachtungsstelle für Drogen und Drogensucht (EBDD) die psilocybinhaltigen Pilze nicht erwähnt.[244] Erwähnenswert ist, dass die höchste Lebenszeitprävalenz von psychoaktiven Pilzen, welche durch die im Jahre 2000 durchgeführte „Repräsentativerhebung zum Gebrauch psychoaktiver Substanzen bei Erwachsenen in Deutschland" festgestellt wurde, mit 7,2% bei den ostdeutschen 18- bis 29-jährigen Männern zu finden ist.[245] Dies bestätigt meine persönliche Beobachtung, dass ostdeutsche Bürger eine wesentlich mykophilere Einstellung haben, als die westdeutschen Bürger.

In diesem Zusammenhang liefert auch die im Jahre 2002 durchgeführte „Repräsentativstudie zum Drogenkonsum Potsdamer Jugendlicher" interessante Ergebnisse. Konsumerfahrungen mit psychoaktiven Pilzen geben in dieser Studie 6,2% der Befragten an. Somit stehen die Pilze in dieser Studie bei den Lebenszeit-Prävalenzwerten der illegalen Rauschmittel auf dem zweiten Platz, gefolgt von Ecstasy. Den ersten Platz der illegalen Rauschmittel belegt – wie in allen anderen Studien – Cannabis.[246] Auch die Probierbereitschaft ist bei den Pilzen sehr hoch. 9,8% der befragen Potsdamer Jugendlichen, die noch keine Erfahrung mit Pilzen haben, können sich vorstellen, diese zu probieren. Wenn man bedenkt, dass dieser Wert bei Nikotin bei 12,6% liegt, zeigt dies eine hohe Probierbereitschaft gegenüber den Pilzen.[247] Bei den 12-Monats-Prävalenzen zeigen sich bemerkenswerte geschlechtsspezifische Unterschiede: 6,7% der männlichen Jugendlichen haben in den letzten zwölf Monaten die Pilze konsumiert, während im gleichen Zeitraum nur 2,5% der weiblichen Jugendlichen diese einnahmen.[248] Die Konsumfrequenz der Pilze zeigt deutliche Unterschiede zu anderen Substanzen. Nur 2,4% der User psychoaktiver Pilze konsumieren diese einmal pro Woche, während Ecstasy von 20,9% der User einmal wöchentlich konsumiert wird.[249] Dies unterstreicht die bereits erwähnte limitierte und sporadische Einnahme der Pilze, bei der die Wirkung nicht so vorhersagbar und steuerbar ist, wie es bei Ecstasy der Fall ist.

Der Vollständigkeit wegen möchte ich die Ergebnisse einer in den Jahren 1997 und 1998 durchgeführten Untersuchung über die Gebrauchsgewohnheiten von polytoxikomanen Patienten, die in einer offen geführten Rehabilitationseinrichtung für junge Abhängige behandelt wurden, darstellen. Fast zwei Drittel der befragten Patienten unter 30 Jahren gaben an, psilocybinhaltige Pilze gelegentlich oder regelmäßig zu nutzen. Damit gehörten die Pilze in dieser Befragung zu den am häufigsten genutzten Rauschmitteln dieser Altersschicht.[250]

4.1.1.8 Die Renaissance der psilocybinhaltigen Pilze in der Technobewegung

Die psychoaktiven Pilze erleben gerade in der Technoszene eine Renaissance, was sich eindeutig anhand von Umfrageergebnissen aus dieser Jugendkultur ablesen lässt. Besonders unter den Anhängern der Goa-, Acidhouse-, Psychedelictrance- und Acidtranceszene erfreuen sich psilocybinhaltige Pilze großer Beliebtheit.[251] Im Windschatten des Ecstasy-Booms hat die Verwendung von Psychedelika – und somit auch der Pilze – wieder stark zugenommen.[252] Das LSD – als ehemals bevorzugtes, klassisches Psychedelikum – wurde von den psilocybinhaltigen Pilzen abgelöst. Wenn man sich fragt, warum gerade die Naturdrogen in der Hightech-Jugendkultur der Technobewegung wiederentdeckt wurden, muss man bedenken, dass es durchaus Parallelen und Berührungspunkte zur Hippiebewegung der 60er Jahre gibt. Als Beispiel kann der indische Bundesstaat Goa genannt werden, welcher in den 70er Jahren von den Hippies als Urlaubsparadies entdeckt und alljährlich in der Hauptsaison zwischen Dezember und Februar von diesen bevölkert wurde. In den späten 80er Jahren wurden dort die ersten Full-Moon-Partys mit elektronischer Musik veranstaltet und seit den 90er Jahren ist Goa zum Mekka der psychedelischen elektronischen Musik avanciert.[253]

Eine ähnliche Entwicklung kann auf der thailändischen Insel Koh Phangan beobachtet werden, auf der von Anfang der 70er bis in die 90er Jahre Magic Mushroom-Omeletts offen auf der Speisekarte diverser Restaurants angeboten und vornehmlich von ausländischen Rucksacktouristen konsumiert wurden.[254] Der in den letzten Jahren durch die thailändische Regierung skrupellos geführte War on Drugs – der alleine in den ersten drei Monaten über 2000 Todesopfer gefordert hat[255] – führte, im Gegensatz zum indischen Goa, zu einer beschleunigten Abwanderung der technoiden Individualtouristen. Die heute am Hat Rin Beach auf Koh Pha-ngan stattfindenden Full-Moon-Partys – ehemals auch Mushroom-Festivals genannt – haben mittlerweile ihre ursprüngliche Idee eingebüßt. Sie dienen nur noch rein kommerziellen Interessen und ziehen hauptsächlich Alkohol trinkende Pauschalurlauber in ihren Bann.

Die nach dem indischen Bundesstaat benannten Goa-Partys finden heute fast weltweit statt und beinhalten spirituelle und psychedelische Elemente der Hippiebewegung.[256] So zieht die in Mecklenburg Vorpommern stattfindende VooV Experience jährlich über zehntausend feiernde Menschen an.[257] Für die Kriminalpolizei stellen diese Goa-Parties „eine neue Erscheinungsform der Rauschgiftkriminalität, die zunehmend professionellen Veranstaltern eine Plattform für Drogenhandel, -erwerb und -konsum bieten“[258], dar. Als anzustrebender polizeilicher Erfolg wird der Rückgang der Veranstaltungszahlen gesehen.[259]

Ein weiterer Überschneidungspunkt der beiden Jugendkulturen sind ihre Akteure. Ehemalige Musiker der sphärisch-psychedelischen Gitarrenmusik produzieren nun Technoprojekte, wie z. B. Steve Hillage. Auch die Texte bedeutender Wortführer der Psychedelikbewegung werden heute wieder gelesen.[260] Somit ist es nicht verwunderlich, wenn die Prävalenzwerte zum Gebrauch von psilocybinhaltigen Pilzen in der Bevölkerungsgruppe der so genannten Partygänger signifikant höher ausfallen. Arno Adelaars berichtet beispielsweise von einer Untersuchung über den Drogenkonsum auf großen Houseparties in den Niederlanden, aus der hervorgeht, dass rund ein Drittel der Partygänger Erfahrungen mit psilocybinhaltigen Pilzen vorweisen konnten.[261]

Eine wissenschaftliche Studie, welche auf Techno-Veranstaltungen zwischen März und Juli 2002 in Hannover, Wien und Amsterdam durchgeführt wurde, zeigt, dass fast 50% der Befragten Erfahrungen mit halluzinogenen Pilzen haben. Sogar 30% nahmen die Pilze im letzten Jahr und 10% im letzten Monat ein. Im Vergleich zu LSD haben die Pilze in dieser Untersuchung bereits wesentliche höhere Prävalenzwerte.[262] Dies deutet auf die schon mehrmals erwähnte Zunahme des Gebrauchs psychoaktiver Pilze als Ersatz von LSD hin, was eindeutig Marcus Freitags Schlussfolgerung von 1999, dass Pilze in der Technoszene seltener wie LSD konsumiert werden, widerlegt.[263]

Die aktuellste Erhebung, die mir zum Rauschmittelkonsum in der Techno- und Hanfszene vorliegt, kommt zu dem Ergebnis, dass 67,7% der befragten Jugendlichen (Durchschnittsalter: 24,4 Jahre) Konsumerfahrungen mit psychoaktiven Pilzen haben. 48,5% der Befragten haben die psilocybinhaltigen Pilze in den letzten zwölf Monaten konsumiert, wobei 90% dieser Jugendlichen die Pilze maximal einmal im Monat verwenden. In dieser Befragung liegen die Pilze bezüglich der Lebenszeitprävalenz wieder vor Ecstasy, LSD und den Amphetaminen.[264]

Die Pilze werden aber nicht nur in der Technokultur als Partydroge eingenommen, sondern auch in anderen Settings. Der Gebrauch von psilocybinhaltigen Pilzen in modernen Pilzritualen – die sich an der traditionellen Einnahme der Pilze in Mexiko orientieren und bevorzugt bei Vollmond stattfinden – ist hier zu nennen. Hierbei handelt es sich um eine längerfristige, jedoch nur gelegentliche Verwendung der Pilze im psychedelisch-neoschamanistischen Kontext, welche hauptsächlich in intellektuellen Kreisen anzutreffen ist.[265]

Auch in der eklektisch und individualistisch geprägten Hexenszene sowie im Neuheidentum haben die Pilze und andere Naturdrogen eine relativ große Bedeutung als Mittel zur Bewusstseinsveränderung erlangt. In den modernen Hexenkulten werden diese aber ausdrücklich nicht in den Ritualen eingesetzt.[266] Überraschend scheint mir dagegen die Verwendung von psilocybinhaltigen Pilzen in neofaschistisch-esoterischen Kreisen, von welcher der Soziologe Neitzert berichtet.[267]

4.1.1.9 Psilocybinhaltige Pilze und die Exekutive

Ein weiteres Hilfsmittel zur Einschätzung der Verbreitung von illegalen Rauschmitteln ist der alljährliche Rauschgiftjahresbericht des Bundeskriminalamtes (BKA) in Wiesbaden. Bezüglich der psilocybinhaltigen Pilze ist dieser aber wenig aussagekräftig, da diese unter der Rubrik „sonstige Rauschmittel" geführt und somit selten separat aufgelistet werden. Lediglich im Rauschgiftjahresbericht des Jahres 2001 werden die Sicherstellungen von 22 kg psilocybinhaltiger Pilze in 617 Fällen als die „bedeutendsten Sicherstellungen der sonstigen Rauschgifte"[268] erwähnt. Im Jahr 2002 wurden diese „in nur geringer Menge sichergestellt"[269] und spielen somit nur eine untergeordnete Rolle. Im Bericht aus dem Jahr 2003 werden die Pilze nicht einmal erwähnt.[270] Dies deutet darauf hin, dass die Pilzszene zum heutigen Zeitpunkt kein Konzentrationspunkt der staatlichen Repression ist.

Einzig das Dezernat Biologie des Landeskriminalamts Rheinland-Pfalz hat, bezüglich der Datenerfassung von Naturdrogendelikten, eine Material- und Literaturdatensammlung angelegt, um ein Lagebild über den Konsum biogener Drogen skizzieren zu können.[271] Durch fragwürdige Beiträge – die zur Sensibilisierung von Polizeibeamten und Mitarbeitern von Drogenhilfeeinrichtungen beitragen sollen – macht sich der Biologe Klaus Berkefeld als Fachmann über biogene Drogen einen Namen. So beschreibt Berkefeld beispielsweise einen Fall, bei dem es ihm gelungen ist, ein braunes Pulver – welches von einem verdeckten Ermittler erworben wurde – anhand einer chemisch-botanischen Untersuchung als Guaraná *(Paullinia cupana)* mit „bedenklich hoher Konzentration“[272] an Koffein zu identifizieren. Zugegeben, Guaraná enthält pro Gramm etwa doppelt so viel Koffein wie Kaffee. Die natürlichen Öle und Fette, die in den Samen von Guaraná im Gegensatz zum Kaffee reichlich vorhanden sind, „hemmen die Assimilation der Wirksubstanzen und führen damit zu einer langsameren Absorption und einer viel sanfteren, länger anhaltenden Wirkung“[273]. Wissenschaftliche Untersuchungen zeigen übereinstimmend, „dass Guarana nicht auf die gleiche Weise wie Koffein auf den menschlichen Körper wirkt“[274] und wesentlich verträglicher und milder ist.

Berkefeld möchte durch eine „bewusst faktenreiche und objektive Gestaltung solcher Maßnahmen [= Präventionsveranstaltungen] ein[en] Kontrapunkt zu den oft fehlerhaften, verharmlosenden und subjektiv gefärbten Darstellungen in der Szeneliteratur und im Internet“[275] setzen. Diese Aussage klingt in meinen Ohren ironisch, denn ein Grossteil der Aussagen von Berkefeld ist ebenfalls subjektiv gefärbt. Eine erfolgreiche Präventionsarbeit kann nur durch glaubwürdige Aussagen der Präventionsfachkräfte erreicht werden. Dazu gehört eine sachlich gehaltene, wertneutrale Stoffkunde, die über Wirkungsweisen und Risiken der verschiedenen Rauschmittel informiert. Es wird heute allgemein konstatiert, dass die auf Abschreckung fixierte Suchtprävention relativ erfolglos und ineffektiv ist.[276] Sie ist meiner Meinung nach sogar gefährlich. Wenn diese Fachkräfte das harmlose und mittlerweile überall kommerziell erhältliche Guaraná, welches sogar in den auf die jugendlichen Konsumenten zugeschnittenen Alcopops[277] und in diversen Kaugummis[278] verarbeitet wird, mit den wirklich gefährlichen Nachtschattengewächsen in einen Topf werfen und als gefährliches Rauschmittel darstellen, hat dies katastrophale Konsequenzen. Da die Jugendlichen mit Guaraná schon fast alltäglich positive Erfahrungen machen, wird ihnen – durch die für sie erwiesenermaßen unglaubwürdigen Aussagen der Präventionsfachkräfte –

groteskerweise suggeriert, dass die psychoaktiven Nachtschattengewächse ebenfalls harmlos sind.

4.1.2 Psychoaktive Pilze der Gattung *Amanita*

Zu den Vertretern der Gattung *Amanita* gehören teils hochgradig giftige Pilze, wie gewisse Knollenblätterpilze und auch Pilze, die wegen ihrer psychoaktiven Eigenschaften von den Usern geschätzt werden. Beginnen möchte ich mit dem wohl bekanntesten, eindrucksvollsten und schönsten Pilz: dem Fliegenpilz *(Amanita muscaria)*.

4.1.2.1 Der Fliegenpilz *(Amanita muscaria)*

Der Fliegenpilz (Abb. F5) hat in unseren Breitengraden eine eigenartige Popularität erfahren. Er ist einerseits der todbringende Giftpilz par excellence und andererseits das Glückssymbol schlechthin, das Glückwunschkarten, Schaufenster, Kinderspielzeug und viele andere Gegenstände ziert.[279] Diese ambivalenten Konnotationen des Fliegenpilzes scheinen „sich auf seinen ehemaligen und vergessenen rituellen Gebrauch“[280] als schamanistisches Rauschmittel zu beziehen. In Sibirien wird von einer 4000 Jahre zurückliegenden rituellen Verwendung des Fliegenpilzes durch Schamanen ausgegangen.[281] Es gibt sogar Vermutungen, dass sein Gebrauch bis in die Steinzeit zurückreicht.[282] Aber nicht nur im asiatischen Raum gibt es Hinweise zur schamanistischen Anwendung des Fliegenpilzes. Auch in Nordeuropa – besonders bei den nordischen Völkern Skandinaviens – lässt sich seine Verwendung bis in vorgeschichtliche Zeit zurückverfolgen.[283] Ob die so genannte Berserkerwut der altskandinavischen Berserker auf Fliegenpilzintoxikationen – wie oft behauptet wird[284] – zurückzuführen ist, scheint nach den heutigen Kenntnissen über die psychischen Effekte des Fliegenpilzes eher zweifelhaft.[285] Auf eine mögliche religiöse Bedeutung des Fliegenpilzes und diesbezüglicher Hypothesen (der Fliegenpilz als Soma oder als Baum der Erkenntnis) wurde bereits im Kapitel 2.2 näher eingegangen. Bemerkenswert ist die Erkenntnis, dass der Fliegenpilz sogar weltweit als Schamanendroge benutzt wurde bzw. wird.[286]

Die für die psychoaktive Wirkung verantwortlichen Inhaltsstoffe des Fliegenpilzes sind die Ibotensäure und das 8 bis 10-mal wirksamere Muscimol, in das die Ibotensäure nach Erwärmung übergeht. Das über viele Jahre hinweg für die psychoaktive Wirkung des Fliegenpilzes verantwortlich gemachte Muscarin kommt nur in toxikologisch bedeutungslosen sehr geringen Mengen (0,0003%) vor.[287] Leider ist diese Fehlinformation in dilettantisch recherchierten Drogenführern, Aufklärungsschriften[288] und Erfahrungsberichten[289] noch weit verbreitet. Besonders gefährlich wird diese Fehlinformation, wenn versucht wird, eine Fliegenpilzintoxikation mit Atropin – oder auch atropinhaltigen Pflanzen (z. B. Tollkirsche) – zu behandeln. Atropin ist das Antidot der Wahl bei einer Muscarinvergiftung, nicht aber bei der Fliegenpilzintoxikation, welche hauptsächlich durch Ibotensäure und Muscimol ausgelöst wird. Die Atropingabe kann somit schnell zu einer zusätzlichen Atropinvergiftung führen.[290] Dies ist nicht verwunderlich, da die Ibotensäure und das Muscimol zusammen als Pilz-Atropin bezeichnet und dem Fliegenpilz eine atropinartige Wirkung zugeschrieben wird.[291] Selbst Daunderer führt den Fliegenpilz unter den muscarinhaltigen Pilzen und gibt 2 mg Atropin intramuskulär oder intravenös als Therapievorschlag an[292], obwohl er richtig bemerkt, dass Muscarin „für die Giftwirkung dieser Pilzart nur eine untergeordnete Rolle"[293] spielt. „Danach ergibt sich meist eine schlagartige Besserung"[294], führt Daunderer weiter aus. Wenn dies kein Trugschluss ist! Gartz erläuterte mir, dass er eine Fliegenpilzvergiftung mit Hilfe eines Benzodiazepinderivats wie Diazepam behandeln würde[295], was auch die Meinung von Helmar Weiß ist.[296] Wie dieses Beispiel eindeutig zeigt, sind sachlich korrekte Informationen überaus wichtig, um im Fall einer Vergiftung richtig reagieren zu können. In der Literatur herrscht aber leider ein völliges Durcheinander von brauchbaren und definitiv falschen Informationen. Auch sonst sorgsam recherchierende Autoren verfallen schnell diesen Verwechslungen.[297] Muscimol stellt ein Decarboxylierungsprodukt (= Abspaltung von Kohlendioxid) der Ibotensäure dar und weist somit eine chemisch verwandte Struktur auf, welche die atropinartigen Wirkung beider Substanzen erklärt.[298] Atropin als Muscimol-Antidot zu bezeichnen, ist somit ebenso fehlerhaft, wie eine Atropingabe bei einer Ibotensäurevergiftung zu empfehlen. Letztendlich ist es „bis heute nicht gelungen, die psychoaktive Wirkung der Amanita sicher auf bestimmte Inhaltsstoffe zurückzuführen"[299]. Im Fliegenpilz wurden insgesamt über 200 verschiedene Substanzen gefunden, auf die das Gesamtbild der Fliegenpilzvergiftung zurückzuführen ist.[300]

Selbst über die Giftigkeit des Fliegenpilzes sind sich die Experten uneinig. Otfried Strubel gibt an, dass mehr als zehn Fliegenpilze tödlich sein können.[301] Daunderer spricht von 40 bis 500 g Frischpilz als letale Dosis (LD).[302] Andere Autoren geben verharmlosend an, dass man kiloweise Fliegenpilze essen könne, ohne dass es zu gesundheitlich bedenklichen Vergiftungen kommt.[303] Dabei muss berücksichtigt werden, dass die Konzentration der Wirkstoffe im Fliegenpilz sehr stark variieren kann, was auch die hauptsächliche Gefahr bei der Einnahme darstellt, da dies zu ungewollten Überdosierungen führen kann. Herrmann von Leistenfels spricht von einer Variation um das 12fache der Wirkstoffe.[304] In der toxikologischen Literatur wurde aber bisher von keinem Todesfall nach Fliegenpilzgenuss berichtet.[305] Auch wenn ich die Meinung von Löhrer, dass bereits „bei dem 1,5-fachen der psychischen stimulierenden Dosis"[306] von Ibotensäure und Muscimol lebensgefährliche Reaktionen möglich sind, für übertrieben halte[307], schließe ich mich folgender Äußerung von Bernd Weber an: „Jeglicher Fliegenpilz-Konsum ist daher erheblich gefährlicher, als der Konsum der weitgehend ungiftigen Zauberpilze"[308]. Gartz ist der Ansicht, dass die ohnehin unspektakuläre Wirkung des Fliegenpilzes – oft wird nur eine leicht gehobene Stimmung und ein schläfriger Zustand festgestellt – solche gesundheitlichen Risiken nicht wert sind.[309] Zu den Symptomen der oft als unangenehm empfundenen Wirkung werden nach Leuner und Rätsch starke parasympatholytische Erregung, wellenartiges Wechseln von Schlafen und Wachen, Illusionen, Halluzinationen und Delirien gezählt.[310]

Interessant ist, dass der Fliegenpilz – aber auch der, mit dem Fliegenpilz nahe verwandte und als toxischer bezeichnete, Pantherpilz *(Amanita pantherina)* – in gewissen Gebieten (z. B. in den USA, in Russland, in Frankreich, in Italien, in Sibirien und in Skandinavien) als Speisepilz verwendet wird, ohne dass es dabei zu Vergiftungserscheinungen kommt. Nach Rätsch und Müller-Ebeling ist der Fliegenpilz sogar der weltweit am dritthäufigsten gesammelte Speisepilz.[311] Die toxischen wasserlöslichen Inhaltstoffe werden durch das Kochen aus den Pilzen herausgelöst und befinden sich danach in der Pilz-Brühe, die natürlich verworfen werden muss.[312] In diesem Zusammenhang sind die Verwechslungen des Fliegenpilzes mit dem Kaiserling *(Amanita caesarea)* zu sehen, bei denen die Fliegenpilze ohne großen Schaden verzehrt wurden.[313] Insgesamt muss also festgestellt werden, dass die von der allgemeinen Bevölkerung angenommene und in der älteren Literatur dargestellte Giftigkeit des Fliegenpilzes stark übertrieben ist.[314]

Die medizinische Anwendung des Fliegenpilzes scheint nicht weit verbreitet zu sein. Der Biochemiker und Heilpraktiker Eberhard Waldschmidt berichtet von der Anwendung der im Arzneihandel erhältlichen Fliegenpilzurtinktur bei Antriebslosigkeit, Depressionen, Parkinson und Schwermut, wobei er nie negative Nebenwirkungen beobachten konnte.[315] Nahezu alle seiner „Patienten zeigten nach der Fliegenpilzverordnung gesteigerten Antrieb, Stimmungsaufhellung und verbessertes geistiges und körperliches Wohlbefinden"[316]. Ralph Cosack berichtet von dem therapeutischen Potenzial des Amanita-Heilschlafes, welcher durch ausbleibende Träume, Erinnerungen und Bilder gekennzeichnet ist. Das Erwachen aus diesem erholsamen Amanita-Heilschlaf – bei dem die physischen und psychischen Kräfte gesammelt werden können - wird von ihm als ein fantastisches Erlebnis beschrieben. Dieser Schlafzustand ist laut Cosack ganz das Gegenteil zu dem durch pharmakologische Hypnotika erzeugten künstlichen Schlaf, den er als Patiententäuschung bezeichnet, da ihm oft die ersehnte Erholsamkeit fehlt.[317]

Der schon erwähnte Pantherpilz enthält die gleichen psychoaktiv wirksamen Inhaltsstoffe wie der Fliegenpilz. In der Regel sind die Wirkstoffkonzentrationen im Pantherpilz etwas höher als im Fliegenpilz, was dazu führt, dass er wegen seiner stärkeren und angenehmer erlebten Wirkung von einigen Usern bevorzugt wird.[318] Beide Pilze sind bei uns heimisch und können meist zwischen Mai und November gesammelt werden. Da der Fliegenpilz durch seine rot-weiße Farbe eine große optische Anziehungskraft ausübt, ist er leicht zu finden. Er ist der am einfachsten zu identifizierende Pilz, obwohl auch schon Verwechslungen mit dem Kaiserling und dem Königsfliegenpilz *(Amanita regalis)* beschrieben wurden.[319] Der nur in Symbiose mit Bäumen wachsende Fliegenpilz ist laut Rätsch weltweit verbreitet.[320]

Der Fliegenpilz und der Pantherpilz sind in der Szene als Rauschmittel weitgehend bekannt und werden auch gelegentlich bis häufig genutzt.[321] Dies liegt wahrscheinlich an der relativ einfachen Verfügbarkeit und den legendären Mythen über diese Pilze. Genaue epidemiologische Daten über den Gebrauch der *Amanitas* liegen jedoch nicht vor. Ein Dauerkonsum wird wegen der oft als unangenehm erlebten Wirkung nicht beschrieben. Somit ergibt sich laut Löhrer, Wagner-Servais und Berkefeld nur selten eine Abhängigkeit.[322]

4.1.2.2 Weitere psychoaktive Amanita-Arten

Die von Löhrer und Geschwinde beschriebene Verwendung von teilweise tödlich giftigen Knollenblätterpilzen (z. B. *Amanita phalloides*, *Amanita citrina*, *Amanita porphyria*, *Amanita virosa* und *Amanita verna*) als Rauschmittel konnte ich in keiner weiteren Literatur bestätigt finden.[323] Löhrer gibt an, dass einige Arten wegen ihres Gehaltes an Bufotenin – das im Übrigen nicht nur intravenös wirksam ist, wie Löhrer fälschlicherweise angibt[324], sondern auch geraucht, geschnupft und in Kombination mit einem Monoaminooxidase-Hemmer (MAO-Hemmer), bzw. in hohen Dosen auch ohne MAO-Hemmer, oral wirksam ist[325] – konsumiert und sogar auf der Straße gehandelt werden.[326] Der Gebrauch von Knollenblätterpilzen beruht wahrscheinlich auf der Erkenntnis, dass der Gelbe Knollenblätterpilz *(Amanita citrina)* und der Porphyrbraune Wulstling *(Amanita porphyria)* primär das erwähnte Bufotenin enthalten und in manchen Pilzbüchern sogar als essbar eingestuft werden, da die Wirkstoffe beim Kochen – ähnlich wie bei dem Fliegenpilz – ins Kochwasser ausgelaugt werden. Sie enthalten nicht die tödlich giftigen Amatoxine wie ihre verwandten Arten. Der Grüne *(Amanita phalloides)*, Weiße *(Amanita verna)* und Kegelhütige Knollenblätterpilz *(Amanita virosa)* enthalten diese Amatoxine und sind somit tödlich giftig.[327] Deshalb muss deutlich zwischen den einzelnen Knollenblätterpilzarten unterschieden werden, was aber dem Laien kaum möglich ist. Durch die schwierige Artendifferenzierung kann es schnell zu Verwechslungen mit den tödlich giftigen Knollenblätterpilzen kommen. Außerdem wird in der Darstellung von Löhrer deutlich, dass selbst die tödlich giftigen Arten von den Usern als Rauschmittel geschätzt werden.[328]

Diese wären somit die mit Abstand gefährlichsten Naturdrogen, da Vergiftungen durch Amatoxine – die in den erwähnten Knollenblätterpilzen enthalten sind – therapeutisch kaum beeinflussbar sind und nach einer relativ langen Latenzzeit sehr häufig zum Tode führen.[329] Zwischen 82 und 90% aller tödlich verlaufenden Pilzvergiftungen gehen auf das Konto der Knollenblätterpilze.[330] Hier zeigen sich wieder die fatalen Folgen unserer Drogenpolitik: Die Illegalität und die somit relativ schlechte Verfügbarkeit der im Verhältnis risikoärmeren psilocybinhaltigen Pilze treibt die experimentierfreudige Jugend – die auf der Suche nach ekstatischen Erfahrungen ist – zum Gebrauch der legalen aber teilweise tödlich giftigen Knollenblätterpilze.

4.2 Psychoaktive Nachtschattengewächse *(Solanaceae)*

Zu der Familie der Nachtschattengewächse *(Solanaceae)* gehören viele bekannte Pflanzen, die heute als Nahrungs-, Genuss- und Rauschmittel, aber auch für medizinische Zwecke genutzt werden. In die Familie der *Solanaceae* fallen z. B. die Kartoffel, die Tomate, der Chilipfeffer, die Paprika, der Tabak aber auch die stark berauschenden Gewächse wie der Stechapfel, die Tollkirsche, die Engelstrompete, die Alraune und das Bilsenkraut sowie viele weitere tropische psychoaktive Vertreter dieser Familie.[331]

In diesem Buch beschäftigen wir uns mit den letztgenannten Pflanzen, die wegen ihrer bewusstseinsverändernden Wirkung eingenommen werden. Gerade in den letzten Jahren wurde in den Medien viel über den Missbrauch von Nachtschattengewächsen berichtet.[332] Es sind vor allem die von Hobbygärtnern als Zierpflanze kultivierte Engelstrompete und der teilweise wild vorkommende Stechapfel, welche von den Jugendlichen heute missbräuchlich genutzt werden. Deshalb wird der Fokus dieses Kapitels auf diese beiden nahe verwandten Pflanzen gerichtet sein. Die anderen berauschenden *Solanaceae* werde ich folglich nicht so ausführlich behandeln. Auch den psychoaktiven Tabak *(Nicotiana tabacum)* - als den weltweit am häufigsten konsumierten psychoaktiven Vertreter dieser Pflanzenfamilie – lasse ich in dieser Darstellung außen vor, da es sich um ein legales, gesellschaftlich akzeptiertes „Genussmittel“ handelt und nicht um eine Naturdroge, im Sinne der vorliegenden Arbeit. Eine komplette Übersicht über alle bisher bekannten geistbewegenden Nachtschattengewächse liefert Berger.[333]

4.2.1 Der Stechapfel *(Datura spp.)*

Der Stechapfel ist ein einjähriges, bis ca. 1,5 m hohes Gewächs, dessen Name auf seine stacheligen, apfelähnlichen Samenkapseln zurückzuführen ist. Pflanzen der Gattung *Datura* sind praktisch weltweit verbreitet und werden fast überall medizinisch und rituell genutzt. Berger gibt an, dass die in Mexiko vorkommende *Datura innoxia* schon seit prähistorischen Zeiten verwendet wird. *Datura wrightii* wird von kalifornischen Indianerstämmen schon seit 5000 Jahren als Entheogen, Aphrodisiakum und als Medizin genutzt.[334] Auch in Indien ist die dort vorkommende

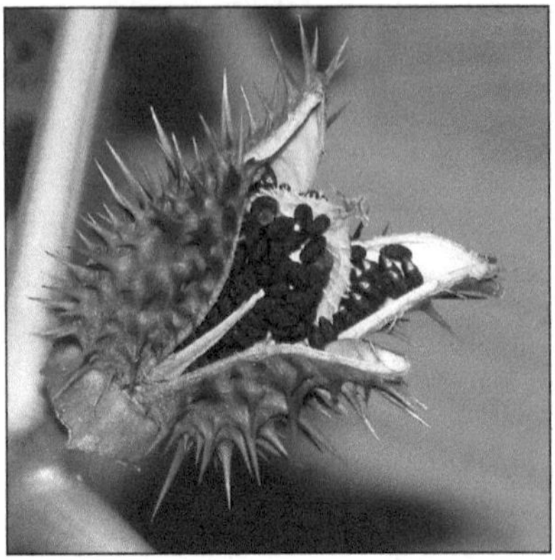

Abb. 17 Offene Samenkapsel von *Datura stramonium*

Datura metel als eines der ältesten indischen Heilkräuter und als Rauschmittel noch heute in Gebrauch.[335] Die heute in Europa heimischen Arten *Datura stramonium* und *Datura innoxia* wurden im 16. Jahrhundert nach Europa eingeschleppt.[336] Die häufig erwähnte Behauptung, dass der Stechapfel der Hauptbestandteil der sagenumwobenen Hexensalben war, ist laut Rätsch falsch, da dieser zu jener Zeit in Europa nicht heimisch war.[337]

Wild wachsende *Datura stramonium* ist in Deutschland gelegentlich – teilweise auch in großen Populationen – auf Schuttplätzen, Ödland und an Wegrändern sowie im Wald zu finden.[338] Einige Datura-Arten sind im Frühjahr in diversen Gartencentern erhältlich.[339] In Südeuropa sind teilweise große brachliegende Felder komplett mit tausenden von Datura-Pflanzen überwachsen. Die pflegeleichten und sich selbst aussäenden Pflanzen können schnell verwildern, da eine Samenkapsel hunderte von kleinen schwarzen Samen enthalten kann.[340] Ich konnte solche verwilderten Daturafelder (Abb. F10) bereits auf der kanarischen Insel Teneriffa und in der südfranzösischen Provence entdecken. Aber auch in Deutschland können große Populationen von verwilderten Stechapfelpflanzen gelegentlich auf Kartoffelfeldern und Ähnlichem gedeihen. Solche lokalen Stechapfel-Epidemien sprechen sich dann schnell unter den Jugendlichen herum und führen zu vermehrtem Missbrauch. In der Regel werden dann auch einige User mit einer Überdosierung in örtliche Krankenhäuser eingeliefert.

4.2.1.1 Die Inhaltsstoffe psychoaktiver Nachtschattengewächse

Die für die Psychoaktivität des Stechapfels hauptsächlich verantwortlichen Inhaltsstoffe finden sich auch in den meisten anderen psychoaktiv genutzten Nachtschattengewächsen, weshalb sie auch umgangssprachlich Nachtschattenalkaloide genannt werden. Lediglich die Konzentration, Zusammensetzung und das Mischungsverhältnis dieser Tropanalkaloide (Atropin, Hyoscyamin und Scopolamin) variieren innerhalb der einzelnen Gattungen und Arten. Dies führt dazu, dass sich bei der Einnahme von psychoaktiven

Nachtschattengewächsen leicht unterschiedliche Wirkungen entfalten.[341] Datura-Arten wirken z. B. wegen ihres hohen Gehaltes an Scopolamin etwas anders als die Tollkirsche, die im Verhältnis etwas mehr Hyoscyamin enthält, welches beim Trocknen in das Atropin übergeht.[342] Der Hauptunterschied zwischen Atropin und Scopolamin ist, dass Scopolamin „offensichtlich das Zentralnervensystem dämpft, während Atropin es erregt"[343]. Im Großen und Ganzen ist die von den Usern subjektiv erlebte Wirkung der tropanalkaloidhaltigen Nachtschattengewächse jedoch recht einheitlich. Es gibt aber auch Nachtschattengewächse, welche der so genannten Steroid-Gruppe zugehörig sind und teilweise ebenfalls für psychoaktive Zwecke genutzt werden. Diese spielen in der Drogenszene bisher nur eine untergeordnete Rolle.[344]

4.2.1.2 Die Wirkungen und Gefahren psychoaktiver Nachtschattengewächse am Beispiel von *Datura*

In sehr geringen Dosen (z. B. ab 0,1 g Pflanzenmaterial) haben die Datura-Arten aphrodisische Qualitäten.[345] Das eigentliche Problem stellt aber erst die Einnahme größerer, halluzinatorisch wirkender Dosen von tropanalkaloidhaltigen Nachtschattengewächsen dar, da sich laut Walther Lichtensteiger „der toxische und der halluzinatorische Bereich ziemlich überlappen"[346]. Dies bedeutet für den User, dass, wenn die gewünschten Halluzinationen beginnen, schon reelle Vergiftungserscheinungen auftreten. Die von den Usern gewünschte und die unerwünschte Wirkung liegen also sehr nahe beieinander, was ein großes Gefahrenpotenzial darstellt. Die starken und in der Regel als echt erlebten Halluzinationen können sogar über Tage andauern. Außerdem sind tagelange Nebenwirkungen – infolge von Überdosierungen – wie Sehschwäche, Schwindel, Benommenheit, Verwirrtheit mehr die Regel als die Ausnahme.[347] Die nicht von der Realität zu unterscheidenden Halluzinationen sind ein typisches Phänomen von tropanalkaloidhaltigen Nachtschattengewächsen. In Erfahrungsberichten ist meist zu lesen, dass sich die Berauschten mit imaginären Personen unterhalten und imaginäre Handlungen vollziehen.[348] „Ein Schneider saß nach der Einnahme von Stechapfelsamen – im Schneidersitz – auf seinem Bett und nähte ohne Nadel und Faden und dies während 15 Stunden"[349], ist eine typische Beschreibung, der von Nachtschattengewächsen hervorgerufenen Halluzinationen.

Diese als real erlebten Halluzinationen, welche meist in Verbindung mit einem kompletten Kontrollverlust auftreten, stellen eine enorme Gefahrenquelle für die

User dar. Da in den meisten Fällen eine völlige Orientierungslosigkeit einsetzt, kann es zu selbstgefährdenden Handlungen kommen, wenn keine Person vorhanden ist, die auf den Berauschten aufpasst. So berichten M. Dinkel und M. Bedner, dass die bisher bekannten Todesfälle durch Intoxikation mit *Datura suaveolens* (= *Brugmansia suaveolens*) nicht durch die unmittelbare Giftwirkung hervorgerufen wurden, sondern „vielmehr Folge der Hyperthermie und des psychotischen Kontrollverlustes"[350] waren. Die User bereuen größtenteils ihre Unverantwortlichkeit und geben an, dass eine Nachtschatten-Erfahrung im Leben ausreicht. Infolge der oft auftretenden Amnesie können sich die User nur noch bruchstückhaft an das Erlebte erinnern.[351] Außerdem wird die Einnahme von tropanalkaloidhaltigen Nachtschattengewächsen von unangenehmen vegetativen Nebenwirkungen – wie beispielsweise starke Mundtrockenheit, Schluckbeschwerden und Bewegungsstörungen – begleitet, was die User ebenfalls von einem regelmäßigen Gebrauch abhält.[352] Bei Überdosierungen – die relativ leicht auftreten können – kann es zu Delirien bis hin zum Tod durch Atemlähmung kommen.[353] Allerdings sind tödlich verlaufende Überdosierungen in der toxikologischen Literatur selten zu finden und teilweise schlecht dokumentiert.[354] Da bereits die Einnahme einer sehr geringen Menge von tropanalkaloidhaltigen Nachtschattengewächsen zu enormen physischen und psychischen Veränderungen führt, kommt es in den meisten Fällen zu den ungewünschten Nebenwirkungen. Dies steht auch mit der relativ einfachen und legalen Verfügbarkeit der Substanzen in Verbindung. Die Jugendlichen können sich oft nicht vorstellen, dass schon eine sehr geringe Menge Pflanzenmaterial einer legal erhältlichen Pflanze eine so durchschlagende Wirkung haben kann. Da die Wirkung bei oraler Aufnahme des Pflanzenmaterials deutlich verzögert eintritt, wird in der Regel noch nachdosiert – im falschen Glauben, dass die Substanz nicht potent genug ist – obwohl schon lange die erforderliche Dosis aufgenommen wurde. Dies führt dann letztendlich zu einer erheblichen Überdosierung.

Außerdem wird von einer Akkumulation der wirksamen Substanzen im menschlichen Körper berichtet. Dies kann dazu führen, dass es selbst bei geringen Dosierungen an aufeinander folgenden Tagen auf einmal zu einer heftigen Reaktion – wie bei einer einmaligen großen Dosis – kommen kann.[355] Bei regelmäßiger Einnahme großer Dosen ist die Gefahr einer dauernden Geistesgestörtheit ebenfalls nicht auszuschließen.[356] Weiterhin muss natürlich vor den Gefahren einer akuten Panikreaktion, der möglichen Auslösung von Psychosen sowie des Flashbacks gewarnt werden. Nach Schuldes löst der Konsum von tropanalkaloidhaltigen Nachtschattengewächsen weit häufiger – als dies bei anderen Psychedelika der Fall ist – Psychosen aus, die eine psychiatrische Behandlung erfordern.[357]

Unverständlich ist für mich die Äußerung von Jürgen vom Scheidt, der angibt, dass die Vergiftungen bedrohlicher wirken als sie sind: „Nachtschatten-Alkaloide haben eine große therapeutische Breite, es sind schon Vergiftungen mit dem Hundertfachen einer toxischen Dosis überlebt worden.“[358] Er beruft sich wahrscheinlich auf Aussagen, dass bereits Atropinvergiftungen mit dem 200fachen der wirksamen Dosis überlebt wurden.[359] Im Gegensatz zu Scheidt warnen alle anderen von mir benutzten Quellen einhellig vor den unkalkulierbaren und lebensbedrohlichen Nebenwirkungen der tropanalkaloidhaltigen Nachschattengewächse[360], auch wenn in der Literatur überwiegend gutartige Verläufe nach Daturaintoxikationen beschrieben sind.[361] Selbst die sonst relativ propagandistisch den kontrollierten Rauschmittelkonsum befürwortenden Autoren warnen vor den Gefahren einer Überdosierung durch diese Nachtschattengewächse.[362] Auch Schamanen und indianische Medizinmänner warnen vor dem Gebrauch dieser Nachtschattengewächse durch Unkundige, da diese Geistesschwäche verursachen können.[363] „Die Datura als Verbündete zu suchen, sollte nur von vollendeten Meistern des Hyperspace versucht werden – eine Arbeit, die man allerhöchstens nach abgeschlossenem Studium unternimmt“[364], ist das Fazit von Jim DeKorne und trifft genau meine Meinung über den Gebrauch von tropanalkaloidhaltigen Nachtschattengewächsen. Wer jedoch an diesen wunderschönen Pflanzen interessiert ist, sollte sich auf ihre Zucht beschränken und sich am Anblick und an dem betörenden Duft ihrer Blüten erfreuen.

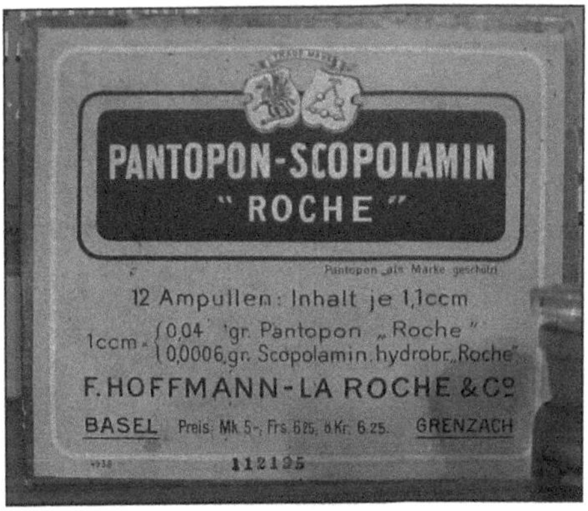

Abb. 18 Das Tropanalkaloid Scopolamin wurde lange Zeit in der westlichen Medizin als Medikament eingesetzt (Pharmazie Historisches Museum Basel)

Die medizinische Verwendung von Tropanalkaloiden hat eine lange Tradition, die bis in die heutige Zeit reicht. Ich möchte hier allerdings nur ansatzweise von dem großen therapeutischen Potential der Tropanalkaloide berichten. Besonders Stechapfelblätter aber auch andere Nachtschattengewächse wurden beispielsweise noch bis in die 80er Jahre des letzten Jahrhunderts zur Behandlung von Asthma in Form von Asthmazigaretten eingesetzt.[365] Atropin ist als Antidot gegen bestimmte Nervengifte unabdingbarer Bestandteil der chemischen Schutzausrüstung des Militärs.[366] Es wird noch heute u. a. als Antidot bei Vergiftungen durch muscarinhaltige Pilze eingesetzt.[367] Außerdem findet es zur Narkoseeinleitung in der Kinderanästhesie Verwendung.[368] Weiterhin sind Tropanalkaloide noch heute ein Mittel zur Parkinsonbehandlung.[369] Scopolamin wurde lange Zeit als Beruhigungsmittel der Wahl in der psychiatrischen Praxis eingesetzt und erst durch moderne Neuroleptika und Tranquillanzien verdrängt.[370] In Pflastern zur Vorbeugung gegen die Reisekrankheit hat sich das Scopolamin bis heute bewährt.[371] Hier sind schöne Parallelen zu den berühmt-berüchtigten Hexensalben zu sehen, die ebenfalls den Wirkstoff Scopolamin – aber auch andere Alkaloide – enthielten und diese in gleicher Weise transdermal an die Reisenden abgaben, wie dies noch heute bei den modernen Pflastern geschieht.

4.2.1.3 Der „moderne" Gebrauch von *Datura spp.*

Der „moderne" Gebrauch von Datura-Arten durch jugendliche Konsumenten wurde seit den 70er Jahren vornehmlich in den USA beobachtet.[372] DeKorne führt das neuzeitliche Interesse auf die Schriften von Carlos Castaneda zurück, der die *Datura* – aber auch den Peyote-Kaktus und die psilocybinhaltigen Pilze – durch sein angeblich wissenschaftlich fundiertes Werk „Die Lehren des Don Juan"[373] populär machte.[374] Wie sich im Nachhinein herausstellte, handelte es sich bei dem angeblich empirischen Erfahrungsbericht, den Castaneda als Dissertation an der Universität von Kalifornien einreichte, um reine Fiktion. Trotzdem wurde das Werk in mehrere Sprachen übersetzt und in Millionenauflagen gedruckt.[375]

Heute sind Datura-Arten ein beliebtes Rauschmittel bei Langeweile oder werden als Cannabissubstitut gebraucht.[376] Experimentierfreudige Jugendliche probieren aus Neugierde diese Pflanzen, deren halluzinatorische Eigenschaft sich als Insider-Tipp verbreitet.[377] Weiterhin gehören Erfahrungen mit Nachtschattengewächsen zum guten Ton in der Szene. Es kommt immer wieder zu einem regional vermehrten Gebrauch von Stechapfelpflanzen, wenn diese z. B. in großen verwilderten Populationen zu finden sind und sich das massenhafte Vorkommen bei den Jugendlichen herumspricht. In der Regel richtet sich der Fokus der Jugendlichen aber nicht auf die Datura-Arten – da diese nicht überall anzutreffen sind – sondern auf die häufig in Vorgärten als Kübelpflanzen kultivierten und mit den Datura-Arten nah verwandten Engelstrompeten *(Brugmansia spp.)*, auf die ich im nächsten Kapitel eingehen werde.[378] In den bisher vorhandenen Erhebungen wurde nicht zwischen dem Gebrauch von Datura- und Brugmansia-Arten unterschieden, sodass keine genauen epidemiologischen Daten vorliegen. Dies liegt wahrscheinlich daran, dass die Brugmansien erst seit einigen Jahren botanisch als eigene Gattung beschrieben werden und die umgangssprachliche Bezeichnung Baumdatura für die Engelstrompete bis heute erhalten blieb.[379] Solche botanischen Fehlbezeichnungen halten sich sehr lange in der Literatur, und beide Gattungen werden noch immer gerne verwechselt oder gleichgestellt. Die Gattungen können sehr einfach anhand der Blüten unterschieden werden: Die Blüten der Brugmanisa-Arten hängen herab, während die Blüten der Datura-Arten nach oben stehen.[380] Dass der Gebrauch größtenteils auf die Brugmansia-Arten beschränkt ist, zeigen die wenigen, aber aussagekräftigen Erhebungen. So gibt beispielsweise der Rauschgiftjahresbericht des Landeskriminalamtes in Baden-Württemberg für das Jahr 2001 14 Vergiftungen und für 2003 28 Vergiftungen mit der Engelstrompete an, während Vergiftungen mit dem Stechapfel überhaupt nicht erwähnt werden. Diese Zahlen stammen ursprünglich von der Universitätsklinik in Freiburg, die seit 2001 eine Erhebung über Vergiftungen nach dem Konsum von biogenen Substanzen durchführt.[381]

Als Beschaffungsquelle gibt Löhrer neben der eigenen Ernte kommerziell vertriebene Datura-Tees und Vogelfutter – welchem Stechapfelsamen beigemischt wird – an.[382] Seit ein paar Monaten schaue ich mir regelmäßig kommerziell vertriebenes Vogelfutter von unterschiedlichen Anbietern an, konnte aber bis heute noch keines mit Stechapfelsamen entdecken. Die kommerziell vertriebenen Datura-Tees halte ich auch für eine Randerscheinung, da der Handel mit getrockneten tropanalkaloidhaltigen Nachtschattengewächsen durch das AMG geregelt ist und diese apothekenpflichtig oder sogar rezeptpflichtig sind.[383] Die lebenden Pflanzen und die hoch potenten Samen sind dagegen frei verkäuflich.[384] Auch der Besitz von apothekenpflichtigen Nachtschattengewächsen ist erlaubt und somit keinen rechtlichen Sanktionen unterworfen.[385] Eine Zeit lang wurden getrocknete Nachtschattengewächse durch Head-Shops und Internetversandfirmen vertrieben. Diese Praxis wurde aber meines Wissens größtenteils eingestellt, da die große Mehrheit der Händler den Verkauf – unter Androhung von hohen Strafen – eingestellt hat. Es kann natürlich nicht ausgeschlossen werden, dass heute immer noch – im undurchsichtigen Dickicht des Internets – getrocknete tropanalkaloidhaltige Nachtschattengewächse angeboten werden. Im Prinzip kann der potenzielle User Stechapfelblätter und andere Nachtschattengewächse bei seinem Apotheker des Vertrauens käuflich erwerben. Nach Löhrer gehören die Datura-Arten zu den „hochfrequent missbrauchten Arten“[386], wobei die meisten Autoren eher von einem experimentellen als regelmäßigen Konsum ausgehen. Dies liegt vor allem an den bereits ausführlich dargestellten extrem unangenehmen Nebenwirkungen, die eine psychische Abhängigkeit des hedonistisch verwöhnten Konsumentenkreises sehr unwahrscheinlich machen.[387] Die Entwicklung einer physischen Abhängigkeit von tropanalkaloidhaltigen Nachtschattengewächsen kann ebenfalls ausgeschlossen werden.[388]

4.2.2 Die Engelstrompete *(Brugmansia spp.)*

Die Engelstrompete (Abb. F7, F8 u. F9) – aus der Familie der Nachtschattengewächse – ist ein baumartiges, mehrjähriges und bis zu mehreren Metern großes Gewächs, welches botanisch mit dem Stechapfel nahe verwandt ist. Ursprünglich stammen alle Engelstrompeten aus Südamerika und wurden nach Rätsch wahrscheinlich schon seit prähistorischer Zeit rituell und psychoaktiv genutzt. Noch heute benutzen hauptsächlich südamerikanische Schamanen die Brugmansia-Arten für medizinische und psychoaktive Zwecke.[389] Die Arten haben sich heute durch Kultivierung in viele Teile der Welt verbreitet. Infolge der Verwilderung zählen diese z. B. mittlerweile zur Flora von Nepal.[390] Ich konnte in der südindischen Palani-Bergregion ebenfalls riesige Populationen von verwilderten Engelstrompeten entdecken. Wegen der besonderen Schönheit und Größe ihrer Blüten gibt es kaum ein tropisches oder subtropisches Land, in dem die Engelstrompeten nicht als Zierpflanzen angebaut werden. Durch die vielen Kreuzungen und Züchtungen ist ein taxonomisches Durcheinander entstanden, wodurch die exakte Unterscheidung der einzelnen Arten beinahe unmöglich ist.[391] Aber auch bei uns wurden die Engelstrompeten in jüngerer Zeit sehr populär.[392] Die als Kübelpflanze in Vorgärten kultivierte und ab Juli mit unzähligen berauschend duftenden Blüten übersäte Pflanze ist der Stolz vieler Hobbygärtner. Sie ist fast nicht mehr aus dem Dorf- bzw. Stadtbild wegzudenken. Alleine im nahen Umkreis des von mir bewohnten Hauses befinden sich während des Sommers unzählige Engelstrompeten mit farbenprächtigen Blüten, welche vor den Haustüren der Eigentümer platziert sind. Nach meinen Schätzungen würde die Alkaloidmenge dieser Pflanzen ausreichen, um halb Kassel auf einen Engelstrompeten-Trip zu bringen.

Die Pflanzen enthalten hohe Tropanalkaloidkonzentrationen und in den meisten Brugmansia-Arten ist das Scopolamin das Hauptalkaloid.[393] Die Mischung und Konzentration der Alkaloide variiert aber unter den einzelnen Arten und sogar in den einzelnen Pflanzen erheblich. So enthält beispielsweise die Blüte der *Brugmansia sanguinea* Atropin als Hauptalkaloid und nur Spuren von Scopolamin, während in den Samen der gleichen Pflanze dagegen Scopolamin das Hauptalkaloid darstellt.[394] Das Wirkungsprofil der meisten Engelstrompeten ist aber recht ähnlich und unterscheidet sich kaum von dem der Datura-Arten. Der sehr hohe Alkaloidgehalt (bis zu 0,83%)[395] wird von den Usern aus Unkenntnis oftmals unterschätzt.[396] Vor einem oralem Konsum der Engelstrompete muss dringend gewarnt werden. Die Gefahren bei einer Engelstrompetenintoxikation sind denen einer Daturaintoxikation – inklusive einer möglichen Todesfolge – identisch. Dies liegt vor allem an den nahezu identischen Inhaltsstoffen. Deshalb sei an dieser Stelle noch einmal ausdrücklich vor einer Einnahme gewarnt: „Engelstrompeten sind die stärksten Halluzinogene, die das Pflanzenreich zu bieten hat"[397] und „Überdosierungen können tagelange Delirien mit wochenlangen Nachwirkungen zur Folge haben"[398]. Die Engelstrompeten sind – anscheinend aus Unwissenheit über die enormen Gefahren bei einer Überdosierung – die am meisten gebrauchte tropanalkaloidhaltige Naturdroge, was wahrscheinlich an der ubiquitären Verbreitung, der überaus einfachen und legalen Verfügbarkeit sowie der enormen Bekanntheit dieser hoch potenten Pflanzen liegt. Die Bekanntheit als potentielles und potentes Rauschmittel ist sogar schon so groß, dass Dinkel und Bedner Notärzten empfehlen, in den Sommermonaten einen ausreichenden Vorrat an Physostigmin – das Antidot der Wahl bei Tropanalkaloidvergiftung[399] – mitzuführen.[400] Für nähere Informationen bezüglich der Inhaltsstoffe, epidemiologischer Daten und Gefahren verweise ich auf das vorige Kapitel über die nah verwandten Datura-Arten.

4.2.3 Die Tollkirsche *(Atropa belladonna)*

Die bis zu ca. 1,5 Meter hohe, mehrjährige Staude ist in Süd- und Mitteleuropa sowie in Kleinasien heimisch. Sie kommt bei uns auch wild in Wäldern – bevorzugt auf Lichtungen, allerdings nicht allzu häufig – vor.[401] Weiterhin wurde und wird sie zur Atropingewinnung großflächig kommerziell angebaut.[402] Auf dem „Hohen Gras" in Kassel sind noch verwilderte Bestände einer solchen Tollkirschplantage zu finden, die wahrscheinlich auf die Zeiten der beiden Weltkriege zurückzuführen ist. Zu jener Zeit wurde Atropin vermehrt benötigt, da es als Antidot gegen bestimmte Nervengifte Bestandteil der militärischen Ausrüstung war.[403] Tollkirschensaft wurde im 17. Jahrhundert wegen des enthaltenen Atropins – welches eine Pupillenerweiterung verursacht – als beliebtes Kosmetikum verwendet. Der lateinische Pflanzenname *Atropa belladonna* („Bella Donna" – schöne Frau) nimmt Bezug auf diese ursprüngliche Verwendung. Noch heute benutzen Augenärzte das nach der Tollkirsche (Atropa) benannte Atropin, wegen der pupillenerweiternden

Wirkung. Die Tollkirsche und das aus ihr gewonnene Atropin haben – neben den bereits genannten Anwendungen – bis heute eine breite medizinische Verwendung, welche ich aber nur in Stichworten anreißen möchte: z. B. die Verwendung als Spasmolytikum im Magen-Darmbereich, der Gallenblase und der Harnwege sowie zur Bekämpfung der Parkinsonschen Krankheit.[404]

Die Pflanze spielte im Mittelalter eine große Rolle als so genannte Hexenpflanze und war Bestandteil der sagenumwobenen Hexensalben. Diese Hexensalben, welche aus einer Mischung von verschiedenen, meist giftigen und psychoaktiv wirkenden einheimischen Pflanzen bestand, wurden von den Hexen benutzt, um bei ihren Hexensabbaten auf imaginäre Reisen zu gehen. Allerdings basieren die in der Literatur erwähnten Rezepte größtenteils auf den Prozessakten der Inquisition. Die dort enthaltenen Aussagen der Hexen über die Ingredienzien der Salben wurden in der Regel unter Folter getätigt und sind somit nicht aussagekräftig. Es muss deshalb eindringlich vor Selbstversuchen mit diesen Hexensalben gewarnt werden, besonders wenn der blaue Eisenhut *(Aconitum napellus)* – Europas giftigste Pflanze – als Ingredienz genannt wird.[405]

Auch die Tollkirsche enthält – wie die Datura- und Brugmansia-Arten – hohe Konzentrationen an psychoaktiv wirkenden Tropanalkaloiden. Allerdings überwiegt in der lebenden Pflanze das Hyoscyamin, welches beim Trocknen in das Atropin übergeht.[406] Nach Schuldes und Weber ist die Tollkirsche wegen der dominierenden Atropin-Wirkung – im Vergleich zu den anderen hier vorgestellten Nachtschattengewächsen – am giftigsten.[407] Bei Kindern sind schon drei bis fünf der süßen und verlockend aussehenden Beeren tödlich. Bei Erwachsenen liegt die letale Dosis bei etwa zehn bis zwölf Beeren, wobei diese Werte enormen individuellen Schwankungen unterliegen.[408] Hier sei noch einmal auf die meines Erachtens bedenkliche Äußerung von vom Scheidt hingewiesen, der angibt, dass die therapeutische Breite von Atropin „außerordentlich groß"[409] ist und dass Vergiftungen mit dem 200fachen der wirksamen Dosis schon vielfach überlebt wurden.[410] Selbst Rätsch gibt zu bedenken, dass die Einnahme von Tollkirsche „leicht zu tödlich endenden Vergiftungen führt"[411]. Deshalb muss an dieser Stelle vor einem Gebrauch dringend abgeraten werden. Besonders vor dem Konsum der Wurzel wird wegen des darin enthaltenen, hochtoxischen Apoatropins vehement gewarnt.[412] Das klinische Bild einer Tollkirschintoxikation ist dem der in den vorigen beiden Kapiteln beschriebenen Intoxikation mit den Datura- und Brugmansia-Arten recht ähnlich. Die erlebten Halluzinationen werden aber meist besonders bedrohlich, dämonisch und angstvoll beschrieben, sodass den Benutzern meist ein Tollkirschexperiment im Leben ausreicht. Die Äußerung von Rätsch und Müller-

Ebeling, dass Tollkirschen „geil und verrückt“[413] machen, trifft die Qualität eines Tollkirschrausches am besten. Die Gefahren und Nebenwirkungen sind ebenfalls mit denen der Datura- und Brugmansia-Arten identisch.[414] In diesem Zusammenhang ist die bereits angesprochene Kumulation der Wirkstoffe erwähnenswert, die dazu führen kann, dass sich die User durch zwei mittlere Dosen, die an aufeinander folgenden Tagen eingenommen werden, schwer vergiften können.[415]

Somit birgt die Tollkirsche zwar ein Missbrauchspotential, das sich aber in der Regel – wegen der größtenteils unangenehmen Wirkung – auf eine einmalige Einnahme beschränkt. Nach Löhrer und Berkefeld ist die Tollkirsche „die im europäischen Sprachgebiet bekannteste missbrauchsfähige Art aus der Familie der Solanaceae“[416]. Die Bekanntheit eines Rauschmittels und der tatsächliche Konsum sind aber zwei unterschiedliche Angelegenheiten. Gegen den frequenten Gebrauch der Tollkirsche sprechen meines Erachtens die allgemein und selbst in der Szene bekannte außerordentliche Giftigkeit sowie die aufgrund des sehr verstreuten Vorkommens geringe Verfügbarkeit der Pflanze, ganz im Gegensatz zu den mittlerweile fast ubiquitär vorkommenden Engelstrompeten. Diesen Sachverhalt belegen auch die vorhandenen Erhebungen.[417]

4.2.4 Das Bilsenkraut *(Hyoscyamus spp.)*

Wie bei der Tollkirsche handelt es sich bei dem Bilsenkraut *(Hyoscyamus spp.)* – ein bis zu 80 cm hohes, ein- oder zweijähriges Kraut – um eine Hexenpflanze, welche, wie die Tollkirsche, zur Herstellung von Flug- bzw. Hexensalben gebraucht wurde. Das streng geschützte und bei uns heimische schwarze Bilsenkraut *(Hyoscyamus niger)* kommt in natürlicher Umgebung recht selten vor, weshalb es als Rauschmittel nur wenig in Gebrauch ist. Generell hat das schwarze Bilsenkraut aber ein weites Verbreitungsgebiet: es wächst wild in Europa und Asien, besonders aber in Südeuropa und Nordafrika.[418] Ich konnte zum ersten Mal in Arles (Frankreich) eine wild wachsende Bilsenkraut-Pflanze entdecken, welche zwischen den Steinen einer aus römischen Zeiten stammenden Ruine wuchs. Nach Rätsch ist das Bilsenkraut „das eigentliche Pharmakon der Hexen“[419] und wurde als Aphrodisiakum von diesen geschätzt. Es war bereits eine heilige Pflanze der Germanen und Wikinger und wurde von diesen rituell, magisch und medizinisch genutzt. Auch in der Antike gehörte das Bilsenkraut wegen seiner schmerz- und krampfstillenden Eigenschaft zu den wichtigsten Heilpflanzen.[420]

Berühmt wurde das Bilsenkraut aber als psychoaktiv wirkender Bierzusatz bzw. Bierwürze. Mit „dem «Deutschen Reinheitsgebot» von 1516, dem ersten Deutschen Drogengesetz“[421] wurde die gängige Praxis der Beimischung von Bilsenkraut zum Bier gesetzlich unterbunden.[422] Bereits im Jahre 1507 wurde eine Polizeiverordnung in Eichstätt (Mittelfranken) erlassen, welche die Beimischung von Bilsenkrautsamen ins Bier unter Strafe stellte.[423] Noch heute erinnern Ortsnamen wie Pilsen (= Bilsen), Bilsensee oder Bilsdorf an diese alte Tradition der Verstärkung des Bieres mit Hilfe des psychoaktiv wirkenden Bilsenkrauts. Dazu wurden spezielle Bilsengärten in der Nähe der Brauereien angelegt, um die große Nachfrage nach Bilsenkraut befriedigen zu können.[424] Dieses wahre Pilsner hatte natürlich eine wesentlich stärker berauschende Wirkung, als die heutigen – lediglich aus Hopfen und Malz gebrauten – Biere. Es wird angenommen, dass die profane Verwendung der kostenlosen und überall verfügbaren Nachtschattengewächse in den ärmeren Bevölkerungsschichten der frühen Neuzeit weit verbreitet war.[425] In der psychedelischen Szene werden heute wieder Rezepte für Bilsenkrautbier veröffentlicht und erprobt, was aber als Randerscheinung gesehen werden kann.[426] Nach Rätsch ist Bilsenkrautbier „das einzige Getränk, von dem man immer durstiger wird, je mehr man davon trinkt“[427]. Dies liegt an der Mundtrockenheit, welche durch die enthaltenen Tropanalkaloide verursacht wird.

Die Hauptalkaloide Hyoscyamin (bzw. das beim Trocknen entstehende Atropin) und Scopolamin kommen im Bilsenkraut nach Rätsch im Verhältnis 2:1 bis etwa 1:1 vor.[428] Geschwinde, Schuldes und Wirth geben als Hauptalkaloid das Scopolamin an.[429] Da große Schwankungen der Alkaloidkonzentration bei Nachtschattengewächsen eher die Regel als die Ausnahme sind, müssen diese Differenzen nicht beunruhigen.[430] Wie auch immer, die Wirkungen, Nebenwirkungen und Gefahren sind denen der bereits beschriebenen tropanalkaloidhaltigen Nachtschattengewächse recht ähnlich und müssen an dieser Stelle nicht wiederholt werden. Ich verweise hiermit auf die vorigen Kapitel.

Auch wenn Löhrer und Berkefeld angeben, dass Bilsenkraut in der Szene eingeführt ist und „von fast allen Smart Shops angeboten“[431] wird, halte ich das Gebrauchspotenzial für relativ gering. Dies liegt zum einen am seltenen Vorkommen und der somit schlechten Verfügbarkeit. Zum anderen verhindern die relativ ausgeprägten unangenehmen Nebenwirkungen, welche analog zu den anderen Nachtschattengewächsen auftreten, einen Dauergebrauch durch die User. Da das getrocknete Bilsenkraut apotheken- und verschreibungspflichtig ist[432], halte ich den von Löhrer und Berkefeld erwähnten Verkauf in Smart-Shops für ein temporäres Phänomen, da die Betreiber mit erheblichen Strafen (sogar Freiheitsstrafen) zu rechnen haben. Die lebende Pflanze und die alkaloidhaltigen Samen sind dagegen – wie bei allen anderen tropanalkaloidhaltigen Nachtschattengewächsen – frei handelbar.

4.2.5 Die Alraune *(Mandragora spp.)*

Die geheimnisvolle, sagenumwobene Alraune *(Mandragora spp.)* – eine stängellose, mehrjährige Pflanze mit einer fleischigen anthropomorphen Wurzel – ist bei uns nicht heimisch und selten als Rauschmittel in Gebrauch. Die Pflanze ist selbst in ihrem Habitat – rund um das Mittelmeer – sehr selten zu finden, so dass sie experimentierfreudigen Jugendlichen nicht oft zur Verfügung steht.[433] Sie darf aber in dieser Arbeit nicht fehlen, da sie als die berühmteste Zauberpflanze der Geschichte oder als Königin aller Zauberkräuter bezeichnet wird.[434] Die wahrscheinlich ersten schriftlichen Erwähnungen der Alraune finden sich im Alten Testament und in den Keilschriften der Assyrer. In der Antike hatte die Alraune eine große Bedeutung als Rausch- und Heilmittel sowie als Ritualpflanze. Ebenso wurde ihre Eigenschaft als Aphrodisiakum in der Antike geschätzt.[435]

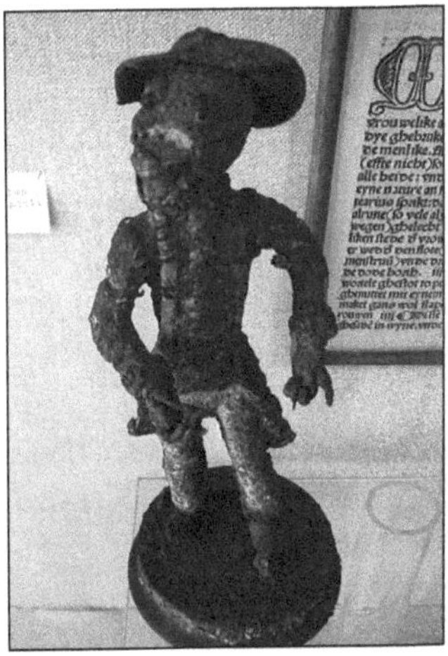

Abb. 19 Eine Alraune in Menschengestalt (Pharmazie Historisches Museum Basel)

Wieder in das Licht der Öffentlichkeit gelangte die Alraune durch den 2002 angelaufenen Film „Harry Potter und die Kammer des Schreckens“, in dem die angehenden Zauberer und Hexen das Umtopfen der jungen, schreienden Alraune erlernen mussten.[436] Diese Filmszene ist auf die Tatsache zurückzuführen, dass die Alraune ebenfalls zu den traditionellen Hexenkräutern gezählt wird. Auch die psychoaktiv wirkenden Hauptalkaloide der Alraune sind mit denen der vorher beschriebenen tropanalkaloidhaltigen Nachtschattengewächsen identisch. Gleiches ist über die Wirkungen, Nebenwirkungen und Gefahren der Alrauneneinnahme zu berichten, obwohl Müller-Ebeling und Rätsch erwähnen, dass die „so genannte Giftigkeit der Alraune wesentlich übertrieben wird“[437]. Die nach Tomate schmeckenden Früchte sind nach Rätsch und Weber nicht toxisch, da sie nur Spuren der Alkaloide enthalten. Sie rufen keine direkte psychoaktive

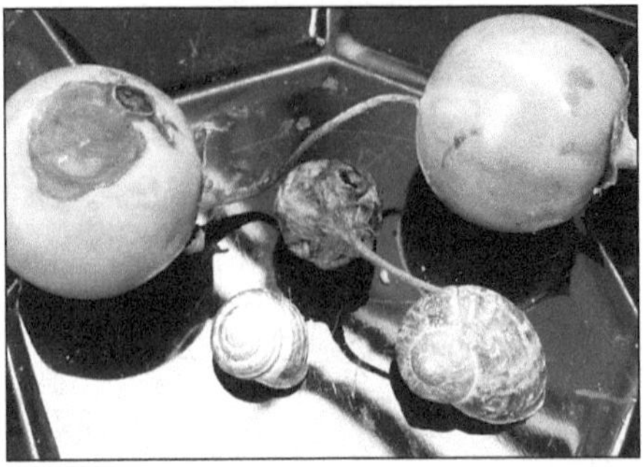

Abb. 20 Die nach Tomate schmeckenden Früchte der Alraune *(Mandragora spp.)*

Wirkung hervor, wohl aber Träume mit vermehrt erotischen Inhalten.[438] Diese aphrodisische Wirkung bestätigt die biblische Bezeichnung der Alraunenfrüchte als Liebesäpfel.[439] Von einer Anwendung der Alraune muss aber – genau wie vor allen anderen vorgestellten tropanalkaloidhaltigen Nachtschattengewächsen – wegen der Unberechenbarkeit der toxisch wirkenden Inhaltstoffe ausdrücklich abgeraten werden.

Selbst wenn heute in Gartenmärkten Alraunenpflanzen angeboten werden, halte ich die missbräuchliche Verwendung in der Szene für eher unwahrscheinlich, zumal die Kultivierung einer Alraune als Topfpflanze sehr heikel ist. Auch Weber führt die untergeordnete Rolle, welche die Alraune in der Szene spielt, auf die schwierige Beschaffbarkeit und auf fehlende Informationen zurück.[440] Erfahrungsberichte mit Alraune werden sehr selten publiziert, was ebenfalls gegen eine regelmäßige Verwendung in der Szene spricht. Müller-Ebeling und Rätsch folgern deshalb: „Es scheint so, als ob die magische Aura, die sich seit dem Altertum um die Wurzel gehüllt hat, auch heute noch die sonst so experimentierfreudigen Psychedeliker abschreckt."[441] Zur Ergänzung sei noch erwähnt, dass in Spanien ein mit Alraunewurzeln eingelegter Schnaps in Spirituosenfachgeschäften frei erhältlich ist, obwohl in Deutschland die getrockneten Wurzelstücke apotheken- und rezeptpflichtig sind.[442]

4.2.6 Die weniger bekannten psychoaktiven Nachtschattengewächse *(Solanaceae)*

Wie ich bereits angedeutet habe, kommen in vielen weiteren Gattungen der Familie der *Solanaceae* psychoaktiv wirkende Arten vor. Bei den wirksamen Inhaltsstoffen handelt es sich nicht nur um die nachtschattentypischen Tropanalkaloide, sondern um ein weites Spektrum von wirksamen Verbindungen.[443] Hierunter fällt bei genauer Betrachtung auch unser Tabak *(Nicotiana spp.)*, welcher aber in diesem Buch nicht behandelt wird. In der Gattung *Solanum* finden sich einige einheimische und tropische Arten, welche hauptsächlich Steroid-Alkaloide enthalten und somit zur Steroid-Gruppe gezählt werden. Als einheimische Vertreter dieser Gruppe sind der schwach giftige Schwarze Nachtschatten *(Solanum nigrum)* und der ebenfalls schwach giftige Bittersüße Nachtschatten *(Solanum dulcamara)* zu nennen, die aber bisher nicht frequent als Rauschmittel konsumiert werden, aber im Prinzip relativ leicht zugänglich und damit gebrauchsfähig sind. Beide Arten spielten als Bestandteil der bereits mehrmals erwähnen Flug- und Hexensalben eine Rolle. Es sollte aber trotz der im Verhältnis zu den anderen tropanalkaloidhaltigen Nachtschattengewächsen geringeren toxischen Wirkung vor einer Einnahme gewarnt werden, da selbst bei diesen Arten die Gefahr einer tödlichen Atemlähmung bei einer Überdosierung besteht.[444]

Als tropischer Vertreter der Steroid-Gruppe kann die in Vorder- und Südasien verbreitete Schlafbeere *(Withania somnifera)* genannt werden, welche als Topfpflanze erhältlich ist und hauptsächlich sedativ und einschläfernd wirkt. Ein konkretes Missbrauchspotenzial besteht allerdings auch hier nicht.[445] Interessant ist, dass selbst die trockenen und wirkstoffreichen Hüllblätter der – in gut sortierten Lebensmittelgeschäften als wohlschmeckendes Beerenobst erhältlichen – Andenbeere *(Physalis peruviana)* ein psychoaktives Potenzial besitzen und gelegentlich von Jugendlichen konsumiert werden. Die reife Frucht ist größtenteils tropanalkaloidfrei und somit genießbar, obwohl auch schon beim Verzehr vieler Früchte leichte Vergiftungserscheinungen beobachtet wurden.[446]

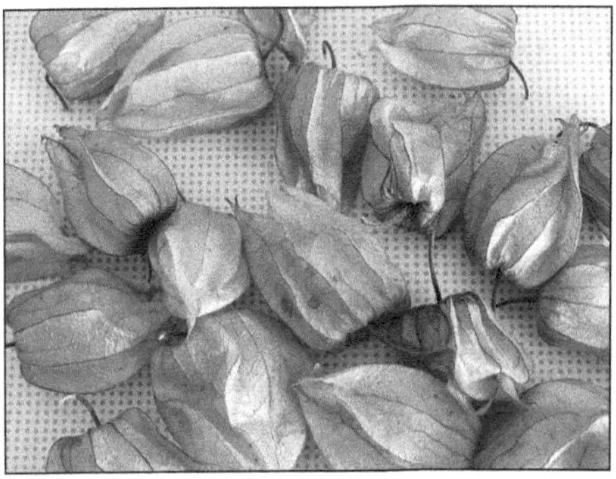

Abb. 21 Früchte der Andenbeere *(Physalis peruviana)* mit den wirkstoffreichen Hüllblättern

Erwähnenswert ist noch das als Glockenbilsenkraut *(Scopolia carniolica)* oder auch als Tollkraut bezeichnete Nachtschattengewächs, welches wiederum hauptsächlich Tropanalkaloide enthält. Es besitzt laut Löhrer und Berkefeld jedoch nur in Österreich eine lokale Bedeutung als Rauschmittel, da es dort in seinem natürlichen Habitat zu finden ist.[447] Die Nennung aller potenziell als Rauschmittel verwendbaren Nachtschattengewächse – besonders die tropischen Arten – würde den Rahmen dieses Buches sprengen, zumal ihre Anwendung, wenn überhaupt, ein relativ unbedeutendes Randphänomen darstellt, auch wenn Löhrer prognostiziert, dass in Zukunft weitere Nachtschattengewächse – wie beispielsweise die als Zierpflanze kultiviere Spaltblume *(Schizanthus spp.)* – „zum Abusus herangezogen“[448] werden.[449]

4.3 Psychoaktive Kakteen *(Cactaceae)*

Auch die Familie der *Cactaceae* weist eine Fülle psychoaktiver Arten auf. Eine Übersicht über die fast 300 bisher bekannten entheogenen Kakteen-Arten aus 72 Gattungen liefert Berger.[450] In diesem Buch wird der Fokus auf zwei Gattungen liegen, welche hauptsächlich als Rauschmittel genutzt werden, da in ihren Arten u. a. nennenswerte Mengen an Meskalin und Phenethylaminen enthalten sind. Zum einen ist dies die Gattung *Lophophora*, welche den wohl bekanntesten aller entheogen genutzten Kakteen, den Peyote-Kaktus *(Lophophora williamsii)*, enthält. Zum anderen werde ich die Gattung *Trichocereus* näher beleuchten, aus der noch heute einige Arten von Schamanen als magische Pflanzen genutzt werden. Auf diesen beiden Gattungen liegt auch der eindeutige Schwerpunkt des subkulturellen Gebrauchs. Um Missverständnisse vorzubeugen, muss erwähnt werden, dass die Trichocereus-Arten mittlerweile der Familie *Echinopsis* zugeordnet wurden. Da aber die Bezeichnung *Trichocereus* umgangssprachlich noch immer beibehalten wird, werde ich diese weiterhin benutzen.

4.3.1 Der Peyote-Kaktus *(Lophophora spp.)*

Beim Peyote (Abb. F16) – ein in den Wüstengebieten von Texas bis Mittelmexiko vorkommender, fleischiger, stachelloser, extrem langsam wachsender und meist einköpfiger Kaktus – handelt es sich um den bekanntesten psychoaktiven Kaktus.[451] Dies liegt zum einen an seiner frühen botanischen und chemischen Erforschung durch deutsche Wissenschaftler am Ende des 19. Jahrhunderts. Zum anderen an der großen Popularität, welche er durch die Anhänger der Hippiebewegung erfahren hat. Auch beim Peyote-Kaktus gibt es ein großes Durcheinander in der Nomenklatur und Taxonomie. Die Gelehrten streiten sich schon seit seiner „Entdeckung“ über die verschiedenen Arten, Unterarten und Varietäten dieser Gattung. Wie der taxonomische Streit ausgehen mag, ist für uns irrelevant. Als

Peyote-Kaktus wird hier – analog zu Berger – der *Lophophora williamsii* mit seinen verschiedenen Varietäten bezeichnet.[452]

Die rituelle Verwendung des Peyote lässt sich in Texas und Mexiko auf prähistorische Zeiten zurückverfolgen, was archäologische Funde von 3000 bis 6000 Jahre alten Peyote-Buttons (der getrocknete oberirdische Kopf des Peyote-Kaktus) belegen. Der rituelle Peyote-Gebrauch der Indianer wurde von den Kolonialmächten verboten, lebte aber im Untergrund weiter. Hier sind eindeutige Parallelen zu den psilocybinhaltigen Pilzen zu sehen. Besonders die Huichol-Indianer pflegen noch heute ihren Peyote-Kult, welcher ethnologisch gut erforscht ist und in relativ unveränderter Form seit der vorspanischen Zeit praktiziert wird.[453] Die Schamanen der Huichol ziehen einmal im Jahr zu den Peyote-Gärten, um die Vorräte für ihre Peyote-Zeremonien und -Feste zu sammeln. An den großen Peyote-Festen wird der entheogene Kaktus von allen Huichol eingenommen. Sogar Schwangere, Kleinkinder und Greise benutzten ihn bei diesem Zeremonialakt, ohne dabei Schäden davonzutragen. Schwangere Peyoteras berichten sogar über eine geistige Kommunikation mit ihrem Fötus während des Peyote-Trips.[454]

Aus dieser Tradition heraus konnte sich die legale Verwendung des Peyote in Nordamerika etablieren. Die Mitglieder der Anfang des 20. Jahrhunderts gegründeten Native American Church (Eingeborenenkirche), der rund fünfzig verschiedene Indianerstämme angehören, dürfen den Peyote-Kaktus in den meisten Bundesstaaten Amerikas ganz legal als Sakrament in ihren Peyote-Ritualen benutzen, obwohl für „normale“ Amerikaner selbst der Besitz von Peyote-Samen verboten ist.[455] In Mexiko und in einigen Staaten Amerikas war der sakrale Peyote-Gebrauch dennoch verboten oder wurde durch Schikanen der Exekutive erschwert.[456] Laut Schmidbauer und vom Scheidt hat erst Mitte der 90er Jahre des letzten Jahrhunderts der damalige amerikanische Präsident Bill Clinton ein Gesetz unterzeichnet, welches die freie Religionsausübung der Indianer – und somit auch den religiösen Peyote-Gebrauch – definitiv legitimiert.[457] Bei der Peyote-Religion handelt es sich um eine „synkretistische Form organisierter Spiritualität, die Elemente aus indianischen Traditionen und Gedanken aus dem Christentum miteinander verbindet“[458]. Rätsch, Mercado und Stafford geben eine geschätzte Zahl von ca. 250 000 Peyotisten an (Stand: 80er Jahre des letzten Jahrhunderts).[459] Die Jahresernte einzelner Peyote-Kakteen oder -Buttons liegt laut Mercado in Millionenhöhe, was zu einem enormen Rückgang der natürlichen Peyote-Population führt.[460]

Die frühe botanische und chemische Erforschung des Peyote durch Hennings, Lewin und Heffter am Ende des 19. Jahrhundes und die anschließende medizinisch-psychiatrische Untersuchung des Hauptalkaloids Meskalin durch

Beringer habe ich bereits in Kapitel 2.3 angerissen. Peyote ist nach Rätsch „eine der am besten erforschten psychoaktiven Pflanzen überhaupt“[461] und das daraus isolierte Meskalin wurde als Substanz zur Auslösung von Modellpsychosen zum Untersuchungsgegenstand zahlreicher psychiatrischer, psychologischer und medizinischer Studien.[462] Laut Rätsch hat es die europäische Psychiatriegeschichte revolutioniert.[463] Meskalin wird noch heute als Referenzstoff und Prototyp für quantitative und qualitative Vergleiche verschiedener Psychedelika benutzt.[464] Peyote und Peyote-Tinkturen kamen bereits am Anfang des 20. Jahrhunderts in okkultistischen und künstlerischen Kreisen in Mode und waren zu dieser Zeit frei erhältlich.[465]

Erst Mitte der 50er Jahre des letzten Jahrhunderts wurden der Peyote und das Meskalin durch die Schriften des berühmten Schriftstellers Aldous Huxley (in denen Huxley seine Meskalinerfahrungen in den schillerndsten Farben literarisch verarbeitete) in breiteren Kreisen populär.[466] Auch die Schriften Castanedas trugen maßgeblich zur Popularität des Peyote – besonders unter den Anhängern der Hippiebewegung – bei.[467] Der subkulturelle Gebrauch des Meskalins und des Peyote wurde aber bereits während der 60er Jahre durch das weitaus günstiger herzustellende und wesentlich potentere LSD verdrängt. LSD ist etwa zehntausend Mal wirksamer und körperlich wesentlich verträglicher als Meskalin.[468] Bei dem auf dem Schwarzmarkt auftauchenden Meskalin handelt es sich in den seltensten Fällen um Meskalin, was in der Regel schon mit dem bloßen Auge an der Größe der Kapseln (bzw. Pillen) zu erkennen ist. Da reines Meskalin in Dosen um 0,5 g eingenommen werden muss, um eine psychedelische Wirkung zu erzielen, und die meisten Kapseln nicht einmal annähernd dieses Gewicht erreichen, muss es sich zwangsläufig um andere psychoaktive Substanzen wie LSD oder PCP handeln.[469]

Heute spielt die Reinsubstanz Meskalin aus oben genannten Gründen keine bedeutende Rolle auf dem Schwarzmarkt. Der Peyote-Kaktus wird heute von Liebhabern kultiviert und hat laut Löhrer und Berkefeld „insbesondere bei einer Gruppe von älteren Abhängigen“[470] eine Bedeutung als Rauschmittel. Die meisten Autoren schätzen das Missbrauchspotenzial bei dem Peyote eher gering ein, da dieser überaus abscheulich schmeckt, was die potenziellen Konsumenten von einem regelmäßigen Gebrauch abhält.[471] Der relativ hohe Preis des teilweise im Kakteenhandel erhältlichen Peyote-Kaktus spricht ebenfalls gegen ein hohes Gebrauchspotenzial. Große gebrauchsfertige Peyote-Kakteen können im Fachhandel schnell einen dreistelligen Verkaufspreis erzielen. Die Zucht aus Samen oder Sämlingen ist – entgegen der Meinung von Löhrer[472] – sehr heikel und erfordert einige Jahre Geduld, da der Peyote einer der am langsamsten wachsenden Kakteen überhaupt ist.[473]

Das für das Wirkbild verantwortliche Hauptalkaloid ist das Meskalin. Es wurden aber noch über 50 weitere sekundäre Inhaltsstoffe gefunden, welche dafür verantwortlich sind, dass reines Meskalin etwas anders wirkt, als der Peyote-Kaktus an sich.[474] Die erlebte Wirkung bei einem Peyote-Konsum ist mit der Wirkung von psilocybinhaltigen Pilzen oder von LSD vergleichbar. Sie hält im Gegensatz zu den Pilzen acht bis zwölf Stunden an. Des Weiteren scheint die Wirkung vermehrt von somatischen Nebenwirkungen begleitet zu sein. Leichte Nebenwirkungen wie Übelkeit, Erbrechen und Kopfschmerzen werden von den Usern oft beschrieben.[475] Auch die psychischen Gefahren eines Peyote-Gebrauchs sind mit denen der in Kapitel 3.3.2 beschriebene Risiken identisch. Allerdings scheint der Peyote-Kaktus, im Verhältnis zu den psilocybinhaltigen Pilzen, wesentlich toxischer zu sein. Bereits bei 1,5 g reinem Meskalin – dies entspricht ca. dem drei bis fünffachen der wirksamen Dosis – werden Leberschäden, Atemlähmung und Krampfanfälle beschrieben.[476] Nach DeKorne enthalten im Durchschnitt 27 g getrocknete Peyote-Buttons ungefähr 300 mg Meskalin.[477] Roth, Daunderer u. Kormann deklarieren den Peyote als „stark giftig"[478] und geben als Erste-Hilfe-Maßnahme Talk down und gegebenenfalls Diazepam an. 10 bis 15 mg Diazepam heben in der Regel jeden psychedelischen Trip auf. In der toxikologischen Literatur ist aber bisher kein Todesfall nach Peyote-Konsum zuverlässig dokumentiert.[479] Die Gefahr einer physischen Abhängigkeit von Peyote – wie auch von allen anderen Psychedelika – kann nach weitläufiger Meinung ausgeschlossen werden.[480]

Der Peyote-Kaktus ist seit der 10. BtMÄndV illegal, wenn ein Missbrauch zu Rauschzwecken vorgesehen ist.[481] Wie bei den psilocybinhaltigen Pilzen geht die Judikative in der Regel von einer Missbrauchsabsicht aus, was dazu führt, dass die von der Exekutive beschlagnahmten Kakteen vernichtet werden, obwohl der Peyote-Kaktus dem Washingtoner Artenschutzabkommen unterliegt.

4.3.2 Der San-Pedro-Kaktus *(Trichocereus spp.)*

Der San-Pedro-Kaktus *(Trichocereus spp.)* ist ein ursprünglich aus den Anden stammender Säulenkaktus, der bis zu sechs Meter hoch wachsen kann. Heute ist er nach Rätsch nahezu weltweit verbreitet.[482] Berger gibt 31 verschiedene Trichocereus-Arten an, die vermutlich psychoaktiv wirken.[483] Die bekanntesten psychoaktiven

Vertreter der Gattung sind der San-Pedro-Kaktus *(Trichocereus pachanoi)* sowie der Peruanische Stangenkaktus *(Trichocereus peruvianus)*. Umgangssprachlich werden aber alle psychoaktiven Trichocereus-Arten San-Pedro genannt. Es wird geschätzt, dass seine Verwendung als sakrales Rauschmittel und als Medizinpflanze der Schamanen vor mindestens 2000 bis 3000 Jahren begann.[484] Die wirksamen Inhaltsstoffe mit dem Hauptalkaloid Meskalin sind mit denen des Peyote-Kaktus nahezu identisch. Die Konzentrationen des Meskalins können aber extremen Schwankungen unterliegen. Der *Trichocereus peruvianus* soll einen ähnlich hohen Meskalingehalt wie der Peyote aufweisen.[485] *Trichocereus pachanoi* enthält dagegen laut DeKorne nur rund ein Drittel des Meskalingehaltes vom Peyote.[486] Somit sind das Wirkbild sowie die psychischen und physischen Gefahren wiederum mit denen des Peyote-Kaktus zu vergleichen.

Der San-Pedro hat aber nie so eine große Popularität wie sein kleiner Bruder Peyote erfahren. Erst durch die psychedelische Bewegung konnte er seinen Siegeszug antreten. Die Untergrundforscher erkannten, dass der San-Pedro, im Gegensatz zum Peyote, äußerst schnell gedeiht. Bei ausreichend Sonnenschein, regelmäßigem Gießen und Düngen kann man dem San-Pedro fast beim Wachsen zuschauen, weshalb er auch gerne in Südamerika als Heckenbepflanzung angebaut wird. Durch diesen Umstand wurde der San-Pedro-Kaktus zum favorisierten entheogenen Kaktus. Außerdem ist er auch relativ günstig im Fachhandel zu erwerben, da San-Pedro-Kakteen beliebte Pfropfunterlagen sind und dadurch massenhaft in Kakteen-Gärtnereien gezüchtet werden.[487] Der Gebrauch scheint sich dennoch auf den psychedelischen Untergrund zu beschränken. Weder Löhrer, Weber, Geschwinde noch Schmidbauer und vom Scheidt sprechen von einer Missbrauchsproblematik des San-Pedros und ihre Ausführungen beschränken sich größtenteils auf den Peyote,[488] obwohl Löhrer und Berkefeld eine Abbildung von getrockneten San-Pedro Stücken zeigen, die sie fälschlicherweise als Lophophora-Sprossen betiteln.[489] Das Gebrauchspotential der psychoaktiven Säulenkakteen sehe ich als relativ gering an, obwohl der San-Pedro „nicht halb so übel schmeckt wie der Peyote“[490] und im Gegensatz zu diesem günstiger und einfacher zu erwerben ist. Hauptsächlich liegt dies daran, dass es dem potenziellen User keine große Freude bereitet, ca. 100 g übel schmeckendes Pulver – was einer adäquaten Meskalindosis entspricht – zu schlucken, um letztendlich eine Wirkung zu erfahren, die mit Hilfe von anderen psychotropen Pflanzen und Pilzen viel einfacher zu erzielen ist. Außerdem sind die unangenehmen Nebenwirkungen der Kakteen doch wesentlich erheblicher, als dies bei den gut verträglichen psilocybinhaltigen Pilzen der Fall ist. Unter den Psychedelikern hat sich allerdings in den letzten Jahren eine Zubereitungsform des San-Pedro etabliert, aus der ein wirksames Pulver resultiert, welches bereits bei der

Einnahme von wenigen Gramm eine empathogene und psychedelische Wirkung entfaltet.[491] Trotzdem schlussfolgere ich, dass die psychoaktiven Säulenkakteen nie so eine große Popularität erfahren werden, wie dies bei den psilocybinhaltigen Pilzen der Fall ist.

4.3.3 Die weniger bekannten psychoaktiven Kakteen

Heute sind ca. 300 verschiedene psychoaktive Kakteen-Arten bekannt. Ich möchte dies aber hauptsächlich der Vollständigkeit halber erwähnen, da im Prinzip nur die bereits genannten Arten im subkulturellen Gebrauch sind. Von einem Gebrauch dieser teilweise noch nicht vollständig erforschten Kakteen ist prinzipiell abzuraten, da die Angaben zu den Inhaltsstoffen, Dosierungen sowie möglichen toxischen Nebenwirkungen äußerst unzureichend sind. Der Konsum von wissenschaftlich ungenügend erforschten Kakteen kann für den User somit ein erhebliches gesundheitliches Risiko darstellen.[492] Für ihre psychoaktiven Arten sind beispielsweise die Gattungen *Ariocarpus*, *Coryphantha*, *Mammillaria* und *Opuntia* bekannt. *Ariocarpus retusus* und *Ariocarpus fissuratus* werden z. B. von den Huichol-Indianern als falscher bzw. böser Peyote bezeichnet und enthalten hauptsächlich psychoaktive Phenethylamine als wirksame Substanzen.[493] Auch *Mammillaria heyderi* enthält Phenethylamine und dieser wird von den nordmexikanischen Tarahumara-Indianern als Peyote-Substitut rituell und medizinisch genutzt.[494]

4.4 DMT-haltige Naturdrogen

„DMT is everywhere"[495] lautet die Überschrift des 15. Kapitels in Alexander und Ann Shulgins Standardwerk „Tihkal – The Continuation", welches von den psychoaktiven Tryptaminen handelt. Deshalb können diese Kapitel nur ansatzweise und bruchstückhaft die unzähligen DMT-haltigen Naturdrogen beschreiben. Dies ist aber kein Mangel, da der subkulturelle Gebrauch von DMT-haltigen Naturdrogen ein relativ neues Phänomen und hauptsächlich in psychedelischen Kreisen verbreitet ist. DMT (N,N-Dimethyltryptamin) kommt in unzähligen Pflanzen, Pilzen und Tieren sowie im menschlichen Körper vor.[496] Es war die erste endogene psychedelische Substanz, die im menschlichen Körper gefunden wurde.[497] Der Arzt

Rick Strassman stellt die Hypothese auf, dass es in der Zirbeldrüse produziert und u. a. bei der Geburt sowie bei Nahtoderfahrungen vermehrt ausgeschüttet wird.[498] Der finnische Neurochemiker James C. Callaway ist der Erfinder der Endohuasca-Hypothese, die besagt, dass durch das Zusammenspiel von körpereigenem DMT und β-Carbolinen unsere Träume verursacht werden.[499] DMT ist eine extrem kurz wirkende und in seiner Wirkung sehr intensive psychedelische Substanz.[500] DMT wurde bereits 24 Jahre, bevor es im Pflanzenreich gefunden wurde, synthetisch hergestellt.

Die bekannteste DMT-haltige Naturdroge ist das legendäre amazonische Ambrosia Ayahuasca – nach dem schon der berühmte amerikanische Romancier William Burroughs in den 50er Jahren unter abenteuerlichen Bedingungen suchte[501] – und seine Analoge, denen ich auch ein separates Kapitel widme. Die anderen nicht so häufig verwendeten DMT-haltigen Naturdrogen werde ich in einem Kapitel zusammenfassen.

4.4.1 Ayahuasca und Ayahuasca-Analoge

Ayahuasca – auch Yagé genannt – sticht aus dieser Beschreibung der Naturdrogen heraus, da es sich nicht um eine einzelne Pflanze oder einen einzelnen Pilz, sondern um einen „pan-amazonischen entheogenen Trank“[502], der aus mindestens zwei verschiedenen Pflanzen des tropisch-amazonischen Regenwaldes hergestellt wird, handelt. Da es unzählige DMT-haltige Pflanzen – auch in unseren nördlichen Breitengraden – gibt, bestehen theoretisch mehrere tausend möglicher „Kombinationen zweier Pflanzenextrakte, die einen entheogenen Trank analog dem Ayahuasca ergeben würden“[503], welche sodann als Ayahuasca-Analoge bezeichnet werden.

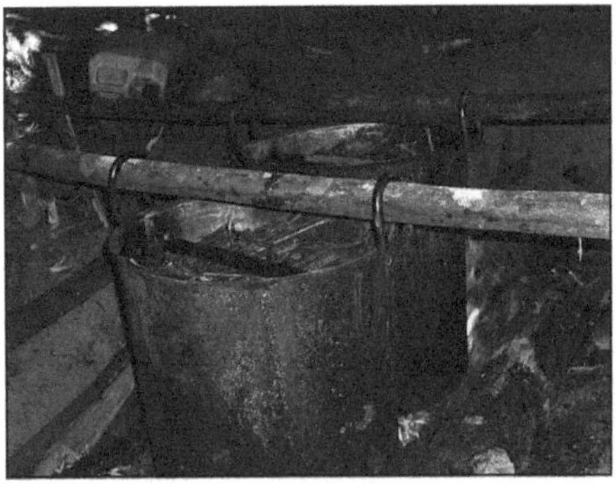

Abb. 22 Kochtopf mit einem Ayahuasca-Trank in Kolumbien

Obwohl Ayahuasca schon seit dem 19. Jahrhundert im Fokus der ethnobotanisch-pharmakologischen Forschung liegt, herrscht in der Literatur ein heilloses Durcheinander und das pharmakologisch wirksame Prinzip des amazonischen Gebräus und seiner Analoge wird noch heute von vielen

Autoren verkannt.[504] Dies liegt wahrscheinlich daran, dass das neurochemische Geheimnis des Ayahuascas erst Mitte der 60er Jahre des letzten Jahrhunderts gelüftet wurde.[505] Klerings und Schmaal reihen z. B. das Ayahuasca fälschlicherweise in ihr Kapitel über Kakteen ein, obwohl sie erwähnen, dass es sich bei dem ursprünglich amazonischen Rezept um eine Mischung aus Pflanzenteilen einer Liane *(Banisteriopsis caapi)* und eines Buschs *(Psychotria viridis)* handelt.[506] Andere Autoren stellen den Ayahuasca-Trank mit der erwähnten Liane gleich[507], obwohl *Banisteriopsis caapi* an sich nur leicht stimmungsaufhellende und sedierende Eigenschaften hat.[508] Die psychedelische Wirkung entsteht erst in Kombination mit den anderen psychoaktiv wirkenden – vornehmlich den DMT-haltigen – Pflanzen. „Der pharmakologische Mechanismus der Aktivität in Ayahuasca erklärt sich aus der Hemmung von Amino-Oxidase durch Harmin und *d*-Leptaflorin [= β-Carboline], die es so dem DMT ermöglicht, in unserem Körper lange genug stabil zu bleiben, um absorbiert und dem Gehirn zugeführt zu werden."[509] Das wirksame Prinzip besteht also darin, einen beliebigen Monoamino-Oxidase-Hemmer (MAO-Hemmer) mit einer beliebigen DMT-haltigen Substanz zu kombinieren. Nur in Kombination mit einem MAO-Hemmer ist das DMT – das Hauptalkaloid in Ayahuasca – oral aktiv. Ott bezeichnet dieses Prinzip als „eine der größten pharmakognostischen Entdeckungen der gesamten Vorzeit"[510]. Dies wird besonders deutlich, wenn man bedenkt, dass es theoretisch Abermillionen verschiedene Möglichkeiten gibt, die amazonischen Pflanzen miteinander zu kombinieren, zumal diese separat konsumiert, keine oder keine besondere Wirkung aufweisen.

Exkurs II: MAO-Hemmer

An dieser Stelle ist es wichtig, eine Warnung vor lebensgefährlichen Experimenten mit MAO-Hemmern auszusprechen. Es gibt im Grunde zwei verschieden Typen der MAO-Hemmer: die natürlich vorkommenden reversiblen (z. B. Harmin, Harman und Harmalin) und die pharmazeutisch hergestellten – in der Medizin als Anti-Depressiva genutzten – irreversiblen MAO-Hemmer. Die Wirkung der reversiblen MAO-Hemmer ist in der Regel nach acht bis zwölf Stunden abgeklungen, während irreversible MAO-Hemmer wesentlich länger (bis zu mehreren Wochen) wirken können.[511] Da durch die Hemmung des Monoaminooxidase-Enzyms für den menschlichen Körper giftige Amine nicht abgebaut werden können, kann es zu schweren – sogar tödlichen – Nebenwirkungen kommen, wenn ein MAO-Hemmer mit den falschen Substanzen kombiniert wird. Um lebensgefährliche

Nebenwirkungen zu vermeiden, sollten deshalb folgende Substanzen (nach Schuldes) **nicht** in Verbindung mit MAO-Hemmern konsumiert werden: viele Beruhigungsmittel, Tranquillanzien, Antihistaminika, Narkotika, Alkohol, Amphetamine, Meskalin, Asaron, Muskatnuss, Ephedrin, koffeinhaltige Substanzen, gereifter Käse, Bananen und Ananas sowie Tyrosin enthaltende Lebensmittel (z. B. Fisch).[512] Besonders erschreckend ist es für mich, wenn diese lebensrettenden Warnhinweise in der Fachliteratur fehlen und stattdessen vor dem Missbrauch von Bananen, Johanniskraut und Salbei gewarnt wird.[513] Insbesondere möchte ich betonen, dass wilde Mischungen, in welchen MAO-Hemmer mit beliebigen Entheogenen (außer DMT und Psilocybin) kombiniert werden (z. B. Peyohuasca = Peyote + MAO-Hemmer oder San-Pedro-Ayahuasca = San-Pedro + MAO-Hemmer), pharmakologisch sehr gefährliche Nebenwirkungen entwickeln können und deshalb von einem Gebrauch dringend abzuraten ist.[514]

Nun kommen wir auf den Ayahuasca zurück. Die rituelle und medizinische Anwendung des Ayahuasca scheint so alt wie die südamerikanische Zivilisation zu sein. Jeder Schamane hat sein eigenes, teilweise wohl gehütetes Ayahuasca Rezept, welches aus über hundert verschiedenen Zutaten bestehen kann. Einige traditionelle Rezepte enthalten laut Rätsch überhaupt kein N,N-DMT, dafür aber andere machtvolle Psychedelika, wie die bereits erwähnten Brugmansia-Arten oder den Tabak. Als Grundlage werden größtenteils die Stängel der Liane *Banisteriopsis caapi* verwendet. In der neoschamanistischen Szene werden aber die visionären N,N-DMT-haltigen Ayahuasca-Zubereitungen bevorzugt.[515] Bewährt hat sich auch das überaus potente Psilohuasca, welches aus der Kombination von psilocybinhaltigen Pilzen und den Samen der Steppenraute besteht. Da die Pilzwirkung durch einen MAO-Hemmer wesentlich potenziert wird, sollte Psilohuasca nur von erfahrenen Psychedelikern eingenommen werden.[516]

Als bevorzugte β-Carbolin-Quelle, welche für die MAO-hemmende Wirkung verantwortlich ist, hat sich in der neoschamanistischen Szene die Steppenraute *(Peganum harmala)* wegen ihres hohen Gehaltes an Harmin und Harmalin sowie der einfachen und kostengünstigen Verfügbarkeit durchgesetzt. Bereits 3 bis 4 g der Samen wirken als DMT-aktivierender MAO-Hemmer.[517] Hochdosierte Gaben von Harmalin wurden schon in den 60er Jahren des letzten Jahrhunderts von Claudio Naranjo für psychotherapeutische Zwecke eingesetzt. Er stellte fest, dass die Probanden unter Harmalin-Einfluss vermehrt archetypische Erfahrungen (nach C. G. Jung) durchlebten, die nach seiner Ansicht der psychischen Heilung seiner

Patienten förderlich sein können.[518] Kleine Dosen von Harmalin und Harmin wirken dagegen nur leicht sedierend und fantasieanregend.[519]

Die Gefahren des Ayahuasca-Gebrauchs sind mit denen der anderen Psychedelika gleichzusetzen. Die bezüglich der MAO-Hemmer erwähnten Vorsichtsmaßnahmen müssen genauestens befolgt werden. Auch bei den Ayahuasca-Additiven ist erhebliche Vorsicht geboten, da es zu gefährlichen Wechselwirkungen kommen kann. Im Gegensatz zu Löhrer, der die ganze Palette an schädlichen Nebenwirkungen wie teratogene, renal tubuläre sowie carcinogene Effekte aufzählt[520], berichtet Charles Grob, der die medizinischen, pharmakologischen und gesundheitlichen Auswirkungen des Ayahuasca-Gebrauchs erforscht, von keinerlei negativen Auswirkungen, selbst bei langjähriger und regelmäßiger Ayahuasca-Einnahme.[521] Grob und die anderen beteiligten Wissenschaftler stellten sogar ganz im Gegenteil fest, „daß die Kultanhänger, die regelmäßig Ayahuasca zu sich nehmen, sowohl in Körper und Geist durchschnittlich weitaus gesünder sind als die, die niemals mit Ayahuasca in Berührung gekommen sind“[522]. Berücksichtigt werden muss natürlich, dass bei den Untersuchungen von Grob Ayahuasca als Sakrament der so genannten Ayahuasca-Kirchen – also im geschützten religiös-therapeutischen Rahmen – eingenommen wird.

Ayahuasca ist ein machtvolles Psychedelikum und keine Partydroge. Es sollte deshalb nur im geschützten therapeutischen Setting eingenommen werden. Eine Zukunft als Partydroge prophezeie ich dem Ayahuasca nicht, da die Einnahme des extrem übel schmeckenden Gebräus mit einer heftigen Magen- und Darmentleerung einhergeht, weshalb bei modernen Ayahuasca-Zeremonien ein Eimer und frische Wäsche mitgebracht werden sollten. Außerdem ist die Wirkung in der Regel so überwältigend mächtig – „wie eine Rakete in eine andere Dimension“[523] –, dass ein profaner Gebrauch fast unmöglich erscheint. DMT wird oftmals als „das stärkste Psychedelikum“[524], das es gibt, bezeichnet. Löhrer gibt an, dass Ayahuasca auf dem europäischen Drogenmarkt nicht weit verbreitet ist.[525] Dies mag im Prinzip auf seine Klientel – vorwiegend politoxikomane Patienten – zutreffen. Die neoschamanistische Szene fokussiert aber ihr Interesse seit den 90er Jahren immer mehr auf die verschiedenen Ayahuasca-Analoge, was an den zunehmenden Publikationen und den vermehrt stattfindenden Ayahuasca Ritualen zu erkennen ist.[526] Ayahuasca-Rituale können religiös, therapeutisch, hedonistisch und experimentell ausgerichtet sein.[527] Walter Andritzky plädiert sogar für eine integrierte Form des Rauschmittelgebrauchs in staatlichen Institutionen, als „die einzige Form wirksamer Prophylaxe gegen Missbrauch und Abhängigkeit“[528], orientiert am Vorbild der traditionellen Ayahuasca-Heilrituale in Peru.

Der rechtliche Status von Ayahuasca ist verworren. In Brasilien ist es beispielsweise als religiöses Sakrament völlig legal und wird in verschiedenen synkretistisch ausgerichteten Ayahuasca-Kirchen regelmäßig eingenommen.[529] Diese Kirchen etablieren sich mittlerweile auch in Europa. In den Niederlanden ist der sakrale Gebrauch von Ayahuasca – begründet durch das Recht der freien Religionsausübung – seit 2001 ebenfalls legal.[530] In Deutschland fallen DMT-haltige Pflanzen – analog zu den meskalinhaltigen Kakteen – unter das BtMG, sofern ein Missbrauch zu Rauschzwecken vorgesehen ist. Die ausschließlich β-Carboline enthaltenden Pflanzen unterliegen dagegen nicht dem BtMG.[531] Besonders abartig und skrupellos erscheint in diesem Zusammenhang das von der International Medicine Corporation angemeldete Patent, welches das chemisch-pharmakologische Prinzip des Ayahuasca schützen soll. Falls dieses Patent in Kraft tritt, müssten die amazonischen Schamanen bei jeder Ayahuasca-Zubereitung – dessen traditionelle Rezepte seit Jahrtausenden überliefert werden – Geld an die Patentinhaber zahlen.[532]

4.4.2 Die weniger bekannten DMT-haltigen Naturdrogen

Ich kann nur einen kleinen Einblick in die Welt der DMT-haltigen Naturdrogen geben, da in der Natur abertausende DMT-haltiger Drogen zu finden sind. Da DMT oral nur in Verbindung mit einem MAO-Hemmer wirksam ist – was dann als Ayahuasca-Analog bezeichnet wird – können die restlichen DMT-haltigen Naturdrogen folglich nur geraucht, geschnupft oder injiziert werden, um sie von den Ayahuasca-Analogen abzugrenzen.

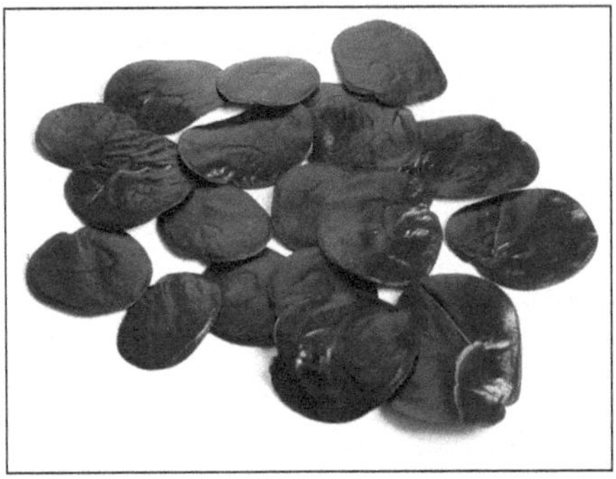

Abb. 23 Die neben N,N-DMT hauptsächlich Bufotenin enthaltenden Cebil-Samen *(Anadenanthera colubrina)*

Die nasale Einnahme entspricht einer weiteren traditionellen Form des Gebrauchs von DMT-haltigen pflanzlichen Naturdogen. Die rituelle Verwendung von psychoaktiven DMT-

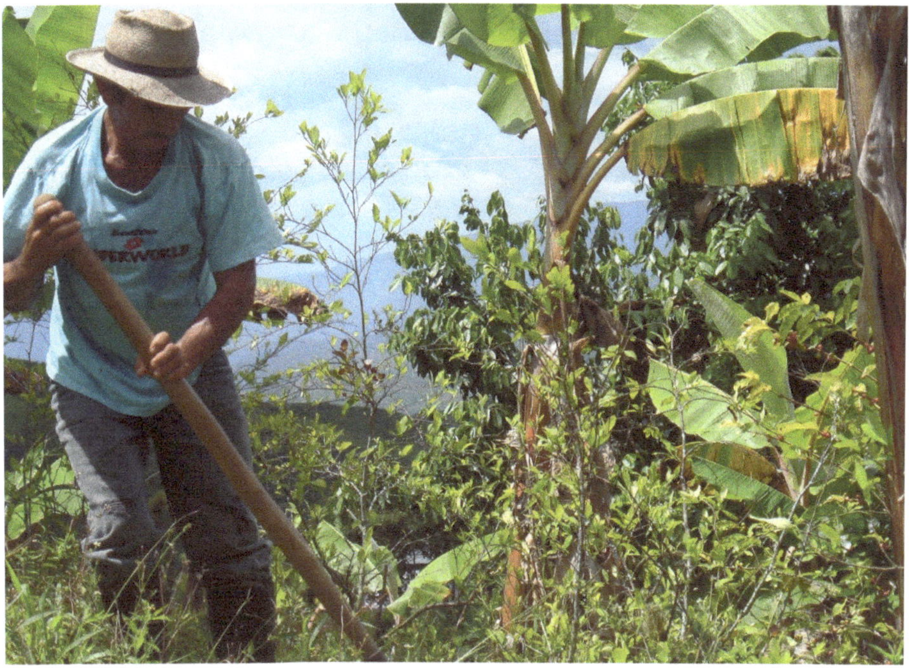

Abb. F1 Coca-Bauern in der Cauca-Region (Kolumbien) beim Ausreißen ihrer Coca-Pflanzen

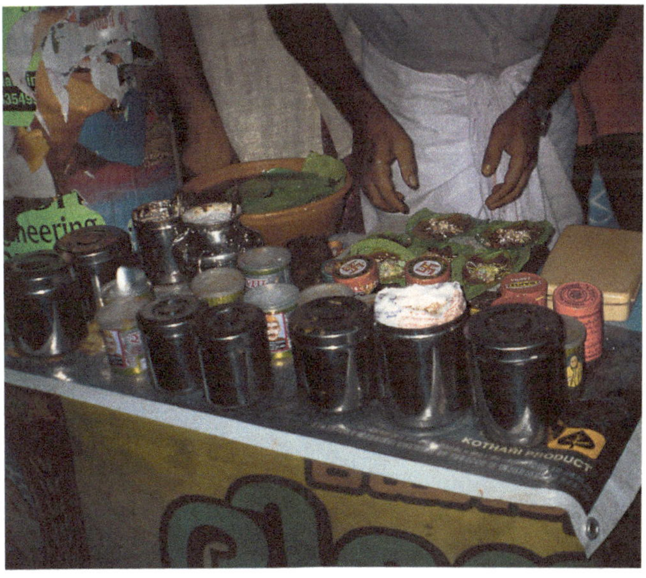

Abb. F2 Ein südindischer Pan-Verkäufer bei der Arbeit. Auf dem Verkaufstisch sind die frischen Blätter des Betelpfeffers *(Piper betle)* und weitere Zutaten des Betelbissens zu sehen

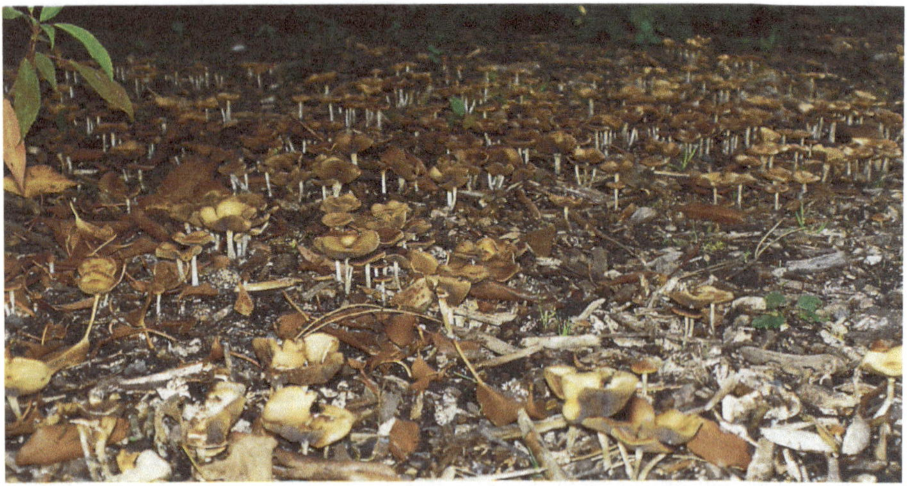

Abb. F3 Ein Standort mit mehreren hundert Fruchtkörpern von *Psilocybe cyanescens* auf Mulch in natürlicher Umgebung

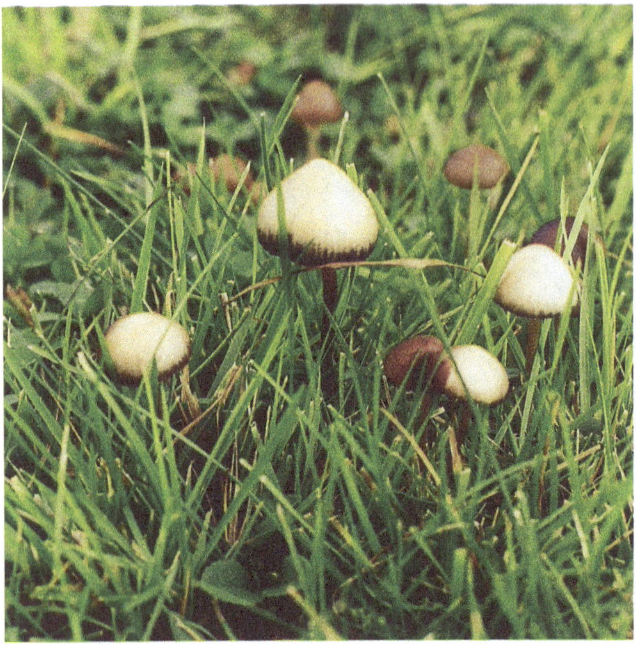

Abb. F4 *Psilocybe semilanceata* auf grasigem Boden im Mittelgebirge

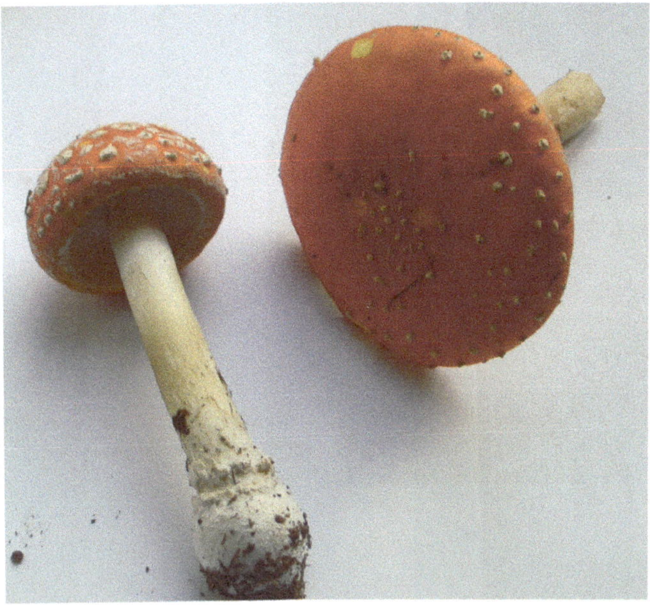

Abb. F5 Der wohl bekannteste, eindrucksvollste und schönste Pilz: der Fliegenpilz *(Amanita muscaria)*

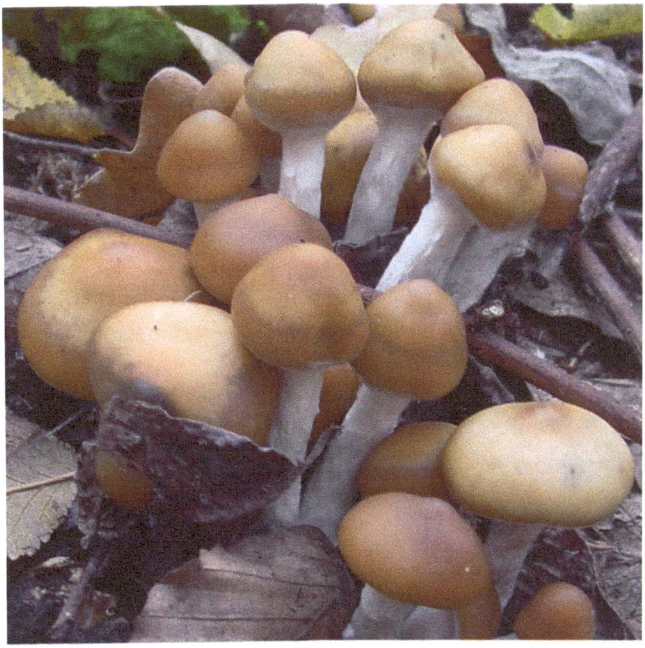

Abb. F6 Fruchtkörper der *Psilocybe azurescens*

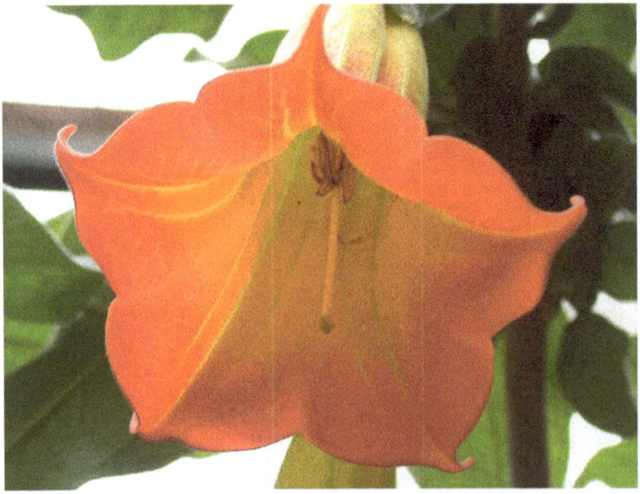

Abb. F7 Charakteristische Blüte von *Brugmansia sanguinea*

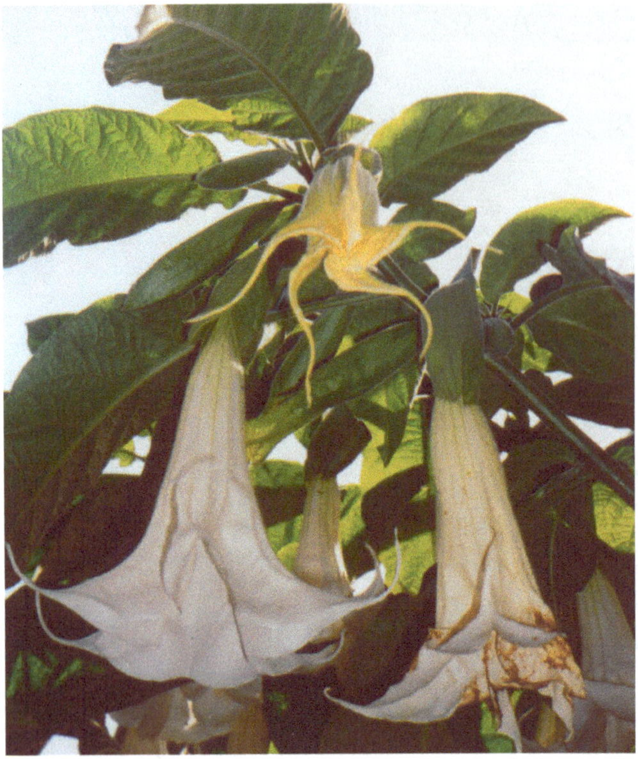

Abb. F8 Unterschiedliche Blütenstadien der Engelstrompete *(Brugmansia spp.)*

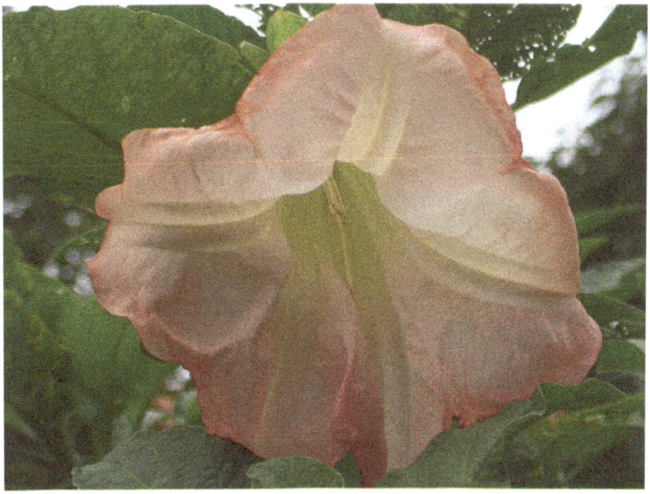

Abb. F9 Ein rosa Exemplar einer Brugmansia-Blüte

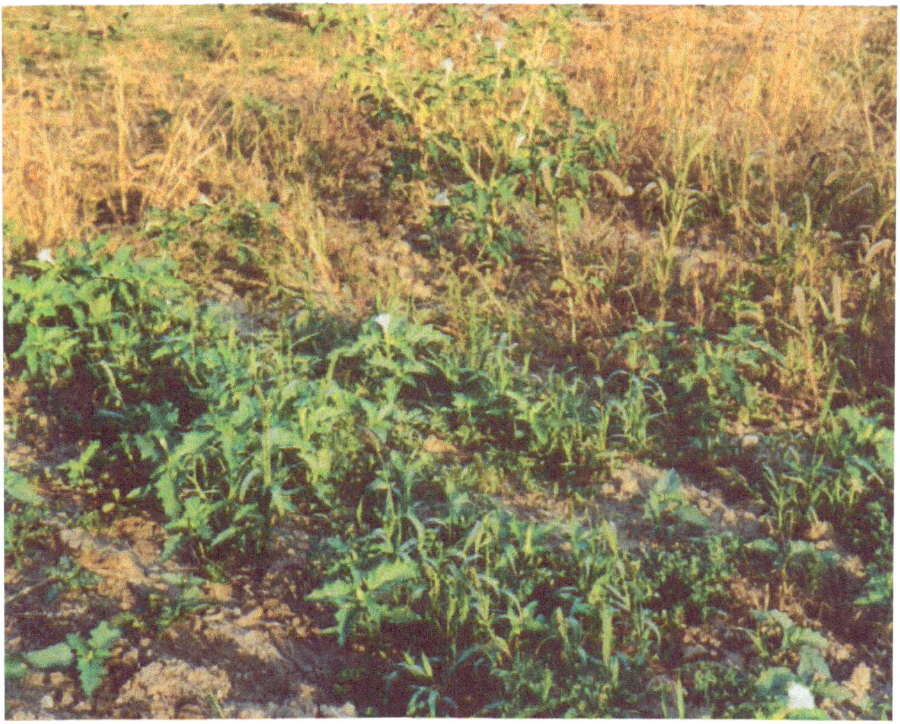

Abb. F10 Verwilderte Stechapfelpflanzen *(Datura spp.)* in der südfranzösischen Provence

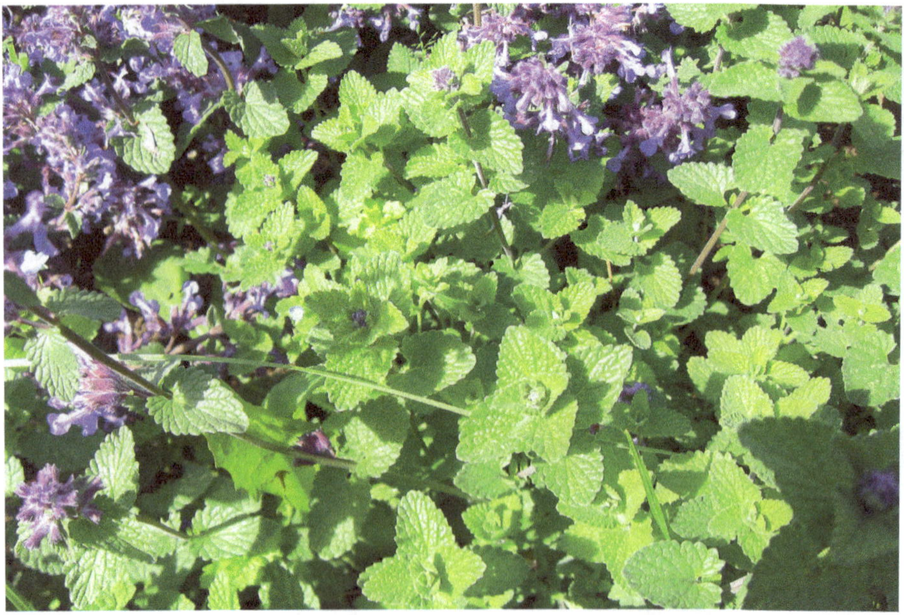

Abb. F11 Die als Rauchkraut in der Hanf-Szene beliebte Katzenminze *(Nepeta cataria)*

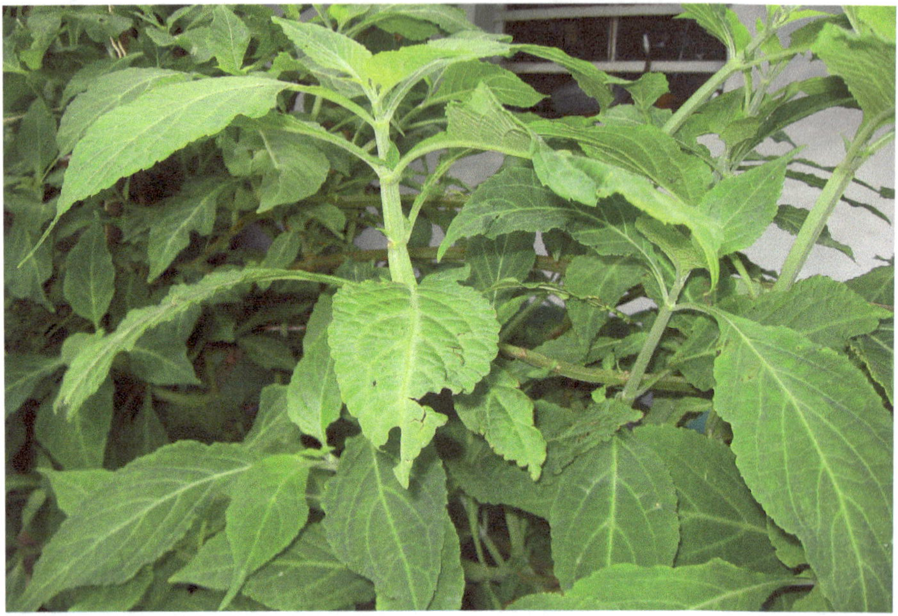

Abb. F12 Der Wahrsagesalbei *(Salvia divinorum)* mit den charakteristischen viereckigen Stängeln

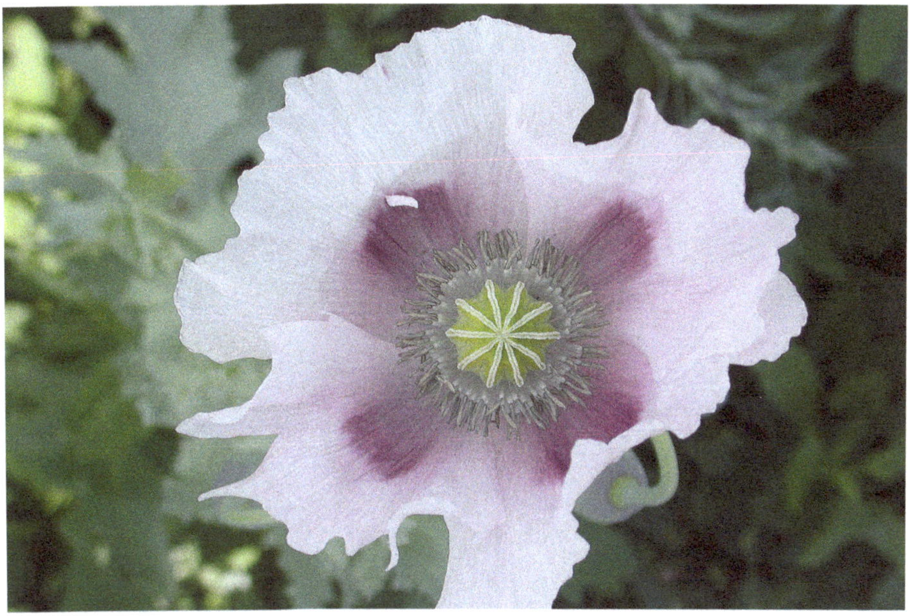

Abb. F13 Charakteristische Blüte des einjährigen Schlafmohns *(Papaver somniferum)*

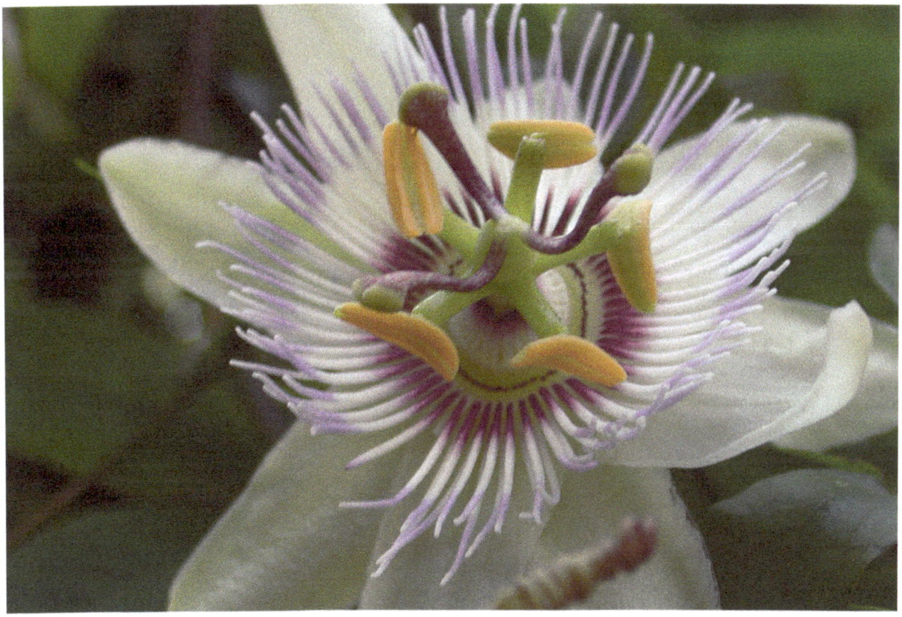

Abb. F14 Charakteristische Blüte der Passionsblume *(Passiflora spp.)*

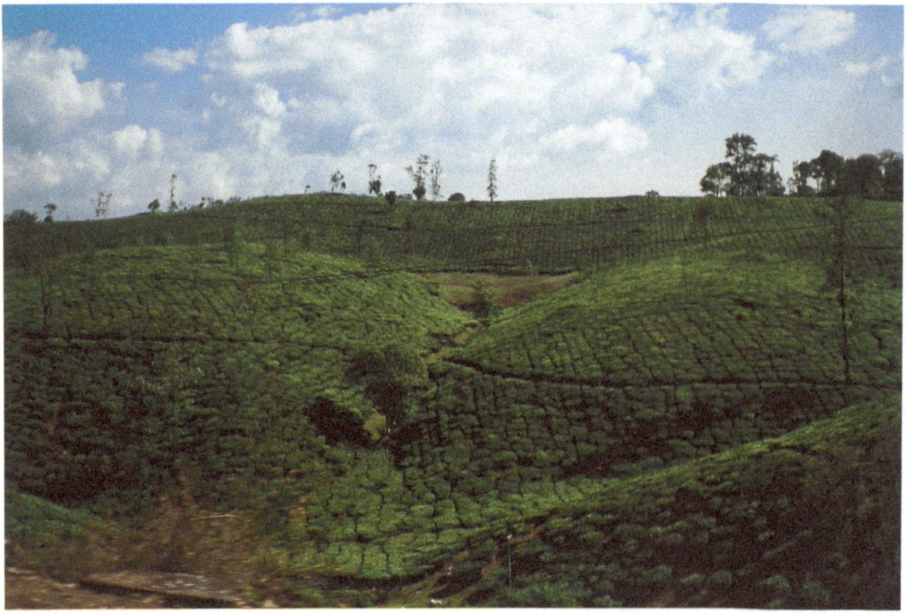

Abb. F15 Teeplantage *(Camellia sinensis)* in der südindischen Palani-Bergregion

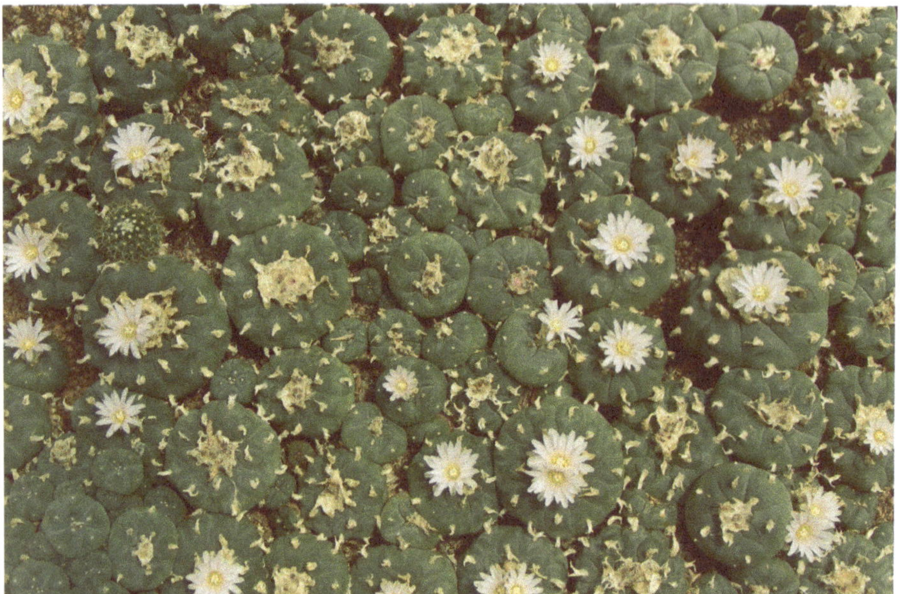

Abb. F16 Blühende Peyote-Kakteen *(Lophophora spp.)* in Kultur

haltigen Schnupfpulvern ist hauptsächlich bei vielen Indianerstämmen Südamerikas verbreitet.[533] Ihr Ursprung geht wahrscheinlich auf prähistorische Zeiten zurück, was archäologische Ausgrabungen bestätigen.[534] Die bekanntesten DMT-haltigen Schnupfpulverzubereitungen sind das Yopo *(Anadenanthera peregrina)*[535], das Cebil *(Anadenanthera colubrina)* – dessen Samen jedoch nach neueren Untersuchungen neben DMT hauptsächlich Bufotenin (5-OH-DMT) enthalten[536] – und das Epená *(Virola spp.)*.[537] DMT-haltige Pflanzen zu schnupfen ist kein Vergnügen. Die von extrem unangenehmen Nebenwirkungen begleitete Wirkung wird als stark visionär beschrieben.[538] Wegen dieser unangenehmen Nebenwirkungen wird sich der Gebrauch von DMT-haltigen Schnupfpulvern wohl bei uns nicht durchsetzen. Da DMT- und bufoteninhaltige Pflanzen aber auch geraucht eine Wirkung entfalten – und diese Applikationsform eine wesentlich angenehmere ist – wird in der psychedelischen Szene immer häufiger vom Gebrauch des Cebils berichtet. Die leicht gerösteten und anschließend gerauchten Cebil-Samen wirken ca. 30 Minuten lang stark psychedelisch.[539] Außer N,N-DMT enthalten die meisten der gebrauchten DMT-haltigen Pflanzen noch weitere psychoaktive Tryptamine, wie das Bufotenin (5-OH-DMT) und das 5-MeO-DMT (5-Methoxy-N,N-dimetyltryptamin).[540] Im Prinzip kann aus vielen DMT-haltigen Pflanzen und Tieren ein rauchbarer Extrakt hergestellt werden.[541]

Erwähnen möchte ich an dieser Stelle, dass von den Medien vor ein paar Jahren reißerisch aufgebauschte „Krötenlecken“. In den Sekreten verschiedener Kröten hat man neben toxischen Substanzen die psychoaktiven Wirkstoffe Bufotenin und 5-MeO-DMT entdeckt. Die Sensationspresse behauptete, dass das Sekret der riesigen Meereskröte *(Bufo marinus)* von den Usern abgeleckt wird, was aber erstens – wegen der ebenfalls im Sekret vorhandenen kardiotoxischen Bestandteile – extreme gesundheitliche Risiken mit sich bringt und zweitens höchstwahrscheinlich nicht besonders wirksam ist, da Bufotenin oral nur in hohen Dosen oder in Kombination mit einem MAO-Hemmer psychedelisch wirkt. Die psychedelische Kröte der Wahl ist die in Arizona vorkommende Colorado River Toad *(Bufo alvarius)*, da in ihrem Sekret bis zu 15% des potenten 5-MeO-DMT enthalten ist und die toxischen Begleitstoffe überwiegend fehlen. Vor einer oralen Einnahme ist aber dennoch wegen den möglichen toxischen Nebenwirkungen abzuraten. Geraucht entfaltet das Sekret der *Bufo alvarius* den typischen, extrem potenten und N,N-DMT-ähnlichen 5-MeO-DMT-Rausch, welcher blitzschnell anflutet und nach ca. zwanzig Minuten beendet ist.[542] Vom traditionellen Gebrauch psychoaktiver Kröten durch nepalesische Schamanen berichten Müller-Ebeling und Rätsch.[543]

Die Gefahren der DMT-Einnahme sind denen der anderen Psychedelika ebenbürtig. Es muss aber auf das Dringlichste vor einem Gebrauch von wissenschaftlich noch nicht hundertprozentig erforschten DMT-haltigen Pflanzen und Tieren gewarnt werden, da etwaige sekundäre Inhaltsstoffe ausgeprägte toxische Nebenwirkungen aufweisen können.

4.5 Lysergsäurehaltige Naturdrogen

Die bekannteste Lysergsäureverbindung ist das unter dem Kürzel LSD berühmt gewordene **L**yserg**s**äure-**d**iäthylamid, welches Hofmann erstmals im Jahre 1938 im pharmazeutisch-chemischen Forschungslaboratorium der Firma Sandoz in Basel herstellte. Von dessen phänomenaler Wirkung auf den menschlichen Geist erfuhr Hofmann aber erst fünf Jahre später, im Jahr 1943.[544] LSD ist ein halbsynthetischer Lysergsäure-Abkömmling des Mutterkorns, der bis heute noch nicht im Pflanzen- oder Tierreich entdeckt wurde.[545] Deshalb werde ich in dieser Arbeit das legendäre LSD nicht behandeln, sondern diverse andere lysergsäurehaltige Naturdrogen, dessen psychoaktive Inhaltsstoffe von dem chemischen Grundbaustein aller Mutterkornalkaloide – der Lysergsäure – abstammen. Dies sind zum einen die lysergsäurehaltigen Windengewächse *(Convolvulaceae)* und zum anderen das Mutterkorn *(Secale cornutum)* an sich, aus dem Hofmann im Laufe seiner Mutterkornforschung das LSD entwickelte. Der Vollständigkeit halber muss noch erwähnt werden, dass bereits in den 70er Jahren ein mutterkornalkal oidhaltiges Bakterium *(Streptomyces rimosus)* entdeckt wurde. Weiterhin existieren mehrere mutterkorn-alkaloidhaltige Schimmelpilze. Diese Erkenntnisse spielen im Rahmen dieses Buches nur eine untergeordnete Rolle, da über einen Gebrauch psychoaktiver Bakterien und Schimmelpilze bisher keine Informationen vorliegen. Es ist jedoch durchaus möglich, dass durch zukünftige Forschungen weitere Bakterien und Schimmelpilze mit psychotropen Eigenschaften entdeckt werden. Da viele Schimmelpilzarten hochtoxische Mykotoxine enthalten, muss von Selbstversuchen dringend abgeraten werden.[546]

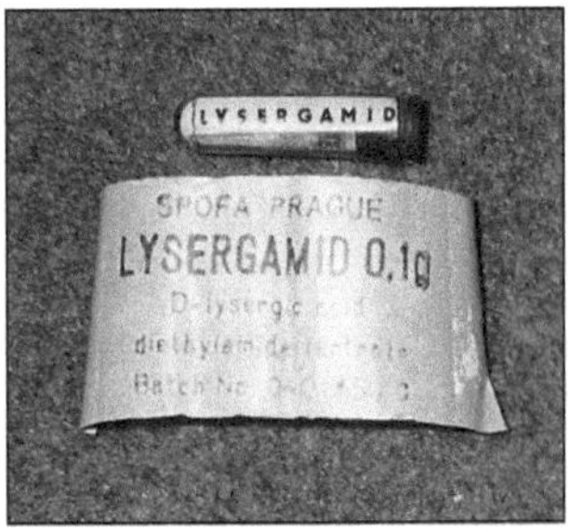

Abb. 24 LSD-Präparat einer tschechischen Firma zur psychotherapeutischen Anwendung (0,1 g = ca. 1000 Dosierungen)

4.5.1 Lysergsäurehaltige Windengewächse *(Convolvulaceae)*

Nachdem Hofmann das LSD entdeckte und das wirksame Prinzip der Zauberpilze enträtselte, widmete er sich im Jahre 1959 der Entschlüsselung der wirksamen Inhaltsstoffe der, von mesoamerikanischen Völkern zum rituellen und medizinischen Gebrauch verwendeten, mexikanischen Zauberdroge Ololiuqui *(Turbina corymbosa)*. Diese Inhaltsstoffe wurden dank Hofmanns Mutterkorn-Erfahrungen schnell gefunden. Eine Sensation war es damals aber, dass Ololiuqui Substanzen wie das Mutterkornalkaloid Lysergsäure-amid (LA-111, LSA, Ergin oder Ergobasin) enthält, welches sich von der Lysergsäure als Grundbaustein ableitet. Für die damalige Zeit war es unvorstellbar, dass Mutterkornalkaloide, deren Vorkommen bis zu diesem Zeitpunkt nur in niederen Pilzen bekannt war, in höheren Pflanzen zu finden sind.[547] Während der folgenden Jahre fand man weitere Windenarten, die diese Substanzen enthalten, wie z. B. verschiedene Trichterwinden *(Ipomoea spp.* u. *Convolvulus spp.)*[548] und die bis heute potenteste Winde, die in Indien und Hawaii vorkommende Hawaiian Baby Woodrose *(Argyreia nervosa)*, welche heute besonders im neoschamanistischen Gebrauch eine Rolle spielt.[549]

Die Samen der lysergsäurehaltigen Windengewächse erzeugen allerdings nicht das ausgeprägt visionäre Wirkungsbild des LSD ohne signifikante körperliche Nebenwirkungen. Die eher sedativ-narkotische Wirkung und die schlechte Verträglichkeit der Samen – dessen unsachgemäße Einnahme zu starken Nebenwirkungen wie Übelkeit und Erbrechen führen kann – sind wahrscheinlich der Grund, dass die frei verkäuflichen Samen der lysergsäurehaltigen Windengewächse nur einen kurzen Boom in der Szene erlebten.[550] Allerdings sind die Samen der Hawaiian Baby Woodrose heute in vielen Internet-, Smart- und Head-Shops zu erwerben und gehören in diesen Läden zu den am meist verkauften

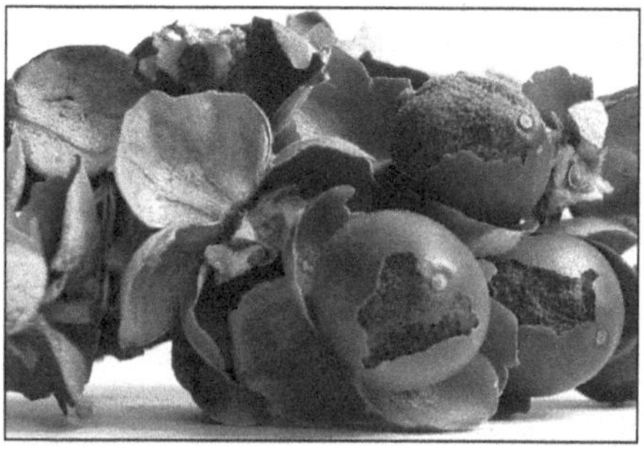

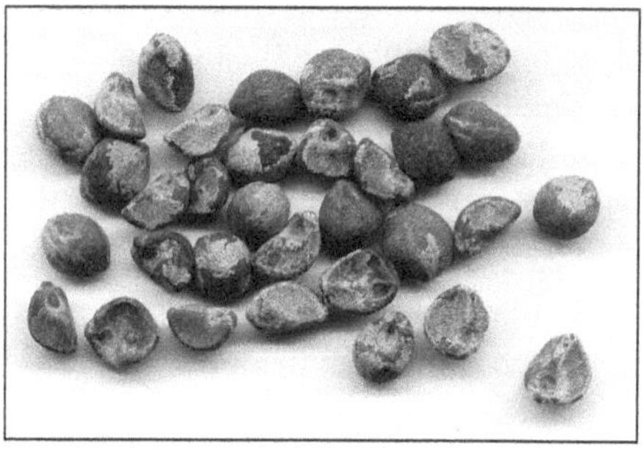

Abb. 25 und **26** Fruchthülle und Samen der in Indien und Hawaii vorkommenden Hawaiian Baby Woodrose *(Argyreia nervosa)*

Naturdrogen. Dies liegt an der Tatsache, dass lysergsäurehaltige Windengewächse nicht vom BtMG erfasst und somit frei handelbar sind[551] sowie an der in der Szene-Literatur beschriebenen LSD-ähnlichen Wirkung.[552] Auffällig ist, dass Löhrer, der sonst in fast jeder Pflanze eine Missbrauchsfähigkeit sieht, in seinen Abhandlungen die lysergsäurehaltigen Windengewächse nicht nennt.[553]

Schon vier bis acht Samen der potenten Hawaiian Baby Woodrose führen zu einer LSD-ähnlichen Erfahrung, während von *Ipomoea violacea* und *Turbina corymbosa* bis zu 300 Samen gegessen werden müssen, um eine ähnliche starke Wirkung zu erfahren.[554] Die oftmals beschriebene Dosis von 13 Samen der *Ipomoea violacea* oder *Turbina corymbosa* hat einen rituellen numerologischen Hintergrund und führt bei westlichen Konsumenten in der Regel zu keinen psychischen Effekten.[555] Es liegen sogar Erfahrungsberichte über 2000 konsumierte Samen vor, was aber nicht zur Nachahmung empfohlen ist.[556] Die psychischen Gefahren nach Einnahme von lysergsäurehaltigen Windengewächsen sind mit denen der anderen Psychedelika vergleichbar. Schwangere Frauen sollten lysergsäurehaltige Windengewächse wegen der Gebärmutter kontraktierenden Wirkung nicht einnehmen.[557] Weiterhin wird von einer chemischen Behandlung der Windensamen berichtet, um die Schimmelbildung, aber auch die Einnahme als Rauschmittel zu verhindern.[558] Hier ist natürlich besondere Vorsicht geboten. Es sollte deshalb nur auf Windensamen aus sicheren Quellen zurückgegriffen werden.

4.5.2 Das Mutterkorn *(Secale cornutum)*

Das Mutterkorn *(Secale cornutum)* ist eine Überwinterungsform (Sklerotium) eines niederen, parasitischen Pilzes *(Claviceps purpurea)*, der vor allem auf Roggen, aber auch auf anderen Getreidearten und Wildgräsern wächst.[559] Das Mutterkorn hat heute zum Glück kein bedeutendes Gebrauchspotential. Es wird im Wesentlichen wegen seiner großen historischen Bedeutung in diesem Buch behandelt. Im Mittelalter war das Mutterkorn die Ursache für epidemieartige Massenvergiftungen, dem so genannten heiligen Feuer oder Antonius Feuer.[560] Außerdem wurde das Mutterkorn bereits im Mittelalter medizinisch als Wehenmittel eingesetzt. 1908 fand es Eingang in die Schulmedizin, stellte aber durch den wechselnden Wirkstoffgehalt immer ein therapeutisches Risiko dar. Wegen des hohen Risikos für das Kind wurde es später nur noch zum Stillen der Nachgeburtsblutungen eingesetzt.[561] Das Mutterkorn enthält u. a. ein Gemisch von unterschiedlich wirkenden Mutterkornalkaloiden

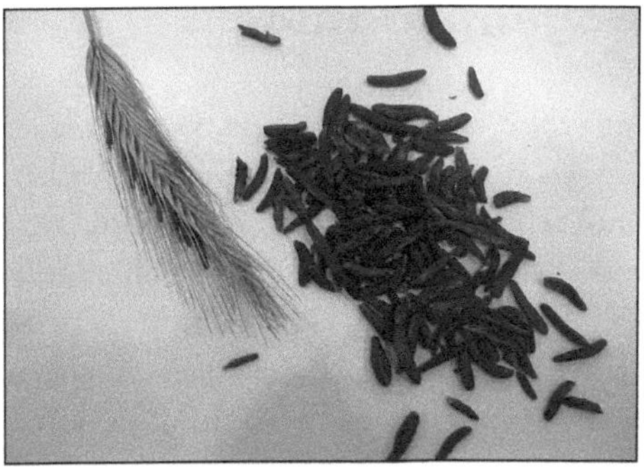

Abb. 27 Roggenähre mit Mutterkorn *(Secale cornutum)*

wie das Ergotamin, Ergotin, Ergocristin und das Ergocryptin.[562] Der chemische Grundbaustein aller Mutterkornalkaloide ist die Lysergsäure, aus der Hofmann die weltberühmt gewordene 25. Substanz in der Reihe von synthetischen Lysergsäure-Abkömmlingen – das LSD-25 – hergestellt hat.[563]

Bezüglich des rituellen Gebrauchs von Mutterkorn ist die von R. Gordon Wasson, Albert Hofmann und Carl A. P. Ruck aufgestellte These, dass ein mit Mutterkornalkaloiden versetzter Trank in den Eleusinischen Mysterien gereicht wurde, erwähnenswert. Während eines Zeitraums von ca. 2000 Jahren, bis das Christentum schließlich diesen Brauch unterdrückte, wurde jährlich im September ein geheimes Ritual durchgeführt, an welchem jeder Grieche einmal im Leben teilnehmen sollte. Platon und andere Philosophen und Dichter beschrieben dieses Ritual als eine große Erfahrung. Alle Teilnehmer wurden zum Stillschweigen verpflichtet.[564] Diese These deutet auf den traditionellen Gebrauch von Mutterkorn als Psychedelikum hin, welcher dadurch seit ca. 4000 Jahren belegt ist.

Mutterkorn tritt bei feucht-warmem Wetter und zu eng angepflanztem Roggen selbst heute noch epidemieartig auf.[565] Im Oktober 2004 warnten die Medien vor gesundheitlichen Gefahren bei Risikogruppen (z. B. Schwangere) durch zu hohe Konzentrationen des Mutterkorns im Roggenmehl.[566] Die reißerischen Berichte wurden aber wenige Tage später relativiert, da ein gesundheitliches Risiko nur bestehe, wenn „dutzende Brotlaibe verspeist“[567] würden.[568]

Berichte über die subkulturelle Einnahme von Mutterkorn sind rar, weshalb ich von keinem großen Gebrauchspotential ausgehe. Wahrscheinlich schrecken die Berichte von den furchtbaren gesundheitlichen Folgen der mittelalterlichen Massenvergiftungen vor Experimenten ab. Dies ist auch gut so, da durch die toxischen Inhaltsstoffe des Mutterkorns „Versuche mit der Rohdroge zu einem lebensgefährlichen Vabanquespiel“[569] werden. Auch wenn nach Rätsch wässrige Auszüge des Mutterkorns wesentlich weniger toxisch als die alkoholischen Auszüge sind[570], muss vor Mutterkorn-Experimenten wegen der lebensgefährlichen Nebenwirkungen dringend gewarnt werden.[571]

4.6 Alkoholische Naturdrogenprodukte

Der Alkohol an sich ist im eigentlichen Sinne schon eine Naturdroge. Gärprozesse sind etwas Natürliches und treten unter gewissen Bedingungen ohne menschliches Zutun spontan auf.[572] Berühmt sind die Alkohol liebenden Elefanten Afrikas, die sich mit den vergorenen Früchten gewisser Palmenarten berauschen. Aber auch andere Tiere berauschen sich an pflanzlichen Produkten, die der Gärung unterworfen sind.[573] Der Trinkalkohol, welcher durch Fermentation von verschiedenen Zuckern – der Gärung – entsteht, wird Ethanol oder auch Ethylalkohol genannt. Das durch Gärung entstandene alkoholische Produkt kann durch die Destillation konzentriert und aufgearbeitet werden. McKenna bezeichnet den destillierten Alkohol deshalb als „erste synthetische Droge“[574], wobei wir wieder beim Problemfeld „natürlich – synthetisch“ angelangt sind. Der Ursprung der Alkoholherstellung und des -gebrauchs scheint in prähistorischen Zeiten zu liegen.[575]

Der reine Ethylalkohol an sich müsste im Prinzip im Kapitel der Narkotika erwähnt werden, da die anfänglich euphorisierende und stimmungsaufhellende Wirkung des Alkohols bei höheren Dosierungen sehr schnell ins Gegenteilige umschlägt, sodass die sedierende und lähmende Wirkung anschließend vorherrscht. Da hier aber alkoholische Kombinationspräparate behandelt werden, tritt die reine Alkoholwirkung bei diesen in der Regel in den Hintergrund. Die Problematiken des Alkoholmissbrauchs sind gut erforscht und dokumentiert.[576] Da sie in diesem Rahmen nicht behandelt werden können, verweise ich auf die entsprechende Literatur. In diesem Kapitel soll es um Naturdrogen gehen, die vorwiegend wegen der wirkstofflösenden und haltbar machenden Eigenschaft des Alkohols – aber auch wegen dessen psychoaktiver Wirkung – mit diesem kombiniert werden. Im Prinzip können etliche psychoaktive Pflanzen und Tiere zu alkoholischen Kombinationspräparaten verarbeitet werden.[577] In diesem Buch wurden bereits das echte Pilsner und der Alraunenschnaps erwähnt. Der berühmte Wine of Coca (Kokawein) wird im Kapitel 5.1 behandelt. Wegen der enormen Vielfalt werde ich nur einige ausgewählte alkoholische Naturdrogenprodukte vorstellen, die gerade durch die Kombination von Alkohol und Naturdroge gekennzeichnet sind.

4.6.1 Der Absinth – Die Wiederentdeckung der Grünen Fee

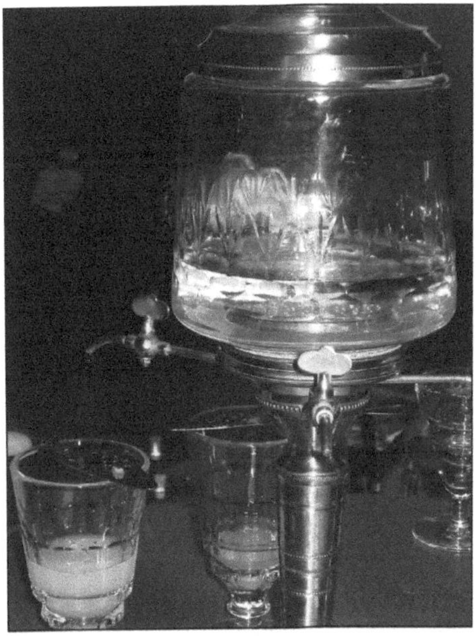

Abb. 28 Die traditionelle Zubreitung von Absinth: Mit Hilfe einer Absinth-Fontäne wird das gekühlte Wasser in einem „dünnen Faden" über den Zucker in das Glas gegossen, bis die gewünschte Trübung eintritt

Das sicherlich derzeit berühmteste alkoholische Naturdrogenprodukt ist der Absinth, der von seinen Anhängern liebevoll Grüne Fee genannt wird. Als Absinth wird in der Regel ein Destillat aus Wermutkraut *(Artemisia absinthium)* bezeichnet. Er kann allerdings auch auf kaltem Wege hergestellt werden, indem man dem reinem Alkohol Absinthöl (= Wermutöl) bzw. Absinthessenz hinzufügt. Der auf dem warme Weg (= Destillation) hergestellte Absinth wird von Kennern bevorzugt. Weiterhin enthält Absinth eine Reihe weiterer Kräuter wie Anis, Fenchel und Ysop, die zur Aromatisierung beitragen. Unzählige traditionelle Absinthrezepte sind noch heute überliefert.[578]

Wermutkraut wurde schon im alten Ägypten als Heilmittel eingesetzt. Es wurde als altes gynäkologisches Mittel zur Abtreibung und zur Einleitung der Geburt benutzt. Heute wird Wermuttee hauptsächlich zur Behandlung von Magen- und Darmkrankheiten eingesetzt. Der für die psychoaktive Wirkung des Wermuts verantwortlich gemachte Inhaltsstoff ist das Thujon.[579]

Der rätselbehaftete Ursprung des Absinths liegt in der Schweiz und Frankreich während der zweiten Hälfte des 18. Jahrhunderts. Als Erfinder des Absinths werden der französische Arzt Dr. Pierre Ordinaire und die schweizerische Mutter Henriod genannt. Die Mutter Henriod verhalf dem Absinth zu seinem eigentlichen Siegeszug, als sie 1797 ihr geheimes Absinthrezept an einen Major mit dem Namen Dubied verkaufte, dessen Schwiegersohn Henri-Louis Pernod war. 1798 produzierten Dubied und Pernod gerade mal 16 Liter Absinth am Tag. Pernod vergrößerte und erweiterte seine Absinthdestillen innerhalb der nächsten 50 Jahre so sehr, dass man von einem regelrechten Absinthimperium – der 1805 von ihm auf französischem Boden gegründeten neuen Firma Pernod Fils – sprechen kann. Der durch die französische Eroberung Algeriens während der ersten Hälfte des 19. Jahrhunderts ausgelöste Absinthrun verhalf dem Absinth zum endgültigen Durchbruch. Absinth wurde von den französischen Ärzten in Algerien als Allheilmittel eingesetzt. Die Firma Pernod Fils produzierte zu dieser Zeit bereits 20 000 Liter Absinth pro Tag. Gegen Mitte des 19. Jahrhunderts wurde der Absinth zur Volksdroge der Franzosen, da sich erstens nach Napoleons Sturz wieder zunehmend Alkohol ausschenkende Vergnügungslokale etablierten und zweitens infolge einer Reblausplage der Wein und der daraus destillierte Weinalkohol zur teuren Mangelware wurde. Dies führte zu einer Etablierung des Industriealkohols, welcher aus Rüben und Korn produziert wurde und somit wesentlich günstiger war. Absinth wurde in der ärmeren Bevölkerungsschicht zum alkoholischen Getränk der Wahl, da er wesentlich günstiger als der – von den Franzosen so geliebte – Wein war.[580] Die berühmtesten Absinth-Konsumenten dieser Zeitepoche waren sicherlich Charles Baudelaire, Ernest Hemingway, Edgar Allan Poe, Oscar Wilde, Pablo Picasso und Vincent van Gogh, der sich im Absinthrausch das linke Ohrläppchen abgeschnitten haben soll.[581] Absinth wird deshalb gerne als „legendäre Künstler- und Bohèmedroge“[582] bezeichnet.

Der Fall des Absinths begann am Anfang des 20. Jahrhundert, als dem Absinth die verheerenden Folgen des bis dato relativ unbekannten und tabuisierend behandelten Krankheitsbildes des Alkoholismus alleinig zugesprochen wurden. Die angeblich vom Absinth ausgelöste Krankheit wurde als Absinthismus bezeichnet. Heute geht man davon aus, dass es sich bei dem beschriebenen Krankheitsbild des Absinthismus um typische Symptome des Alkoholismus sowie Vergiftungen durch den so genannten schlechten Alkohol (= Fuselöle) handelt, der als Nebenprodukt bei der Gärung entsteht und bei einer unsachgemäßen Destillation – wie damals üblich – in die Spirituose gelangt. Bei einer dilettantisch durchgeführten Destillation verbleiben sogar gesundheitsschädliche Stoffe wie Ethanal und Ethylacetat sowie das hochgiftige Methanol im Destillat. Wie neuere Fälle in der Türkei belegen, sterben noch heute Menschen durch Spirituosen, die mit Methylalkohol versetzt sind.[583] Natürlich ist Wermut in hohen Dosen ebenfalls toxisch und von Experimenten mit großen Dosierungen hochkonzentrierter Wermutauszüge ist eindeutig abzuraten. Wissenschaftliche Untersuchungen haben allerdings ergeben, dass erst etwa 500 Gläser eines sehr starken Absinths (ca. 4 mg Thujon pro Schnapsglas) erste thujontypische Vergiftungserscheinungen hervorrufen.[584] Ein Zusammenspiel aus Interessenwahrnehmungen der mächtigen Weinindustrie und der Antialkoholbewegung sowie der unter Absintheinfluss begangene tragische Mordfall Lanfray führten in den Jahren von 1906 bis 1923 zu Absinthverboten der meisten europäischen Länder sowie der USA.[585] Bemerkenswert ist, dass der erwähnte Pernod sehr schnell einen wermutkastrierten Absinthnachfolger entwickelte: den bis heute erhältlichen Anisschnaps (Pastis) von Pernod.[586] Die Firma Pernod feierte im Jahr 2005 den 200. Geburtstag und ist durch die Fusion mit dem Anisschnapsproduzenten Ricard zum drittgrößten Getränkekonzern der Welt aufgestiegen.[587] Aber auch Anis kann in hohen Dosen u. a. epileptische Anfälle und Halluzinationen hervorrufen.[588] Überlegungen, den Anisgehalt von Spirituosen zu beschränken, sind mir allerdings nicht bekannt.

Im Jahre 1998 wurde das Absinth-Verbot in der Bundesrepublik durch eine Neufassung der Aromenverordnung, welche die Verwendung von Thujon regelt und an das EU-Recht angleicht, im Zuge der Einrichtung des Europäischen Binnenmarktes aufgehoben. Allerdings ist der höchst mögliche Thujon-Gehalt in der zurzeit geltenden EU-Aromaverordnung gesetzlich vorgeschrieben. Alkoholische Getränke bis 25 vol. % dürfen maximal 5 mg Thujon pro kg und alkoholische Getränke über 25 vol % maximal 10 mg pro kg enthalten. Bitterspirituosen dürfen sogar bis maximal 35 mg Thujon pro kg enthalten. Die Spirituosen-Industrie hat natürlich ihre Chance erkannt und forcierte die Promotion für das ehemalige Volksgetränk. Heute hat sich der Absinth als kostspielige Trend-Spirituose etabliert. Dabei half sicherlich der dem Absinth vorauseilende Ruf als legendäres Künstler inspirierendes Rauschmittel.[589] Heute sind mindestens 50 verschiedene Absinthe der unterschiedlichsten Geschmackrichtungen und Herkunftsländer auf dem deutschen Markt erhältlich, welche von hauptsächlich jugendlichen Konsumenten zu Hause und in Szene-Bars, pur oder als Cocktail gemischt, getrunken werden.

Kritiker fragen sich natürlich zu Recht, ob durch den reduzierten Thujon-Gehalt – die Absinthe vor dem Verbot enthielten zwischen 40 und 260 mg Thujon pro kg – der heutige Absinth dem alten entspricht. Eine Antwort auf diese Frage scheint im nebulösen Dunkeln des 19. Jahrhunderts zu liegen und kann pauschal nicht beantwortet werden.[590] Fakt ist, dass die meisten Konsumenten Absinthe mit einem hohen Thujon-Gehalt bevorzugen, da sie der Meinung sind, dass bei niedrig dosierten Absinthen die Alkoholwirkung eindeutig überwiegt. Die Wirkung eines Absinths wird oft als THC-ähnlich beschrieben. Dies liegt wahrscheinlich an dem Umstand, dass Thujon und THC einen chemisch sehr ähnlichen Aufbau haben und die gleichen Reaktionen im Gehirn auslösen.[591] Bei großen Dosen von Absinth kommt es allerdings zu den typischen Alkoholvergiftungserscheinungen. Wie ich bereits dargestellt habe, ist es fast unmöglich mit den heutigen Absinthen eine Thujonvergiftung zu erfahren, da man zuerst an den Folgen einer Alkoholvergiftung sterben würde. Eine Warnung sei an dieser Stelle trotzdem ausgesprochen: Thujon wirkt kumulativ, d. h. es reichert sich im Körper des Menschen an. Somit können tägliche kleine Thujongaben nach einer gewissen Zeit dieselbe Wirkung hervorrufen, wie eine einmalige große Dosis.[592]

4.6.2 Die weniger bekannten alkoholischen Naturdrogenprodukte

Die Berliner Firma Sensatonics stellt seit 1994 hochwertige Elixiere, Kräuterbitter und Pflanzenliköre her. Diese Elixiere basieren überwiegend auf überlieferten Rezepten verschiedener Kulturen. Nach der Tradition der Alchemisten extrahieren die Jungunternehmer mit Hilfe spagirischer Verfahren nicht nur die einzelnen Inhaltsstoffe der von ihnen verwendeten Pflanzen, sondern versuchen den Geist der Pflanzen ganzheitlich zu erfassen. Dem Anwender stehen dabei ganz unterschiedlich wirkende Elixiere zur Verfügung. So beispielsweise der „transzendentale Kick"[593] Moonwalk oder der „tantrische Kick"[594] Venuswave, welcher als „Barbarellas Geheimtipp für spontane Zwischenstopps auf Liebesplaneten"[595] angepriesen wird. Bei der Kreation der Produkte werden nur solche Kräuter verwendet, die als Lebensmittel oder als Aromapflanzen zugelassen sind. Da es sich dabei auch um Arzneipflanzen handelt, dürfen die enthaltenen Pflanzen auf den Etiketten der Produkte absurderweise nicht erwähnt werden. Außerdem darf auch nicht mit der Wirkung der Produkte geworben werden.[596] Ab und zu erfährt man aber dennoch, um welche Komposition es sich handelt. Bei dem Moonwalk z. B. „unterstützen sich das gelassen und heiter stimmende Passionsblumenkraut und die Venuspflanze Kalmus synergetisch. Sie werden ergänzt durch einen Hauch wilder Körperlichkeit des brasilianischen Catuabaholzes."[597] Mit

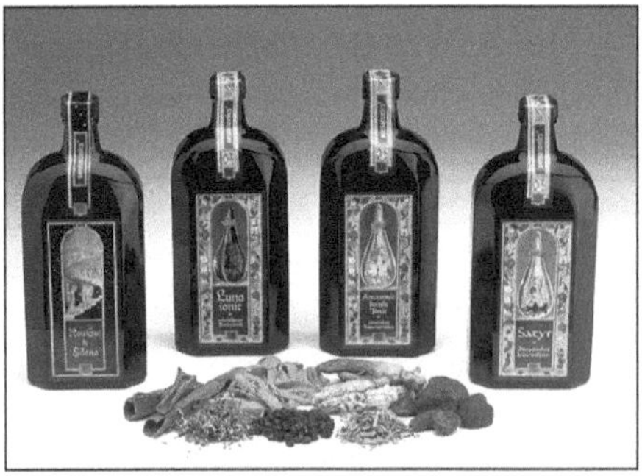

Abb. 29 Pflanzenliköre der Berliner Firma Sensatonics mit Ingredienzien

ihren Produkten haben es die Berliner geschafft, in diversen Fernsehsendungen und Printmedien lobend erwähnt zu werden. Auf großen Technoevents ist mittlerweile fast immer eine Spacebar mit den Sensatonics-Produkten vertreten und erfreut sich dort großer Beliebtheit. Auch gewisse Szene-Bars haben diese bereits im Angebot. Da sich die „Alchemisten der Neuzeit“[598] an vorgeschriebene Grenzwerte – der von ihnen verwendeten Pflanzen – halten müssen, haben die Elixiere meist nur eine subtil feinstoffliche Wirkung und sind laut Imke Schridde nur „für begabte Stoffwechsler“[599] geeignet. Nach Aussage von Bernd Lauer – dem Begründer von Sensatonics – sind ihre Elixiere als „Genussmittel, die das körperliche Erleben in eine bestimmte Richtung intensivieren“[600], einzustufen. Es bleibt abzuwarten, ob sich diese neuen Kräuterliköre und -bitter einem breiteren Konsumentenkreis erschließen können. Die Gefahr einer Überdosierung durch die enthaltenen Kräuter besteht nicht, da der Alkoholgehalt – wie beim Absinth – den begrenzenden Faktor darstellt.

Abschließend möchte ich eine in meinen Augen abscheuliche Tradition erwähnen: das Einlegen von Tieren mit psychoaktiven Eigenschaften in Alkohol. Psychoaktive Tiere sind zweifellos ein Thema für sich, da es unzählige Tiere gibt, die als Rauschmittel Verwendung finden können. Bekannte Beispiele sind der als Aphrodisiakum geschätzte Ölkäfer *Lytta vesicatoria* – besser bekannt unter dem Namen Spanische Fliege[601] – und der tödlich giftige Fugu-Fisch *(Fugu spp.)*, welcher in japanischen Restaurants eine Delikatesse darstellt und wegen der Gefahr eines Zubereitungsfehlers mit tödlichen Folgen von nur wenigen lizenzierten Köchen zubereitet werden darf. In Japan kommt es trotz dieser Vorsichtsmaßnahmen zu mehreren Todesfällen pro Jahr.[602] Eine Übersicht über die verschiedenen psychoaktiven Tiere liefert Berger.[603] In Slowenien gibt es die Tradition im Herbst einen Salamander Brandy herzustellen, wobei die lebenden Feuersalamander *(Salamandra salamandra)* entweder in Alkohol eingelegt oder langsam mit destilliert werden. Die Wirkung des Salamander Brandys wird als eindeutig halluzinogen beschrieben.[604]

Besonders die Chinesen sind weltweit bekannt für ihre exotischen traditionellen Heil- und Potenzmittel. So gelten nach der traditionellen chinesischen Medizin (TCM) alkoholische Extrakte aus Geckos *(Gekko spp.)* und Seepferdchen *(Hippocampus spp.)* als besonders wirksame Aphrodisiaka.[605] Ich kann nur für die vom Aussterben bedrohten Seepferdchen und für alle anderen Tierarten hoffen, dass diese für mich abscheulich anmutenden Traditionen – im Zuge der immer populärer werdenden traditionellen chinesischen Medizin – bei uns keine Anhänger finden wird. Von einer Einnahme solcher, teilweise tödlich giftigen Tierpräparate ist nicht nur aus ethischen Gründen abzuraten.

4.7 Psychoaktive Salbei-Arten *(Salvia spp.)*

Die Gattung *Salvia* ist weltweit mit mehreren hundert Arten vertreten. Unter den europäischen Salbei-Arten ist laut Löhrer lediglich der Echte Salbei *(Salvia officinalis)* „von toxikologischem Interesse"[606]. Es gibt jedoch noch eine amerikanische Salbei-Art, die besonders in den letzten Jahren den Fokus internationaler Psychonauten auf sich gezogen hat und somit auch den Schwerpunkt dieses Kapitels darstellt: der sagenumwobene Wahrsagesalbei *(Salvia divinorum)*.

4.7.1 Der Wahrsagesalbei *(Salvia divinorum)*

Bei *Salvia divinorum* (Abb. F12) – einer immergrünen, mehrjährigen, staudenförmigen Pflanze mit charakteristischen viereckigen Stängeln – handelt es sich um eine uralte mexikanische Heil- und Zauberpflanze. Diese ist nur in einem kleinen Gebiet Mexikos endemisch. Die *Salvia divinorum* wird noch heute von mexikanischen Schamanen für Heilzeremonien verwendet, wenn ihnen keine psilocybinhaltigen Pilze zur Verfügung stehen.[607] Wasson und Hofmann, die maßgeblich an der Entschlüsselung der traditionellen mexikanischen Rauschmittel beteiligt waren, widmeten sich Anfang der 60er Jahre auch der mexikanischen Zauberpflanze Ska Maria Pastora, wie die Salvia-Art von den Mazateken genannt wird. Der Erfolg ihrer Bemühungen war aber beschränkt. Lediglich die botanische Bestimmung der von Wasson und Hofmann mitgebrachten neuen Salvia-Art gelang den beauftragten Wissenschaftlern vom Botanischen Institut der Harvard Universität. Die chemische Untersuchung des Wahrsagesalbeis blieb lange Zeit erfolglos.[608] „Das Problem der Zauberpflanze Ska Maria Pastora harrt, was die chemische Natur der Wirkstoffe anbetrifft, immer noch der Lösung"[609] schreibt Hofmann über seine missglückten Versuche, dass chemisch wirksame Prinzip der Salvia-Art zu lüften. Durch ihre Expeditionen und Bemühungen trugen Wasson und Hofmann trotz allem zur Erforschung der Pflanze bei.[610] Fast alle der heute kultivierten *Salvia divinorum* Ableger stammen von den Pflanzen ab, die Bunnell im Jahre 1962 erhalten hat.[611]

Interessant ist, dass *Salvia divinorum* in der natürlichen Umgebung keine Samen ausbildet und somit selbst von den Mazateken nur über Stecklinge vermehr wird. Diese einfache Art der Kultivierung wird heute in subkulturellen Kreisen analog angewandt, wodurch sich diese Salvia-Art weltweit verbreitet hat und nun bei vielen Psychonauten zu finden ist.[612] Die meisten *Salvia divinorum* Pflanzen sind somit genetisch identisch, „was auch eine gleiche Wirkstoffproduktion einschließt"[613].

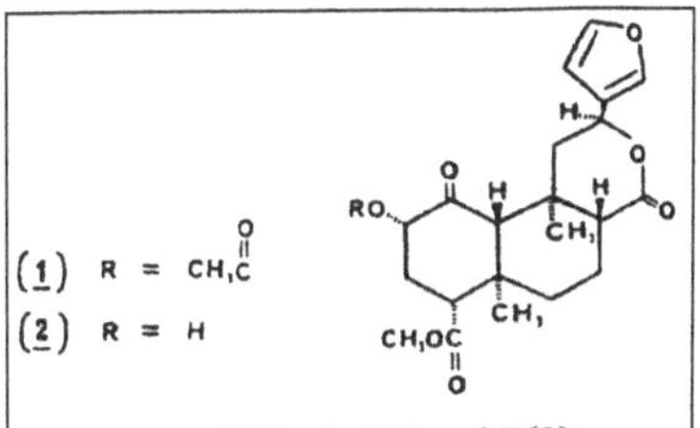

Abb. 30 Strukturformel der Diterpene Salvinorin A (1) und Salvinorin B (2)

Bis zur Entschlüsselung der wirksamen Inhaltsstoffe mussten noch etwa zwanzig Jahre vergehen. Erst Anfang der 80er Jahre entdeckten zwei unabhängige Forschergruppen die für die psychedelische Wirkung verantwortlichen Inhaltsstoffe Salvinorin A und B, wobei Salvinorin A den Hauptwirkstoff darstellt. Sensationell an dieser Entdeckung ist, dass es sich bei der chemischen Struktur der Wirkstoffe um Diterpene handelt. In dieser Stoffklasse waren bisher keine Substanzen mit psychoaktiven Wirkungen bekannt. Normalerweise handelt es sich bei den psychoaktiven Wirkstoffen um Alkaloide.[614] Aber auch die ungeheure Potenz des Salvinorin A kann als sensationell bezeichnet werden. Die Reinsubstanz Salvinorin A wirkt bereits im Mikrogrammbereich (200 – 500 µg) und ist das „potenteste natürlich vorkommende Halluzinogen"[615], das bisher isoliert wurde.

Die etwa halbstündige Wirkung einer großen Dosis der Reinsubstanz (0,5 mg bis 1 mg) wird extrem mächtig und als eine Art Delirium beschrieben, bei der es zu unkontrollierten Handlungen kommen kann. In den getrockneten Blättern der Salvia-Art konnten pro Gramm 1,5 bis 2,2 mg Salvinorin A nachgewiesen werden. Dies ist eine relativ hohe Konzentration, wenn man bedenkt, dass bereits 0,2 mg wirksam sind.[616] Eine einzige Salvia-Pflanze kann in einer Saison unter optimalen Wachstumsbedingungen etwa 0,5 bis 1 kg getrocknete Blätter produzieren, was eine enorme Biomasse darstellt und umgerechnet bis zu 10 000 Einzeldosen ergibt. Diese Angaben verdeutlichen die enorme Potenz dieser Pflanze.

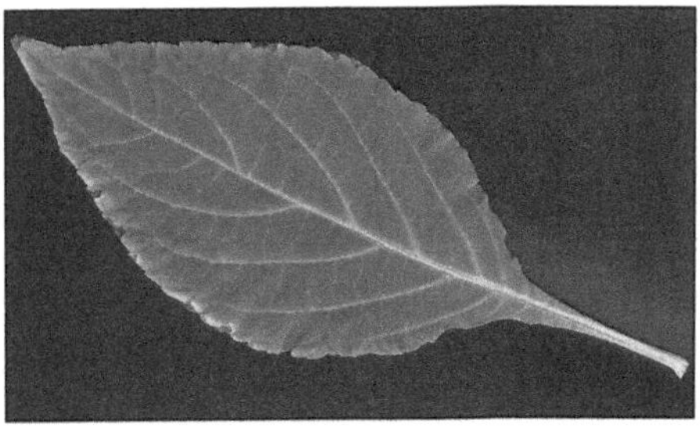

Abb. 31 Ein frisches Blatt des Wahrsagesalbei

Die traditionelle mazatekische Methode der Salvia-Aufnahme ist das langsame Auskauen der äußerst bitter schmeckenden frischen Blätter. Dabei ist es wichtig, dass das wasserunlösliche Salvinorin A in einer Art Emulsion oder Mikrosuspension fein verteilt wird, damit durch diesen Aufschluss die Resorption der Wirkstoffe durch die Schleimhäute im Magen-Darm-Trakt möglich wird.[617] In den 90er Jahren wurde schließlich festgestellt, dass es unnötig ist, den Pflanzensaft zu schlucken, da bereits die Mundschleimhaut in der Lage ist, das Salvinorin A zu resorbieren. Die Blätter bzw. der Saft von den Blättern sollte bei dieser Applikationsform mehrere Minuten im Mund behalten werden. Diese Methode stellt im Übrigen die effektivere der beiden dar und wurde von einigen Mazateken adaptiert.[618] Etwa sechs bis dreissig Blätter werden benötigt, um eine psychedelische Wirkung zu erzielen, die sich allerdings nach Angaben von Schuldes „deutlich von den Wirkungen bisher bekannter psychoaktiver Substanzen abhebt"[619]. Die Wirkung des Pflanzenmaterials ist nicht unbedingt mit der oben beschriebenen Wirkung der Reinsubstanz vergleichbar, da die „Aufnahmekapazität der Schleimhäute (...) bei diesen pflanzlichen Zubereitungen limitiert"[620] und dadurch ein vorübergehender Kontrollverlust in Folge einer Überdosierung fast ausgeschlossen oder zumindest gering ist.[621] Die Wirkung der frischen Blätter und der Extrakte, die zur oralen Einnahme bestimmt sind, setzt nach ca. zehn Minuten ein und hält etwa eine Stunde an. In kleineren Dosierungen ist die Salvia-Art gut kontrollierbar, d. h. die Erfahrung lässt sich problemlos durch eine ablenkende Atmosphäre unterbrechen. Bei großen Dosierungen ist dies allerdings nicht immer möglich.[622] Gartz spricht von einer „eher oberflächliche[n] Art der Erzeugung von Visionen ohne psychodynamischen Hintergrund"[623], weshalb er der Pflanze keine Chance für den Einsatz in der psycholytischen Therapie gibt, wo es gerade auf die Fähigkeit ankommt, persönliche Konflikte aufzudecken und durchzuarbeiten.[624] Interessant ist, dass etwa zwanzig Prozent aller Versuchspersonen fast vollständig immun gegenüber der Salvia-Wirkung sind und diese selbst bei den anderenachtzig Prozent nicht immer zuverlässig eintritt.

Die Salvia-Blätter können aber auch in getrockneter Form geraucht werden, welche die von den jugendlichen Konsumenten bevorzugte Applikationsform darstellt, da in der Regel getrocknete Salvia-Blätter im Handel sind und der Umgang mit einer Wasserpfeife (Bong) durch den Cannabisgebrauch bereits weit verbreitet ist. Die Wirkung der gerauchten Blätter unterscheidet sich von der oralen Einnahme durch einen raschen Wirkungseintritt, der bereits nach etwa einer halben bis einer Minute nach Beginn des Rauchens spürbar ist, sowie dem schnellen Erreichen des Höhepunktes nach etwa zwei Minuten. Außerdem verfliegt die Wirkung beim Rauchen bereits nach etwa zehn Minuten. Um eine Wirkung zu erfahren, müssen etwa 0,2 bis 1 g der getrockneten Blätter in einer Wasserpfeife geraucht werden, wobei der Rauch so lange wie möglich in der Lunge verbleiben sollte. Da die Wirkung beinahe unverzüglich eintritt, ist die Anwesenheit einer nüchternen Begleitperson besonders wichtig, die das benutzte Rauchgerät sicher abstellen kann.[625] Bisher sind keine Nebenwirkungen, außer den bereits genannten Kontrollverlusten bei Überdosierungen, bekannt geworden. Umfangreiche Studien zur Toxizität und Auslösung möglicher Spätfolgen stehen aber noch aus. Abhängigkeitsentwicklungen wurden bisher ebenfalls noch nicht festgestellt. Für *Salvia divinorum* gelten natürlich die in Kapitel 3.3.2 genannten Risiken.[626]

In den letzten Jahren ist ein regelrechter Salvia-Boom zu beobachten, weshalb ich diese Pflanze auch sehr ausführlich behandele. Obwohl die Salvia-Art schon seit den 80er Jahren im ethnobotanischen Fachhandel angeboten wird, ist es erst in den letzten zehn Jahren zur explosionsartigen weltweiten Verbreitung in subkulturellen Kreisen gekommen. In der Bundesrepublik hat sich die Entwicklung seit 1998 beschleunigt, da durch die 10. BtMÄndV dem ethnobotanischen Fachhandel und den Head-Shops eine ganze Produktpalette wegbrach. Auf der Suche nach Ersatzprodukten stießen die Händler auf die potente und (noch) legale *Salvia divinorum*. Der Salvia-Verkauf wurde durch zielgerichtete Zeitungsartikel und -annoncen sowie im Internet forciert. Weiterhin wurde die psychedelische Wirkung des Salvias von den Händlern und Szenemedien in den höchsten Tönen gelobt. Schuldes fasst die aktuelle Situation mit folgenden Worten zusammen: „Salvia ist das einzige mir derzeit bekannte Halluzinogen mit nahezu zuverlässiger Wirkung, das keine offensichtlichen schwerwiegenden oder unangenehmen Nebenwirkungen aufweist und trotzdem (noch! – August 2001) vollständig legal ist.“[627]

Da die Pflanze auch sehr leicht kultivierbar ist, gibt es keine Probleme bei der Versorgung des Marktes. Eine deutsche Gärtnerei, die ehemals Orchideen züchtete, stellte sogar ihre gesamte Produktion auf *Salvia divinorum* um. Heute ist Salvia schätzungsweise die am meisten verkaufte und gebrauchte legale Naturdroge. Es gibt mittlerweile schon Versandhandelfirmen, die sich auf Salvia spezialisiert haben.[628] So werden nicht nur getrocknete Blätter und lebende Ableger verkauft, sondern bereits fertige Salvia-Extrakte, die geraucht oder über die Mundschleimhaut aufgenommen werden. Als beliebter Zusatzstoff für Extrakte, die über die Mundschleimhaut aufgenommen werden, hat sich das Dimetylsulfoxid (DMSO) bewährt. DMSO ist auf Grund seiner Fähigkeit, Substanzen durch die Körperhaut zu transportieren, besonders geeignet, um den Wirkstoff in die Blutbahn zu manövrieren. Das WWW ist ebenfalls voll mit Informationsseiten,

Diskussionsforen und Versandhandelgeschäften, die über Salvia informieren oder Salvia-Produkte vertreiben. Die große Frage ist allerdings, wie lange *Salvia divinorum* noch legal erhältlich ist. Rätsch spricht vom „statu nascendi der Dämonisierung einer heiligen Pflanze“[629], da die Sensationspresse gerade die typischen Horrormeldungen inklusive erschreckender Fehlinformationen über diese Salvia-Art veröffentlicht. Der Spiegel schreibt beispielsweise über die neue Wahnsinnsdroge Salvia, die in „der Drogenszene von New York bis Amsterdam“[630] eine drastische Verbreitung findet: „Noch Monate nach dem Rausch kann das Gehirn psychotische Schocks und Rückblenden durchlaufen. In London erzielen die Blätter (...) Gramm-Preise von 80 Pfund.“[631] Australien war das erste Land, welches gesetzliche Maßnahmen ergriff und im Jahre 2002 ein Salvia-Verbot erließ.[632] Einige Länder wie Dänemark und Belgien zogen nach und verabschiedeten ebenfalls Verbote von *Salvia divinorum* und dessen Inhaltsstoff Salvinorin A. In der Bundesrepublik ist es (noch) nicht so weit (Stand: Februar 2006).[633] Trotzdem wird von behördlicher Seite gerne das AMG angewandt und den Salvia-Händlern ein strafbarer Handel mit nicht zugelassenen oder apothekenpflichtigen Arzneimitteln vorgeworfen. Der Staatsanwaltschaft reicht bereits der Besitz einer größeren Menge von Salvia aus, um ein Strafverfahren zu eröffnen.[634] Nach einer persönlichen Mitteilung von Eul ist es allerdings bis heute (Stand: Februar 2006) zu keiner rechtskräftigen Verurteilung bezüglich *Salvia divinorum* gekommen.[635]

Wenn man sich diese Situation anschaut, ist es verwunderlich, dass die typische Sozialarbeiterliteratur keine oder nur unzureichende Informationen über den Gebrauch von Salvia liefert. So erwähnen Klerings und Schmaal sowie Geschwinde die Salvia-Art mit keinem Wort in ihren Abhandlungen.[636] Schmidbauer und vom Scheidt sind in ihrer aktuellen überarbeiteten Auflage (2004!) noch auf dem Stand von vor zwanzig Jahren, als man noch nicht wusste, welche wirksamen Inhaltsstoffe enthalten sind.[637] Löhrer und Weber erwähnen die Salvia-Art nur beiläufig und messen ihr keine besondere Bedeutung zu.[638] Bei meiner Literaturrecherche ist mir außerdem aufgefallen, dass es den so genannten Experten schwer fällt, zwischen dem pharmakologisch uninteressanten Echten Salbei und dem Wahrsagesalbei zu unterscheiden. Dem Echten Salbei wird in der Regel eine wesentlich größere Bedeutung beigemessen als dem Wahrsagesalbei. Dies geht natürlich völlig an der Sache vorbei, da es sich bei dem Echten Salbei um ein Gewürz und eine Teedroge handelt und bei dem Wahrsagesalbei um eine hoch potentes Psychedelikum. Manchmal kann man sogar wie Rätsch den Eindruck gewinnen, dass Sozialarbeiter und Drogenberater die *Salvia divinorum* für den Küchensalbei *(Salvia officinalis)* halten, „und glauben, dass Salbeibonbons high machen...“[639].

4.7.2 Weitere mögliche psychoaktive Salbei-Arten *(Salvia spp.)*

Einige Autoren sind der Ansicht, dass der Echte Salbei *(Salvia officinalis)* „von toxikologischem Interesse“[640] ist und „zu den gerne und häufig eingesetzten missbrauchsfähigen Küchenkräutern“[641] gehört. Dies wird zum einen durch die enthaltenen Inhaltstoffe begründet. Der für die angeblich psychoaktive Wirkung des Echten Salbeis verantwortliche Inhaltsstoff ist das Thujon, welches auch im Wermut *(Artemisia absinthium)* enthalten ist. Löhrer vermutet, dass auch Salvinorin A als Wirksubstanz enthalten sein könnte.[642] Diese Angabe konnte ich aber in keiner weiteren Literatur bestätigt finden. Auch das Thujon scheint nicht in nennenswerten Mengen enthalten zu sein, da es in vielen Standardwerken über Arznei- und Heilpflanzen als Inhaltsstoff des Echten Salbeis nicht erwähnt wird.[643] Zum anderen gibt Löhrer an, dass Salbeiblätter als Aufguss oder geraucht eine halluzinogene Wirkung hervorrufen. Besonders die Alt-Kiffer benutzen nach Aussage von Löhrer *Salvia officinalis* gemeinsam mit Cannabis.[644] Nach gründlicher Recherche komme ich allerdings zu dem Schluss, dass die Autoren bei den Wirkungsbeschreibungen den Echten Salbei mit dem Wahrsagesalbei verwechselt haben müssen. Da erstens die beschriebene Wirkung viel eher auf den Wahrsagesalbei zutrifft und diverse Bioassays von verschiedenen Personen mit gerauchtem Echten Salbei zu keinerlei psychoaktiven Wirkung führten.[645] Zweitens wird der Echte Salbei wahrscheinlich nicht primär zur Erzeugung von Rauschzuständen verwendet, sondern hauptsächlich als Tabakersatz. Die Verwendung von diversen Rauchkräutern als Tabakersatz ist in der Hanfszene weit verbreitet. Besonders beliebt sind Rauchkräuter, die einen nikotinfreien Cannabisgebrauch ermöglichen.

Exkurs III: Rauchkräuter

Im Prinzip können natürlich alle getrockneten Pflanzen geraucht werden. In der Hanfszene werden die Rauchkräuter primär als Tabakersatz verwendet und zusammen mit Cannabis geraucht. Dabei können psychoaktive Kräuter verwendet werden, welche die Cannabiswirkung verstärken oder auch Kräuter, die keine oder keine großartige psychoaktive Wirkung hervorrufen. Als besonders starke psychedelische Rauchmischung empfiehlt Rätsch z. B. die Kombination aus Cannabis, Stechapfel und Fliegenpilz, da diese Mischung eindeutig synergistische

Effekte besitzt. Die Kombinationsmöglichkeiten sind groß und der Phantasie der User sind keine Grenzen gesetzt. Beliebt sind die so genannten Legal Highs, die als Cannabissubstitut vermarktet werden und geraucht cannabisähnliche Effekte hervorrufen sollen. Das mexikanische Aphrodisiakum Damiana *(Turnera diffusa)* stellt bei dieser Art der Rauchmischungen sehr oft den Hauptbestandteil dar.[646] Mittlerweile werden in den Head- und Smart-Shops die verschiedensten fertigen Rauchmischungen in professioneller Aufmachung angeboten. In der Bundesrepublik dürfen allerdings Kräuter, die kein Nikotin enthalten, nicht zum Rauchen angeboten werden. Deshalb werden diese als Kräutermischungen zur Raumluftverbesserung verkauft.[647] Diese legal erhältlichen Rauchmischungen haben allerdings keine eindeutig psychoaktive Wirkung. Als typische Rauchkräuter, welche überwiegend als Tabakersatz verwendet werden, können u. a. folgende Pflanzen genannt werden: Damiana *(Turnera diffusa)*, Habichtskraut *(Hieracium pilosella)*, Katzenminze *(Nepeta cataria)*, Helmkraut *(Scutellaria laterifolia)*, Passionsblume *(Passiflora spp.)* (Abb. F14), Huflattich *(Tussilago farfara)*, Minze *(Mentha spp.)*, Oregano *(Origanum vulgare)*, Muskatellersalbei *(Salvia sclarea)* und der Echte Salbei *(Salvia officinalis)*. Betont werden muss an dieser Stelle, dass die Pflanzen nicht unbedingt wegen ihrer psychoaktiven Wirkung geraucht werden. Bei vielen dieser Pflanzen kann man wie Rätsch nur von einer zweifelhaften psychoaktiven Wirkung sprechen.[648]

Exkurs IV: Psychoaktive Gewürze und Küchenkräuter

Wie vielleicht schon aufgefallen ist, werden einige Gewürze und Küchenkräuter von den Usern der Naturdrogen geschätzt. Dabei werden nicht alle, wie am Beispiel des Echten Salbeis dargestellt, wegen ihrer eindeutigen psychoaktiven Wirkung konsumiert. Es gibt allerdings auch Naturdrogen, die in einem gut sortierten Gewürzregal zu finden sind und eindeutig psychoaktive Effekte hervorrufen können.

Als klassisches Beispiel sind die Samen und der Samenmantel des tropischen Muskatnussbaums *(Myristica fragrans)* – besser bekannt als Muskatnuss und -blüte – zu nennen. Die für die Psychoaktivität der Muskatdrogen verantwortlichen Inhaltstoffe sind das Myristicin, das Elemicin und das Safrol. Es wird angenommen, dass diese Stoffe im menschlichen Körper durch die chemische Reaktion der Aminierung in psychoaktive Substanzen umgewandelt werden. So wird z. B. durch Aminierung das Safrol in das als Ecstasy im Umlauf befindliche MDMA umgewandelt.[649] Das Krebs erzeugende und Leber schädigende Safrol ist im

Übrigen auch der Hauptwirkstoff des Nelkenzimtbaumes *(Sassafras officinale)*, dessen Wurzelrinde in den USA zur Herstellung des alkoholfreien Root Beer benutzt wurde.[650] Die Dosierungsangaben für die Muskatnuss sind in der Literatur sehr unterschiedlich angegeben und reichen von ein bis zwei Nüssen bis zu 30 g des Samenpulvers. Auch die Bandbreite der Wirkungsbeschreibungen ist sehr groß. Einige User berichten von einer cannabisähnlichen Wirkung, während andere User von eindeutig halluzinogenen Effekten sprechen.[651] Genaue Angaben zur Toxizität fehlen ebenfalls. Bereits eine halbe Muskatnuss führt nach Roth, Daunderer und Kormann zu Vergiftungserscheinungen. Eine letale Dosis geben sie allerdings nicht an.[652] Geschwinde berichtet bei der gleichen Dosierung von möglichen tödlichen Intoxikationen.[653] Die meisten Autoren sind sich allerdings über die erheblichen unangenehmen vegetativen Nebenwirkungen bei einer Muskatnuss-Einnahme einig.[654] Besonders beliebt sind Muskatnüsse anscheinend bei Gefängnisinsassen, denen keine große Auswahl an psychotropen Substanzen zur Verfügung steht. Diese müssen somit auf die erhältlichen und nebenwirkungsreichen Rauschmittel zurückgreifen.[655]

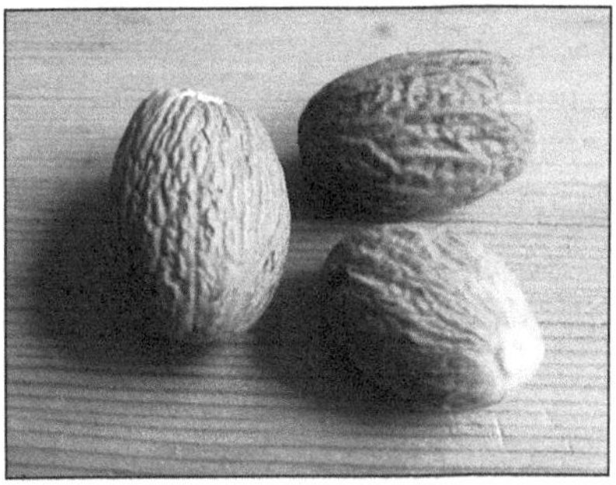

Abb. 32 Die Samen des tropischen Muskatnussbaums *(Myristica fragrans)*

Über die Verbreitung des Muskatnuss-Gebrauchs sind sich die Autoren wiederum uneinig. Löhrer geht von einer weiten Verbreitung unter den Abhängigen aus,[656] während Geschwinde den Muskatnuss-Gebrauch als „so gut wie unbekannt“[657] beschreibt. Die Wahrheit liegt meines Erachtens in der Mitte. Die Muskatnuss stellt eine typische Ersatzdroge dar und wird meist nur konsumiert, wenn keine anderen psychotropen Substanzen zur Verfügung stehen. Weiterhin ist es eher ein experimenteller Konsum, da die unangenehmen toxischen Nebenwirkungen vor weiteren Versuchen abschrecken. Als Nachwirkung entwickelt sich oft eine enorme Aversion gegenüber dem Muskatnussgeschmack, sodass die Muskatnuss von ehemaligen Usern selbst als Gewürz gemieden wird. Erneute Versuche mit großen Mengen von Muskatnüssen werden durch diese große Aversion eher unwahrscheinlich.[658] Wegen möglicher toxischer Nebenwirkungen rate ich von einem Gebrauch als Psychedelikum ab. Der Konsum als Gewürz ist hingegen unproblematisch.

Auch die gemeine Petersilie *(Petroselinum crispum)* enthält wie die Muskatnuss Myristicin und Elemicin und ist somit theoretisch ebenfalls als Psychedelikum zu gebrauchen. Allerdings enthalten nur die Samen und die reifen Früchte der so genannten Myristicinrasse – eine Chemovare (chemische Rasse) der Gewürzpflanze – Myristicin in nennenswerten Mengen. Vor einem Gebrauch für psychoaktive Zwecke ist aber wegen höchstwahrscheinlich eintretender gesundheitsgefährdender Nebenwirkungen dringend abzuraten.[659]

Die von jeher begehrten und extrem teuren Narbenschenkel des Safrans *(Crocus sativus)* stellen auch ein psychoaktives Gewürz dar. Die Wirkung wird mit der des Opiums verglichen. Bereits 5 bis 10 g des Safrans können zu tödlichen Vergiftungen führen.[660] Als weiteres psychoaktives Gewürz ist das Galanga *(Kaempferia galanga)* in der Szene bekannt, welches eine deutlich stimulierende Wirkung hervorruft und in asiatischen Lebensmittelgeschäften erhältlich ist.[661] Auch der Waldmeister *(Galium odoratum)* ist wieder im Kommen. Ursprünglich in Form der Waldmeisterbowle primär in bürgerlichen Kreisen benutzt, tauchen neuerdings Hinweise über die subkulturelle Verwendung als Rauschmittel auf. Die Wirkung kleiner Dosen wird als euphorisierend beschrieben, während größere Dosen sinneserweiternd und halluzinogen wirken sollen.[662] Damit endet die Liste der psychoaktiven Gewürze jedoch noch lange nicht. Es ist aber in diesem Buch unmöglich, alle psychoaktiven Gewürze zu behandeln, zumal die weiteren in der Szene (noch) keine große Verwendung finden.

Nun fahre ich mit der Darstellung der psychoaktiven Salbei-Arten fort. Den Muskatellersalbei *(Salvia sclarea)* habe ich bereits bei den Rauchkräutern erwähnt. Dies stellt auch den subkulturellen Hauptverwendungszweck dieser Salbei-Art dar. In der Aromatherapie wird das ätherische Öl des Muskatellersalbeis als eines „der stärksten stimmungsaufhellenden ätherischen Öle“[663] gesehen. Die Wirkung des Krautes wird als überwiegend euphorisierend beschrieben. Größerer Dosen sollen hingegen leicht berauschend wirken.[664]

Auch der Feuersalbei *(Salvia splendens)* wird von Borschke und Berger als psychoaktive Salbei-Art genannt. *Salvia coccinea*, *Salvia argentea*, *Salvia plebia* und *Salvia x superba* führen nach Angaben von Daniel Siebert geraucht ebenfalls zu psychotropen Effekten. Vor Selbstversuchen muss aber ausdrücklich gewarnt werden, da diese Salbei-Arten bisher nur ungenügend pharmakologisch untersucht wurden und daher gesundheitliche Risiken bei einem Gebrauch nicht auszuschließen sind.[665]

4.8 Cannabis *(Cannabis spp.)*

Ich habe lange gezögert, die Gattung *Cannabis* in diese Arbeit aufzunehmen, da über diese Pflanzen und die daraus gewonnenen Produkte bereits unzählige Publikationen erhältlich sind. Der mittlerweile weit verbreitete Cannabisgebrauch führt schon seit den 60er Jahren zu ideologisch aufgeheizten kontroversen Diskussionen zwischen Cannabisbefürwortern und -gegnern. Dieser bis heute anhaltenden Diskussion möchte ich mich an dieser Stelle nicht anschließen. Der Vollständigkeit wegen werde ich trotzdem einige Worte über die Cannabispflanzen und deren Produkte anbringen. Für weitere ausführliche Informationen verweise ich auf die große Fülle der weiterführenden Literatur über Cannabis.

Der Konsum von Cannabis stellt schon lange kein Randphänomen mehr dar, da Cannabis heutzutage beinahe zum alltäglichen Bild in der Öffentlichkeit gehört. Wie Kaffee, Alkohol und Tabak ist Cannabis für viele Jugendliche ein akzeptiertes – aber illegales – Genussmittel. Cannabisprodukte sind die mit Abstand am häufigsten verwendeten illegalen Rauschmittel in der Bundesrepublik. Nach Schätzungen konsumieren weltweit etwa 400 Millionen Menschen Cannabisprodukte.[666] Die getrockneten weiblichen Blüten (= umgangssprachlich Marihuana) und das Harz (= umgangssprachlich Haschisch) der Cannabispflanzen, die an den symbolträchtigen und markant gezackten Blättern leicht zu erkennen sind, sind die am häufigsten verwendeten Zubereitungsformen. Die für die Psychoaktivität des Hanfes verantwortlichen Inhaltstoffe sind die Cannabinoide, von denen mittlerweile über sechzig bekannt sind. Das u. a. euphorisierend, stimmungsaufhellend und muskelentspannend wirkende Delta-9-Tetrahydrocannabinol (THC) stellt den Hauptwirkstoff dar.

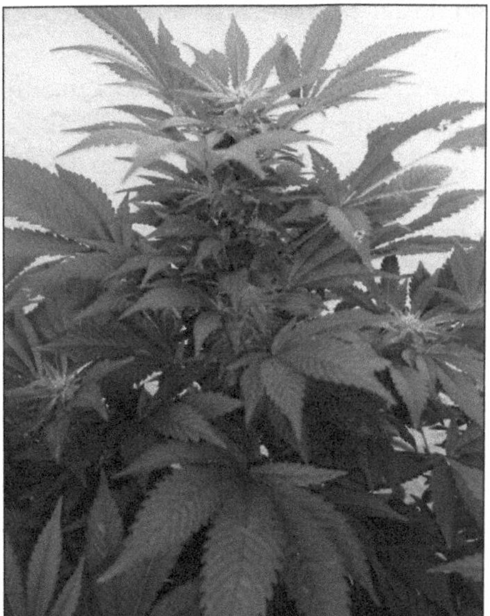

Abb. 33 Weibliche Cannabispflanze *(Cannabis spp.)* mit den charakteristischen markant gezackten Blättern

Die Fachwelt ist sich einig, dass schwerwiegende gesundheitliche Störungen als Folge einer akuten Cannabisüberdosierung sehr unwahrscheinlich sind. Tödliche Überdosierungen sind völlig unbekannt.[667] Problematischer sind allerdings die ideologisch belasteten unterschiedlichen Sichtweisen über die möglichen längerfristigen Risiken des Cannabisgebrauchs. Die Worte von Michael Krausz und Martin Lambert bringen diese Problematik auf den Punkt: „Das Schwanken zwischen wissenschaftlich nicht haltbaren Horrorszenarien einerseits und vollständigem Ignorieren aller Risiken andererseits erschweren glaubwürdige, nachvollziehbare Informationen als Basis wirkungsvoller Prävention in der heterogenen Gruppe der Konsumenten."[668] Über folgende mögliche Risiken des Cannabisgebrauchs wird heiß diskutiert: Cannabis als Einstiegsdroge, Cannabis und Abhängigkeit, Cannabis und Flashback, Cannabis und das amotivationale Syndrom sowie Cannabis und Psychose-Induktion.[669]

Die scheinbar unüberwindbaren ideologischen Barrieren verhindern auch immer wieder eine sachliche Diskussion in Bezug auf eine mögliche Legalisierung von Cannabis. Während der Spiegel von der „Seuche Cannabis"[670] spricht, loben die Befürworter die Cannabisprodukte als die „harmlosesten psychoaktiven Genussmittel (...), die der Mensch bisher entdeckt hat"[671]. Krausz und Lambert schlussfolgern bezüglich einer Legalisierung, dass „bei einer kritischen Würdigung des derzeitigen Forschungsstandes (...) Cannabis aufgrund der niedrigen Risiken anderen legalen Genußmitteln wie Alkohol und Nikotin gleichgestellt werden"[672] müsste. Abschließend möchte ich Amendt zitieren, der das aktuelle Cannabisverbot mit folgenden scharfsichtigen Worten kommentiert: „In nicht allzu ferner Zukunft werden Sozialhistoriker in ihren Lehrveranstaltungen die Cannabisdiskussion des 20. Jahrhunderts als typisches Beispiel für eine geschürte Massenhysterie heranziehen. In einer Welt, in der Drogen für alle Lebenslagen längst zum selbstverständlichen Bestandteil des Alltags geworden sind, wird man sich verwundert fragen, wie es möglich war, daß ausgerechnet die harmloseste aller psychoaktiven Substanzen derart dämonisiert werden konnte."[673]

5. Die primär stimulierend wirkenden Naturdrogen (Stimulantia)

Der Kokastrauch *(Erythroxylum coca* und *Erythroxylum novogranatense)* ist gewiss die bekannteste stimulierende Naturdroge, da aus diesem die berühmte Substanz Kokain isoliert wird. Im eigentlichen Sinne müsste dies aber der Kaffee- *(Coffea arabica)* oder der Teestrauch *(Camellia sinensis)* sein, da diese Naturdrogen in unserem Kulturkreis von weitaus mehr Menschen regelmäßig konsumiert werden, als die Blätter des Kokastrauches. Rätsch vermutet sogar, dass Kaffee „das weltweit meistgetrunkene stimulierende Getränk“[674] ist und zu den „kulturell wichtigsten psychoaktiven Pflanzen überhaupt“[675] zählt. Strubelt nennt dagegen den Tee als das weltweit am häufigsten getrunkene pflanzliche Getränk.[676] Hier werden aber weder der Kaffee noch der Tee ausführlich behandelt, da es sich nicht um Naturdrogen im Sinne des vorliegenden Buches handelt, sondern um gesellschaftlich akzeptierte, koffeinhaltige Genussmittel. Ein weiterer Schwerpunkt dieses Kapitels werden die ephedrinhaltigen Pflanzen sein, die den Hauptbestandteil der meisten Herbal Ecstasys darstellen.

5.1 Der Kokastrauch *(Erythroxylum coca* und *Erythroxylum novogranatense)*

Die Blätter des aus den Regenwäldern der Andenausläufer stammenden Kokastrauchs werden seit Jahrtausenden in Südamerika für rituelle, medizinische und psychoaktive Zwecke sowie als Nahrungsmittel genutzt. Im Jahre 1859 wurde vom Göttinger Chemiker Albert Niemann das Kokain aus den Blättern des Kokastrauches isoliert.[677] Schon kurz darauf begann der medizinische und hedonistische Siegeszug des Kokains: Kokain wurde als erstes Lokalanästhetikum in der Augen- und Zahnheilkunde eingesetzt, was als „eine der größten Errungenschaften und Fortschritte der westlichen Medizin gilt“[678] und „Kokain ist heute der weltweit am meisten konsumierte Pflanzenwirkstoff“[679]. In diesem Zusammenhang ist das Crack, ein rauchbares Derivat des Kokains, zu nennen, welches zu den meistgebrauchten Rauschmitteln der afroamerikanischen Bevölkerung der USA zählt. Crack wird aus Kokainhydrochlorid (Kokainsalz), das mit Hilfe einer alkalischen Substanz (z. B.

Natriumbikarbonat = Backpulver) in die reine Base umgewandelt wird, hergestellt.[680] Da es aber in diesem Buch nicht um das Kokain und seine Derivate, sondern um den Kokastrauch geht, müssen wir den kleinen Kokain-Exkurs hiermit beenden.

An dieser Stelle muss mit aller Deutlichkeit gesagt werden: „Coca [die Blätter des Kokastrauchs] ist kein Kokain“[681]. Durch den hohen Gehalt an Vitaminen und Mineralstoffen stellen die Blätter des Kokastrauchs einen wichtigen Bestandteil der Ernährung der Andenbevölkerung dar.[682] Es wird immer wieder betont, dass die Kokablätter kein Rauschmittel, sondern eher mit Kaffee oder Tee vergleichbar sind.[683] 100 g gekaute Kokablätter decken den Tagesbedarf an zahlreichen Vitaminen, Spurenelementen und Mineralstoffen.[684] Für stillende Frauen ist das traditionelle Kokakauen der andinen Bevölkerung wegen des extrem hohen Gehaltes an Calcium (1789 mg in 100 g getrockneten Blättern) besonders wichtig.[685] Aus ernährungswissenschaftlicher Sicht ist Koka ein besseres und vollwertigeres Nahrungsmittel, „als die meisten sonstigen amerikanischen Gemüsesorten“[686]. Natürlich enthalten die Kokablätter auch Kokain, aber nur zu einem verschwindend geringem Anteil: Aus 100 kg Kokablätter werden zwischen 200 und 500 g Kokain extrahiert.[687] Deshalb werden immer wieder Stimmen laut, die eine Legalisierung der Kokablätter sowie eine Zulassung als Genussmittel bzw. Lebensmittel fordern.[688] Der Mate de Coca – der in den Andenländern Südamerikas frei verkäufliche und in herkömmlichen Teebeuteln zu ca. 1 g verpackte Koka-Tee[689] – wäre sicherlich eine gesündere Alternative zu den nach Gummibärchen schmeckenden und mit Taurin (ein im Erwachsenenalter pharmakologisch unwirksames, aus der Galle kastrierter Stiere hergestelltes Oxidationsprodukt der Aminosäure Cystein)[690], Koffein sowie verschiedenen Farb- und Aromastoffen versetzten modernen „Energydrinks“.

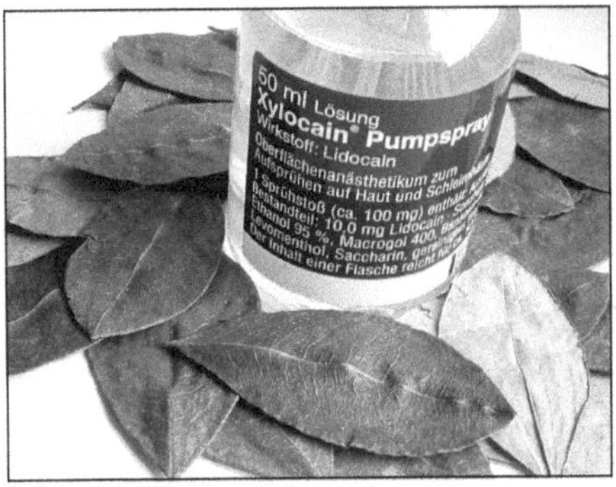

Abb. 34 Getrocknete Kokablätter und das aus dem Kokain abgeleitete Lokalanästhetikum Lidocain (Handelsname: Xylocain)

Unsere gute alte Coca-Cola ist im Übrigen heute nur noch eine koffeinhaltige und kokainkastrierte Form eines Erfrischungsgetränkes, das ursprünglich Kokain enthielt. Es stellt ein alkoholfreies Substitut – bedingt durch die Alkoholprohibition in Amerika – des Ende des 19. Jahrhunderts überaus erfolgreichen Wine of Coca (Kokawein) dar. Seit Anfang des 20. Jahrhunderts wird das Aroma für den Coca-Cola-Sirup aus entkokainisierten Blättern der besonders geschmackvollen peruanischen Trujillo-Coca *(Erythroxylum novogranatense var. truxillense)* gewonnen.[691] Die Coca-Cola-Company (CCC) hat übrigens neben den Pharmaunternehmen das alleinige Recht, Kokablätter auf legalem Wege zu importieren.[692] Der Koffeingehalt des berühmtesten Erfrischungsgetränks der Welt stammt noch immer aus den Samen des Kolabaums *(Cola spp.)*.[693] Somit ist die Coca-Cola – das wahrscheinlich „erfolgsreichste Produkt aller Zeiten“[694] – ein Kombinationspräparat zweier pflanzlicher Naturdrogen.

Aus den oben genannten Aussagen lässt sich ableiten, dass eine „irgendwie geartete gesundheitliche Gefährdung (...) durch den geschilderten Konsum der getrockneten Rohdroge als Tee oder in anderen traditionellen Zubereitungen [meistens gekaut in Kombination mit einem schwach alkalisch wirkenden Produkt aus Pflanzenasche und Kalk] generell nicht erkennbar“[695] ist. Die Gefahr einer physischen und psychischen Abhängigkeit wird von Weber – bei den oben genannten Applikationsformen – in der bereits zitierten Aufklärungsbroschüre „Biogene Drogen“, welche im Auftrag der Brandenburgischen Landesstelle gegen die Suchtgefahren e. V. entstand, ebenfalls als gering eingeschätzt.[696] Kokablätter sind auf dem europäischen Schwarzmarkt so gut wie nicht erhältlich. Alleine deshalb besteht nur ein sehr geringes Gebrauchspotenzial. Lediglich in einigen holländischen und schweizerischen Smart-Shops wird Mate de Coca gelegentlich angeboten. Dies liegt an der internationalen Ächtung des Kokastrauches inklusive dessen Samen. Dadurch werden subkulturelle Versuche des sowieso schon sehr heiklen Anbaus des Kokastrauchs erschwert. Die für pharmazeutische Zwecke sowie die für die Herstellung von Coca-Cola verwendeten Kokablätter können allerdings von den entsprechenden Unternehmen legal importiert werden. Weiterhin ist in einigen südamerikanischen Ländern der Anbau, Handel und Konsum von Kokablättern erlaubt.[697]

5.2 Die Meerträubelgewächse *(Ephedraceae)*

Bei den Meerträubelarten *(Ephedra spp.)* aus der Familie der Meerträubelgewächse *(Ephedraceae)* handelt es sich um mehrjährige, praktisch blattlose Pflanzen, welche hauptsächlich aus faserigen Stängeln bestehen. Die bekannteste Ephedra-Art ist das vorzugsweise für pharmazeutische Zwecke verwendete und aus China stammende Ma-huang *(Ephedra sinica)*. Ephedra-Arten kommen hauptsächlich in Eurasien und Amerika vor. Es gibt aber auch Ephedra-Arten, die im europäischen

Mittelmeerraum oder sogar im Schweizer Rhonetal heimisch sind.[698] Die Gattung *Ephedra* gehört nach Rätsch zu den „ältesten vom Menschen verwendeten Pflanzen“[699]. Archäologische Ausgrabungen belegen, dass schon die Neandertaler Ephedra-Arten genutzt haben.[700] Es wird geschätzt, dass *Ephedra sinica* in China seit etwa 6000 Jahren medizinische Verwendung findet.[701]

Fast alle Ephedra-Arten enthalten neben dem amphetaminartig wirkenden Hauptwirkstoff Ephedrin weitere verwandte Alkaloide wie das Pseudoephedrin und das Norephedrin. Ephedrin und die verwandten Alkaloide gehören zur Gruppe der Amphetamine. Die Einnahme von ca. 2 bis 4 Teelöffeln des Ephedra-Krauts führt zu einer zentral erregenden, stimulierenden und wach machenden Wirkung von mehreren Stunden. Als physische Wirkungen sind Puls beschleunigende, Kreislauf stimulierende, Blutdruck steigernde, Appetit dämpfende und bronchial entkrampfende Effekte zu nennen. Dieses Wirkbild deutet schon auf die medizinische Verwendung von Ephedra-Präparaten hin. Ephedrakraut oder -präparate werden u. a. erfolgreich zur Behandlung von Asthma, Fieber und Erkältungen eingesetzt. Als unerwünschte Nebenwirkungen treten oft Herzrasen bzw. Herzklopfen, Herzrhythmusstörungen und Appetitlosigkeit auf. Deshalb sollten Ephedra-Präparate nicht von Personen mit erhöhtem Blutdruck und Herzfehlern (z. B. Herzrhythmusstörungen) eingenommen werden.[702] Schuldes, Weber und Geschwinde geben die Möglichkeit der Entwicklung einer psychischen und physischen Abhängigkeit von Ephedra-Präparaten bei Dauergebrauch an. Als mögliche Gefahren bei Überdosierungen können Schlaflosigkeit, Kreislaufzusammenbrüche und Herzinfarkte genannt werden.[703]

Ephedra-Präparate erfreuen sich in der Technoszene – als ökologische Alternative zu den synthetisch hergestellten Amphetaminen – großer Beliebtheit.[704] Interessant ist, dass Löhrer noch im Jahre 1997 von keiner bekannten missbräuchlichen Anwendung von Ephedra-Präparaten in der Bundesrepublik spricht[705] und bereits ein Jahr später von „einem hochfrequenten Konsum“[706] ausgeht, da er zu Gehör bekam, dass Ephedra-Präparate zwanzig Prozent des damaligen Gesamtumsatzes von holländischen Smart-Shops ausmachten.[707] Auch Schmidbauer und vom Scheidt führen die Ephedra-Präparate – aus mir unverständlichen Gründen – in ihrem sonst so ausführlichen „Handbuch der Rauschdrogen“ nicht auf.[708] Ephedra-Extrakt ist in der Regel der einzige pharmakologisch wirksame Bestandteil von Herbal Ecstasys und ähnlichen Produkten. Und diese sind ein wahrlich großes Geschäft mit 300 Millionen Dollar Umsatz. In den USA wurden mittlerweile alle ephedrahaltigen Nahrungsergänzungsmittel und ehemals freiverkäuflichen Ephedra-Produkte per Gesetz verboten.[709] Ephedra-Präparate werden auch in Bodybuilding- und

Kraftsportkreisen zur Leistungssteigerung im Training und als wirkungsvolle Abspeckhilfe, besonders in der pharmakologisch gefährlichen Kombination mit Koffein, das den Effekt noch verstärken, aber auch zu lebensbedrohlichen Herzrhythmusstörungen führen kann, verwendet.[710] Deshalb muss an dieser Stelle vor einem Mischkonsum von ephedrin- und koffeinhaltigen Produkten sowie etwaiger Kombinationspräparate gewarnt werden. Auch in den Niederlanden – welches bis dato als favorisierte europäische Bezugsquelle für Ephedra-Präparate galt – sind auf Drängen der Europäischen Kommission alle ehemals freiverkäuflichen ephedrinhaltigen Nahrungsergänzungsmittel und andere Ephedra enthaltenden Lebensmittel seit Mitte 2004 gesetzlich verboten.[711] Diese Verbote scheinen aber relativ wirkungslos zu sein. Wenn man mit der Internetsuchmaschine Google nach Ephedra sucht, findet man immer noch ein überaus reichhaltiges Angebot von Ephedra-Präparaten.[712]

Ein ähnliches Schicksal droht den ephedrahaltigen Herbal Ecstasys, die in vielen Internet-, Head- und Smart-Shops der absolute Verkaufsschlager sind, auch in der Bundesrepublik. Die rechtliche Situation ist zurzeit noch ungeklärt. Theoretisch unterstehen seit Dezember 2003 alle Ephedra-Arten der Apothekenpflicht. Vor diesem Zeitpunkt unterstand dieser lediglich das wesentlich seltener im Handel vorkommende *Ephedra distachya*, wodurch sich den Händlern eine Gesetzeslücke erschloss, welche auch zum Vertrieb der Ephedra-Präparate genutzt wurde. Es ist aber laut Harrach immer noch nicht definitiv geklärt, ob das Gesetz auch den Handel mit ephedrahaltigen Genussmitteln außerhalb der Apotheken betrifft.[713] Die per Gesetz definierte „objektive Zweckbestimmung“[714] ist neben der Natur des Produktes maßgeblich entscheidend, ob Produkte als Lebens- oder Arzneimittel einzustufen sind. In der Praxis ist dies nicht pauschal zu regeln, da es Stoffe gibt, die sowohl zum Genuss als auch zu arzneilichen Zwecken eingesetzt werden.[715]

Harrach und Eul stufen in ihrem „Gutachten zur Verkehrsfähigkeit ephedrahaltiger Lebensmittel (Genussmittel bzw. Nahrungsergänzungsmittel) und Arzneimittel“ die zur genussorientierten Anwendung vorgesehenen Ephedra-Präparate als Lebens- bzw. Nahrungsergänzungsmittel ein. Sie berufen sich in ihrem Gutachten auf den langjährigen traditionellen Gebrauch des Ephedra als Genuss- und Lebensmittel und auf die behördlich geduldete Freiverkäuflichkeit umsatzstarker ephedrin-, koffein-, opioid- und paracetamolhaltiger Kombinationspräparate als Arzneimittel (z. B. Thomapyrin®, WickMediNait®, WickDayMed® und Aspirin Complex®), obwohl diese von pharmakologisch fragwürdiger therapeutischer Effizienz sind.[716] Als weiteres Argument für die Zulassung von Ephedra-Präparaten als Nahrungsergänzungsmittel nennen sie das mögliche Ausweichen der Konsumenten auf die unsicheren und aus dem Ausland betriebenen Internet-Versandhandel-Geschäfte.[717] Wir dürfen gespannt sein, wie jetzt die deutschen Gerichte entscheiden werden. Ich gehe ganz stark davon aus, dass unter dem internationalen Druck ephedrahaltige Präparate auch bei uns als apothekenpflichtige Arzneimittel eingestuft werden.

5.3 Purinhaltige Naturdrogen

Ich werde die purinhaltigen Naturdrogen nicht ausführlich behandeln, da es sich nicht um Substanzen im Sinne des vorliegenden Buches handelt, sondern um gesellschaftlich weitgehend akzeptierte Genussmittel. Deshalb werden die purinhaltigen Naturdrogen auch bei Schmidbauer und vom Scheidt in dem Kapitel „Genuß-Drogen" beschrieben. Als Purin-Abkömmlinge werden die Wirkstoffe Koffein, Theophyllin, Theobromin und Adenin bezeichnet.[718]

Die in ganz Deutschland am häufigsten konsumierte koffeinhaltige Naturdroge sind die Samen bzw. Bohnen des mehrjährigen und in vielen tropischen Gebieten angebauten Kaffeestrauchs *(Coffea arabica)*. Strubelt gibt für die Bundesrepublik einen jährlichen Pro-Kopf-Verbrauch von 7 kg an. Eine Tasse frisch aufgebrühter, aromatischer und wohlschmeckender Kaffee ist auch die von mir bevorzugte stimulierend wirkende Arbeitsdroge. Außer Koffein enthalten die Samen geringe Konzentrationen der Purin-Alkaloide Theobromin und Theophyllin sowie verwandte Alkaloide.[719] Die stimulierende und wachmachende Wirkung des Kaffees dürfte bekannt sein, so dass weitere Erläuterungen unnötig erscheinen. Die Menge von 8,5 Litern sehr starken Kaffees[720] oder etwa 1 kg Röstkaffee[721] wird als die für den Menschen geschätzte letale Dosis angegeben. Beim üblichen Kaffeegebrauch eines gesunden Menschen sind dagegen weder vorübergehende noch bleibende Schäden zu erwarten.[722]

Ähnliches ist von dem ebenfalls in tropischen Gebieten kultivierten Teestrauch *(Camellia sinensis)* zu berichten, dessen getrocknete und fermentierte Blätter durch einfaches Aufbrühen mit heißem Wasser ein anregendes Getränk (den Tee) ergeben. Diesem wird eine wesentlich gesündere Wirkung als dem Kaffee zugeschrieben, obwohl die für die stimulierende Wirkung verantwortlichen Inhaltsstoffe – das Koffein als Hauptwirkstoff sowie Theobromin und Theophyllin – mit denen des Kaffees identisch sind.[723]

Als weitere wichtige purinhaltige Pflanze ist der im mittleren Amazonas vorkommende lianenartige Guaranástrauch *(Paullinia cupana)* zu nennen, der schon im Kapitel 4.1.1.9 erwähnt wurde. Die Samen der „stärksten Koffeindroge“[724] enthalten etwa doppelt soviel Koffein, wie die Samen des Kaffeestrauchs und somit etwa viermal soviel Koffein wie die Blätter des Teestrauchs.[725] Guaraná wird heute in vielen stimulierenden Lifestyle-Produkten als die angeblich gesündere und besser verträgliche Alternative zum Kaffee verarbeitet. Für weitere Informationen verweise ich auf das bereits genannte Kapitel.

Des Weiteren sind die Samen bzw. Nüsse des ursprünglich aus dem tropischen Afrika stammenden Kolabaums *(Cola spp.)* als begehrter Koffeinlieferant zu erwähnen. Neben dem Koffein sind noch das Purin Theobromin sowie diverse andere Inhaltstoffe in den Samen enthalten. Das Wirkbild ist somit mit dem von Guaraná und Kaffee zu vergleichen. Der Koffeingehalt der Coca-Cola resultiert noch heute aus dem stimulierenden Extrakt der Kolanuss. Kolanüsse werden wegen ihrer ausgesprochen tonisierenden Wirkung gerne als Alternative zum Kaffee gebraucht.[726]

Der Vollständigkeit halber müssen noch der Kakaobaum *(Theobroma cacao)* und der Matestrauch *(Ilex paraguariensis)* genannt werden. Die ebenfalls als „Tee“ verwendeten Blätter des in Südamerika vorkommenden Matestrauchs enthalten wiederum die Purinalkaloide Koffein, Theobromin und Theophyllin, als für die stimulierenden Wirkung verantwortliche Inhaltsstoffe, wobei der Gehalt des Koffeins überwiegt.[727] In den Samen bzw. Bohnen des tropischen Kakaobaums überwiegt dagegen der Gehalt des Theobromins gegenüber dem Koffeingehalt. Es wurden noch viele weitere Inhaltsstoffe in den Kakaobohnen gefunden wie das Theophyllin, Tyramin und β-Phenethylamin. Kakao enthält nach Rätsch außerdem Anandamide, welche die im menschlichen Körper vorkommenden THC-Analoge darstellen und für die stimmungsaufhellende und wohltuende Wirkung der Schokolade verantwortlich sein könnten. Weiterhin erwähnenswert ist, dass der relativ hohe Gehalt des wahrscheinlich süchtig machenden Theobromins in Zusammenhang mit der Schokoladenabhängigkeit gebracht wird.[728]

5.4 In Europa weniger bekannte stimulierend wirkende Naturdrogen

In diesem Abschnitt werden stimulierend wirkende Naturdrogen behandelt, die in unserem Kulturkreis nur wenige Konsumenten haben, in anderen Teilen der Erde aber die von der Bevölkerung bevorzugten Genussmittel darstellen. Gerade im Feld der sozialen Arbeit mit Immigranten ist eine gewisse Grundkenntnis – auch über die sozialen und gesundheitlichen Auswirkungen – der von den Immigranten bevorzugten Genussmittel besonders wichtig. Als klassisches Beispiel ist der Islam zu sehen. Nach allgemeiner Auffassung des islamischen Rechts ist der Genuss von Alkohol unzulässig, selbst wenn Mohammed und Allah ab und zu wegschauen. Dagegen wird die Einnahme von Cannabis *(Cannabis spp.)* in vielen muslimischen Kreisen toleriert und unterliegt keinem Verbot, auch wenn sich die in der Bundesrepublik aufhaltenden Muslime an das hiesige BtMG halten müssen.[729]

5.4.1 Das Betelkauen

Beginnen wir mit dem Kauen der Samen bzw. Nüsse der tropischen Betelpalme *(Areca catechu)*, dem so genannten Betelkauen. Schon Lewin bemerkte im Jahre 1927, dass kein „Nahrungsmittel [sic!] (...) in Ostasien so gerne genommen und so erstrebt“[730] wird, wie der Betel. Auch Bibra stellte bereits im Jahre 1855 fest, dass das Betelkauen von hundert Millionen Menschen mit Leidenschaft betrieben wird.[731] Schätzungen gehen heute von etwas 200 bis 450 Millionen Betelkauern weltweit aus.[732] Die Tradition des Betelkauens ist schätzungsweise über zehntausend Jahre alt, was archäologische Funde in Nordwestthailand belegen.[733] Fest steht: Der Betel ist noch heute das bevorzugte Genussmittel in ganz Süd-, Ost- und Südostasien, auch wenn dieser immer mehr vom Tabak und Alkohol zurückgedrängt wird. Auf meinen ausgedehnten Reisen durch

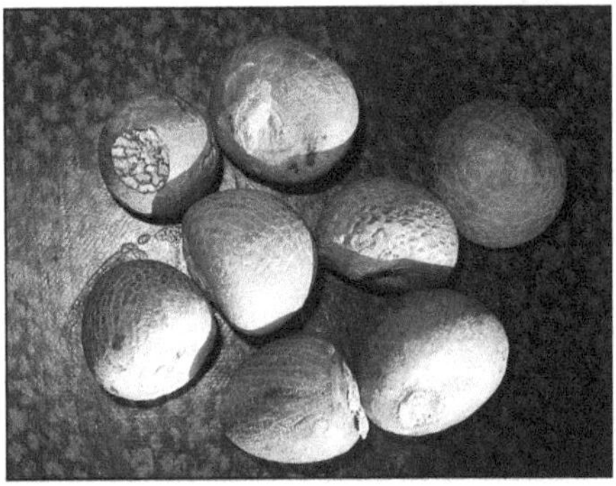

Abb. 35 Die Nüsse der tropischen Betelpalme *(Areca catechu)*

Ost- und Südostasien konnte ich mir ein Bild von der ausgeprägten Verwendung der Betelbissen machen. Dies ist nicht besonders schwer, da Betelkauer eindeutige (rote) Spuren hinterlassen, die überall auf südostasiatischen Wänden und Böden zu finden sind. Das Betelkauen hat in diesen Ländern eine hohe soziale Komponente. Betel dient z. B. teilweise als Geldersatz und die durch das Betelkauen verursachten rot gefärbten Zähne und Lippen gelten in Südostasien als Schönheitsideal.[734]

Ein so genannter Betelbissen besteht aus mindestens drei Komponenten: den pharmakologisch wirksamen Betelnüssen *(Areca catechu)*, den Blättern des Betelpfeffers *(Piper betle)* und gelöschtem Kalk, der für die Absorption der Wirkstoffe unerlässlich ist.[735] Dem Betelbissen werden oftmals weitere Zutaten, wie verschiedene Gewürze und andere psychoaktive Substanzen, beigefügt.[736] Es gibt frisch zubereitete Betelbissen, welche in Indien pan genannt werden und industriell hergestellte und fertig verpackte Betelmischungen, die in Indien als pan massala – aber ohne das frische Betelblatt – angeboten werden. Interessant ist, dass auf einigen kommerziell vertriebenen Betelmischungen Permitted Spices als Zutaten angegeben werden. Rätsch vermutet, dass es sich hierbei um tantrische Rauschmittel wie Stechapfelsamen *(Datura spp.)*, Krähenaugen *(Strychnos nux-vomica)*, Opium und Haschisch handeln könnte.[737] Deshalb kann ich prinzipiell nur von einem Gebrauch solcher Spezialmischungen abraten, da der User nicht weiß, welche teilweise pharmakologisch bedenklichen Substanzen er konsumiert.

Der für die stimulierende, antidepressive und den Speichelfluss anregende Wirkung des „normalen" 3-Komponenten Betelbissens verantwortliche Inhaltsstoff ist das Hauptalkaloid der Betelnuss: das Arecolin.[738] Bereits 8 bis 10 g der Betelnüsse können nach Angabe von Roth, Daunderer und Kormann tödlich wirken. Es wird von den Autoren als nicht suchterzeugend eingeschätzt.[739] Löhrer erwähnt dagegen ältere Untersuchungen, die eine Gewohnheitsbildung, eine Suchtentwicklung und die mögliche Auslösung einer Betelnuss-Psychose, als negative Konsequenzen des Betelkauens betonen.[740] Nach Geschwinde treten diese negativen Konsequenzen sehr selten auf.[741] Auch die immer wieder betonte Mund- und Zungenkrebs erzeugende Eigenschaft des Betelbissens ist umstritten, da den Betelblättern eine Krebs hemmende Wirkung zugesprochen wird.[742] Als mögliche Nebenwirkungen, bei Dosierungen bis maximal 4 g der Samen, werden Schwindelgefühle, Schweißausbrüche sowie Brechreiz angegeben.[743]

Das Betelkauen ist in unserem Kulturkreis nicht verbreitet und selbst der experimentelle Konsum scheint nicht weit verbreitet zu sein.[744] Dies liegt wahrscheinlich an der relativ unspektakulären Wirkung in Verbindung mit den unangenehmen Nebenwirkungen sowie der ungewohnten – von vielen

Experimentatoren als eklig empfundenen – Konsumform. Die frei verkäuflichen Betelnüsse können in Apotheken erworben werden. Fertige pan massalas sind manchmal im ethnobotanischen Fachhandel zu erhalten. Wie bei den meisten ursprünglich frei verkäuflichen Substanzen kann der Handel mit Betelnüssen von den Strafverfolgungsbehörden als „Inverkehrbringen bedenklicher AM [Arzneimittel]"[745] bewertet werden und somit eine Straftat nach § 95 Abs. 1 Nr. 1 AMG darstellen. Die Konsumenten dürfen die Betelbissen straflos besitzen. Ich rate aber vor Experimenten mit Betelnüssen ab, da die relativ geringe therapeutische Breite der Inhaltsstoffe ein gesundheitliches Risiko bei Überdosierung darstellen kann.

5.4.2 Das Kathkauen

Das Kathkauen ist wie das Betelkauen eine hauptsächlich auf bestimmte Regionen beschränkte Konsumform. Die frischen Blätter und jungen Triebe des hauptsächlich in Ostafrika und auf der Arabischen Halbinsel kultivierten, immergrünen Kathstrauches *(Catha edulis)* werden von einem Großteil der dort ansässigen Bevölkerung gekaut, um dessen amphetaminähnliche Wirkung zu spüren. Wie der Betel in Südostasien, spielt das Kathkauen in Ostafrika und auf der Arabischen Halbinsel eine große kulturelle und soziale Rolle.[746] Schätzungen gehen heute von weltweit etwa fünf Millionen täglicher Kath-Konsumenten aus.[747] Der für die physische und psychische Wirkung verantwortliche Hauptinhaltsstoff des Kathstrauches ist das Cathinon, welches auch als „natürliches Amphetamin"[748] bezeichnet wird. Es kommen noch etliche weitere das Zentralnervensystem (ZNS) erregende Wirkstoffe, wie das Cathin und verschiedene Phenylpentylamine, in den frischen Blättern und jungen Trieben vor.

Das anfängliche Wirkbild ist dementsprechend amphetamintypisch und kann mit den Adjektiven euphorisierend, gedankenanregend, stimmungsaufhellend, erregend und stimulierend beschrieben werden.[749] Micky Remann beschreibt die Kathwirkung als „geselliges Delirium"[750], da die anfänglich vorherrschende amphetaminähnliche Erregung nach etwa zwei Stunden nachlässt. Andere Autoren beschreiben die Wirkung als Mischung von Koffein und Morphium. Dies scheint das Resultat einer Synergie verschiedener Wirkstoffe zu sein, ein Effekt, der sich auch bei anderen Naturdrogen beobachten lässt.[751] Auf der körperlichen Ebene sind u. a. eine Erhöhung der Körpertemperatur, Blutdruckanstieg, Beschleunigung der Atmung sowie mögliche Herzrhythmusstörungen zu nennen.[752] Die Frage nach einer möglichen physischen und psychischen Kath-Abhängigkeit ist pauschal nicht zu beantworten. Allgemein wird angenommen, dass Kath suchterzeugend ist.[753] John G. Kennedy konnte dies bei zumindest leichten bis mittleren Kath-Konsumenten nicht feststellen, da diese ohne weiteres ihre Gewohnheit aufgeben konnten. Bei starken Kath-Konsumenten stellten sich dagegen körperliche Entzugssymptome nach Absetzten des Kath-Gebrauchs ein.[754] Die WHO klassifiziert Kath nicht als eine physische Abhängigkeit erzeugende Substanz.[755] Es muss jedoch auf jeden Fall betont werden, dass „viele Konsumenten zum zwanghaften Gebrauch dieser Droge neigen"[756] und somit Kath-Konsum zumindest süchtig machend ist. Auch ist der unbestrittene negative gesundheitliche Einfluss des regelmäßigen Kath-Gebrauchs[757] „mit Sicherheit weniger gravierend als bisher angenommen"[758]. Als weiteres Risiko des Kath-Gebrauchs ist die von einigen Autoren erwähnte mögliche Auslösung von Psychosen zu nennen.[759]

In der Bundesrepublik hat Kath bisher nur bei ostafrikanischen Immigranten – hauptsächlich Somalis – eine Bedeutung als Rauschmittel.[760] Der Frankfurter Flughafen galt lange Zeit als legaler Umschlagsplatz von Kath für den europäischen Markt. Mit der 10. BtMÄndV im Jahre 1998 – durch die u. a. auch die DMT- und meskalinhaltigen Pflanzen dem BtMG unterstellt wurden – wurde eine bis dahin bestehende Gesetzeslücke geschlossen, so dass die Kathblätter seit diesem Zeitpunkt unter das BtMG fallen, sofern sie missbräuchlich als Rauschmittel verwendet werden (sollen).[761] Noch heute werden in der Bundesrepublik jedes Jahr mehrere tausend Kilogramm Kath – hauptsächlich für ostafrikanischen Immigranten bestimmt – beschlagnahmt.[762] Diese Beschlagnahmungen werden vom Bundeskriminalamt als die „bedeutendsten Sicherstellungen der sonstigen Rauschgifte"[763] bezeichnet. Nach Aussagen des Bundeskriminalamtes spielt jedoch Kath in Deutschland nur „eine untergeordnete Rolle"[764].

Vannini und Venturini sind der Ansicht, dass Kath „das Potential zu einer Modedroge besitzt"[765], da dessen stimulierende Wirkung genau den Wünschen der heutigen Jugendlichen nach leistungssteigernden Substanzen entspricht. Zudem haftet dem Kath die Aura der gesunden, natürlichen Alternative zu den synthetischen und Sucht bildenden Amphetaminen an. Die Konsumform des Kaths – es müssen 100 bis 200 g frische Blätter gekaut werden, da sich etwa drei Tage nach der Ernte der relativ labile Hauptwirkstoff Cathinon in ein wesentlich schwächeres Alkaloid verwandelt – spricht generell gegen eine Verwendung als Modedroge.[766] Denn welcher Jugendliche möchte schon die enorme Menge von 100 bis 200 g Blätter kauen, bevor er auf ein Technorave geht? Zweitens sind die benötigten frischen Blätter ein vertriebstechnisches Hindernis, da praktisch nur drei Tage zur Verfügung stehen, in denen die frischen Kathblätter vom Erzeuger in Afrika bis zum Endverbraucher in Europa gelangen müssen. Dieses versandtechnische Problem kann allerdings durch das im Verhältnis aufwendige Einfrieren der frischen Blätter gelöst werden, da sich der Abbau des Cathinons dadurch erheblich verzögert.[767] Außerdem ist erwähnenswert, dass die Kathblätter auch geraucht eine Wirkung zeigen, was die von westlichen Jugendlichen bevorzugte Konsumform darstellen könnte.[768]

6. Die primär sedierend wirkenden Naturdrogen (Narkotika)

In Proportion zu den Psychedelika und Stimulantia fällt das Kapitel der Narkotika sehr knapp aus. Dies liegt an dem Umstand, dass Substanzen mit primär sedierenden und betäubenden Eigenschaften heute nicht mehr so gefragt sind, wie vor etwa 25 Jahren.[769] In diesem Zusammenhang wird oft die Wellenmetapher gebraucht, welche den wellenartigen An- und Abstieg des Gebrauchs von Modedrogen verdeutlichen soll. Die typischen und primär verwendeten Rauschmittel einer geschichtlichen Epoche spiegeln in gewisser Weise den herrschenden Zeitgeist und Zustand der jeweiligen historisch-gesellschaftlichen Phase wieder. Wenn man sich die letzten sechzig Jahre der Bundesrepublik im Hinblick auf die bevorzugten Rauschmittel schematisch anschaut, wird dieser Sachverhalt deutlich:

In der Wiederaufbauphase nach dem Zweiten Weltkrieg gehörten der Alkohol und die praktisch für jedermann zugänglichen Amphetamine zu den populären Rauschmitteln.[770] Gefolgt wurde diese Amphetaminphase von einer „Barbituratwelle"[771]. In den 60er Jahren brach dann die von den Medien und der Regierung gefürchtete und reißerisch aufgebauschte Drogenwelle über Deutschland herein. Cannabis, LSD und andere psychedelisch wirkenden Rauschmittel wurden zum Ausdruck und zum Symbol der Hippiebewegung.[772] Während der Psychedelika-Gebrauch Mitte der 70er Jahre wieder abebbte, kamen die Opiate und Barbiturate in Mode. Das Bild von der Drogenszene der 70er und 80er Jahre ist von verelendeten, kranken und leidvollen Opiatabhängigen geprägt.[773] Während der 80er Jahre wurde aber auch der Kokainkonsum wieder populärer und nahm durch den starken Preisverfall rasant zu.[774] In den 90er Jahren kam es mit Ecstasy und den verwandten Designerdrogen zu einer Renaissance amphetaminähnlich wirkender Substanzen.[775] Im Windschatten dieser Ecstasy-Welle hat die Verwendung von Psychedelika wieder stark zugenommen.[776] An diesem Punkt sind wir jetzt angelangt und Zukunftsprognosen über etwaige neue Drogenwellen wären rein spekulativer Natur.

6.1 Das Opium

Das Opium ist das klassische Betäubungsmittel schlechthin und hat diese Bezeichnung – im Gegensatz zu den psychedelisch und stimulierend wirkenden Rauschmitteln – auch wirklich verdient. Als Opium wird der geronnene und eingetrocknete Milchsaft des einjährigen Schlafmohns *(Papaver somniferum)* bezeichnet. Die medizinische und hedonistische Verwendung des Opiums ist für mehrere tausend Jahre belegt. Die Entdeckung der Opiumgewinnung wird im steinzeitlichen Mitteleuropa vermutet. Der Mohn wird von Rätsch als eine „der wichtigsten Heilpflanzen der gesamten Pharmaziegeschichte"[777] bezeichnet. Dessen Erforschung und die Isolierung seiner Inhaltsstoffe hat im Jahre 1803 zur Entdeckung des bis dato wirksamsten Schmerzmittels, dem Morphin geführt.[778] Diese Entdeckung gehört zu „den wichtigsten Errungenschaften der Pharmaziegeschichte"[779] und revolutionierte die Schmerztherapie in Europa. Noch heute stellen die Opiate – trotz aller Anstrengungen von Seiten der Pharmaunternehmen – die wirksamsten Schmerzmittel dar.[780] Die weitere pharmakologische Erforschung des Mohns und seiner Inhaltsstoffe führte zur Synthese zahlreicher Morphinderivate und -abkömmlinge, die zum Teil wesentlich potenter als das Morphin sind. Das bekannteste halbsynthetische Morphinderivat ist das vom Pharmaunternehmen Bayer als Hustenmittel Ende des 19. Jahrhunderts auf dem Markt gebrachte Heroin (Diacetylmorphin).[781] Der weitere Verlauf der Geschichte des klassischen Suchtmittels Heroin mit seinen verheerenden Auswirkungen dürfte bekannt sein und soll hier nicht weiter behandelt werden. Ein weiteres bekanntes Opiumalkaloid ist das Codein, welches heute hauptsächlich als Bestandteil von pharmazeutischen Hustenmitteln von Bedeutung ist, aber in höheren Dosierungen auch betäubende Eigenschaften aufweist.[782]

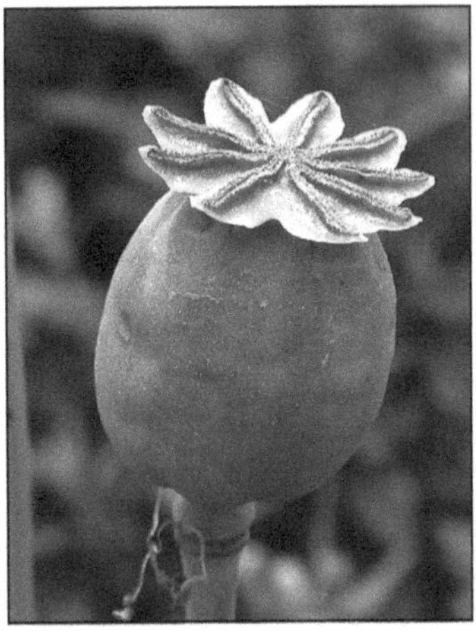

Abb. 36 Eine unreife Mohnkapsel des Schlafmohns

Opium wird durch Anritzen der noch unreifen Mohnkapseln gewonnen, wobei der ausgetretene und angetrocknete Milchsaft anschließend mit einem Messer abgeschabt wird. Etwa 20 000 Mohnkapseln werden zur Gewinnung von 1 kg Rohopium benötigt.[783]

Opium kann auf verschiedene Weisen konsumiert werden: oral, rektal, geraucht und injiziert. Die gängigsten Konsumformen sind das Rauchen und das Essen. Man kann allerdings schon aus den Kapseln von *Papaver somniferum* ein wirksames Präparat herstellen, ohne den Milchsaft – das Opium – durch Anritzen der Kapseln gewinnen zu müssen. Die Kapseln werden hierzu entweder in Alkohol eingelegt oder als „Tee" zubereitet. Auch die Blätter des Schlafmohns können eine Opiumwirkung hervorrufen, wenn sie geraucht oder als „Tee" zubereitet werden.[784]

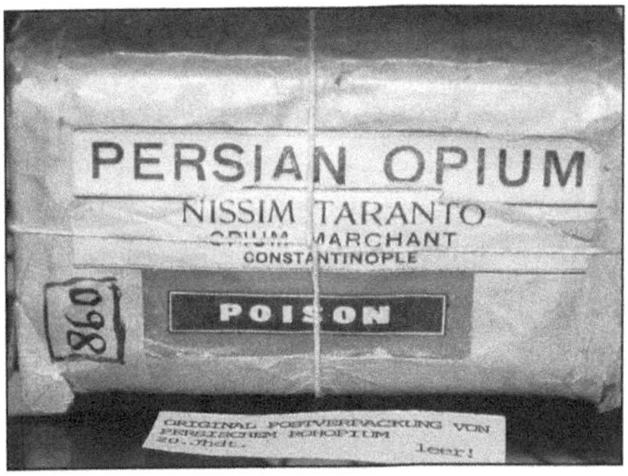

Abb. 37 Originale Postverpackung von persischem Rohopium aus dem 20. Jahrhundert (Pharmazie Historisches Museum Basel)

Die Wirkung des Opiums wird als sedativ-hypnotisch, narkotisch, Traum induzierend, euphorisierend, beruhigend, wohltuend und analgetisch beschrieben.[785] Opium hat auch aphrodisierende Eigenschaften[786] und wird von Rätsch und Müller-Ebeling „zu den berühmtesten pharmakologisch und psychoaktiv wirkenden Liebesmitteln der Weltgeschichte"[787] gezählt, was an dem Opiumalkaloid Papaverin liegen könnte, welches erfolgreich zur Therapie von Impotenz eingesetzt wird.[788]

Die größte körperliche Gefahr bei einer Opiumüberdosierung ist eine Ateminsuffizienz durch Lähmung des Atemzentrums, welche sogar tödlich enden kann.[789] Als Therapiemaßnahme empfehlen Roth, Daunderer und Kormann die sofortige künstliche Beatmung oder die Gabe von Naloxon.[790] Als eher harmlose Nebenwirkungen werden u. a. Verstopfungen, Übelkeit und Erbrechen beschrieben.[791] Bei chronischem Opiumgebrauch kann es zur Abhängigkeitsentwicklung sowie körperlichem Verfall kommen, obwohl bei Letztgenanntem die Meinungen der Autoren auseinandergehen.[792] Rätsch gibt allerdings zu bedenken, dass das Suchtpotential von Opium durch die Sensationspresse und durch die Politiker stark übertrieben wird.[793] Opium spielt auf dem europäischen Drogenmarkt keine bedeutende Rolle. Es wird lediglich in exiliranischen Kreisen verwendet.[794] Opium sowie verschiedene opioidhaltige Zubereitungen unterstehen dem BtMG. Auch ist der Anbau von *Papaver somniferum* und *Papaver orientale* (= *Papaver bracteatum*) mittlerweile nicht mehr gestattet, es sei denn, man verfügt über eine entsprechende Ausnahmegenehmigung. Die praktisch alkaloidfreien Mohnsamen der genannten Arten unterliegen seit der 15. BtMÄndV im Jahre 2001 ebenfalls dem BtMG, sofern diese zur Gewinnung von Pflanzen, welche als Rauschmittel missbräuchlich verwendet werden sollen, dienen.[795]

6.2 Kava-Kava *(Piper methysticum)*

Der buschige, immergrüne und mit den pfeffertypischen herzförmigen Blättern versehene Kava-Kava-Strauch *(Piper methysticum)* wird auch Rauschpfeffer genannt. Er ist das bedeutendste psychoaktive Gewächs Ozeaniens. Der Ursprung des auf den Polynesischen Inseln traditionell anzutreffenden Kava-Gebrauchs liegt im Dunkeln. Rätsch vermutet, dass sich die rituelle und hedonistische Verwendung des Kavas „gleichzeitig mit der Besiedlung der Inseln verbreitet“[796] hat. Die ansässigen Inselbewohner benutzen das aus den Wurzelstöcken des Rauschpfeffers hergestellte, nicht alkoholische und berauschende Getränk zum Teil täglich. Es werden auch traditionelle Kavazeremonien abgehalten, welche den rituellen und sozialen Charakter des Kavagebrauchs unterstreichen. Das traditionelle Kava-Getränk wird z. B. auch gerne als Begrüßungstrunk für Staatsgäste und Touristen gereicht. In der traditionellen Medizin Ozeaniens wird Kava u. a. als Schmerzmittel verwendet. Als wirksame Inhaltsstoffe werden etliche Kavalactone, die auch als Kava-Pyrone bezeichnet werden, wie Kawain und Kawatin genannt. Die Wirkung wird als euphorisierend, muskelentspannend, sedierend, krampflösend, schmerzlindernd und lokalanästhesierend beschrieben und scheint offensichtlich aus dem Zusammenspiel der verschiedene Kava-Pyrone zu resultieren.[797]

Aber erst die anxiolytische Eigenschaft von Kava-Zubereitungen machte das polynesische Kultgetränk in der westlichen Hemisphäre berühmt. Kava-Zubereitungen wurden als „pflanzliches Anxiolytikum für leichte und mittelschwere generalisierte Angststörungen“[798] empfohlen. Doch im Jahre 2002 kam das aus für die natürliche Alternative zu den synthetischen, körperlich schädlichen und häufig Sucht bildende Benzodiazepinen und den anderen chemischen Tranquillanzien. Das überraschend schnell durch das BfArM (Bundesinstitut für Arzneimittel und Medizinprodukte) durchgesetzte Kava-Verbot wurde mit angeblichen hepatotoxischen Nebenwirkungen der Kava-Präparate begründet.[799] Doch viele Autoren sprechen von einer Fehlbeurteilung und kritisieren das für sie unverständliche Vorgehen der BfArM, da erstens bei der traditionellen Einnahme von Kava-Kava kein erhöhtes Lebererkrankungsrisiko festzustellen ist und zweitens das Nutzen-Risiko-Verhältnis im Gegensatz zu vielen anderen Medikamenten sehr positiv ausfällt. Zu diesem Entschluss kommt sogar die im BfArM angesiedelte Kommission E, welche aus wissenschaftlichen Experten wie Toxikologen, Pharmakologen, Pharmazeuten und Biometrikern besteht und eine wesentliche Rolle bei der pharmazeutischen Bewertung von pflanzlichen Produkten für arzneiliche Zwecke spielt. Wissenschaftliche Untersuchungen belegen eindeutig die signifikante Wirksamkeit von Kava-Kava bei nervösen Angst-, Spannungs- und Unruhezuständen. Außerdem wurden hepatotoxische Nebenwirkungen pro 1 Millionen Tagesdosen bei Diazepam beispielsweise 200-mal häufiger festgestellt als bei Kava-Extrakten.[800] Teschke schätzt die Häufigkeit einer toxischen Leberschädigung durch Kava-Extrakte auf 1 : 1,25 Millionen Monatsdosen.[801] Auch wenn das Risiko einer Leberschädigung sehr gering ist, rate ich vor einem hochdosierten Dauergebrauch von Kava-Präparaten ohne ärztliche Überwachung ab.

Die Möglichkeit einer Kava-Abhängigkeit wird ebenfalls rege diskutiert. Geschwinde ist der Auffassung, dass der chronische Kava-Gebrauch zu einer physischen Abhängigkeit führen kann.[802] Schuldes spricht von einer möglichen psychischen Kava-Abhängigkeit – wenn überhaupt. Eine körperliche Abhängigkeit ist ihm nicht zu Gehör gekommen.[803] Auch Teschke, Borschke und Kilham verneinen ein mögliches Suchtpotential von Kava-Kava.[804] Hinweise auf weitere mögliche Gefahren und Nebenwirkungen des Kava-Gebrauchs konnte ich in der von mir verwendeten Literatur nicht finden.

In den Head- und Smart-Shops gehörte Kava-Kava bis zum Jahre 2002 sicherlich zu den Top Ten der meistverkauften Naturdrogen. Nach Schuldes ist es die „ideale Droge für alle diejenigen, die glauben, ihren Stresssymptomen nicht ohne chemische Hilfe begegnen zu können"[805]. Kava-Kava wurde von vielen Usern als Entspannungshilfe eingesetzt. Geschwinde geht dagegen – für mich unverständlicherweise – von keinem Gebrauch als Rauschmittel im europäischen und nordamerikanischen Bereich aus.[806] Auch in den Abhandlungen von Löhrer und Weber vermisse ich Hinweise auf den nicht nur in subkulturellen Kreisen weit verbreiteten Kava-Gebrauch.[807] Das Kava-Verbot führte allerdings zu einem absoluten Verkaufsstopp von Kava-Kava in deutschen Geschäften, was im ersten Moment zu einer Reduzierung des Kava-Gebrauchs führte. Trotz des Verbotes besteht aber immer noch die Möglichkeit, Kavawurzeln und -extrakte über das Internet aus dem Ausland zu beziehen, wodurch eine Risikominimierung – z. B. durch eine umfangreiche Beratung und ärztliche Überwachung – behindert wird.[808]

7. Die weniger bekannten psychoaktiv wirkenden Naturdrogen

In diesem Kapitel werde ich nun die „restlichen“ psychoaktiven Naturdrogen zusammenfassen. Auch in diesem Kapitel kann ich nur eine beschränkte Auswahl der (noch) wenig bekannten Naturdrogen beschreiben. Mit großer Wahrscheinlichkeit werden jedes Jahr neue Naturdrogen entdeckt. Dies wird besonders deutlich, wenn man bedenkt, dass erst „etwa 10 Prozent aller existierenden Pflanzen chemisch oder pharmakologisch-toxikologisch untersucht“[809] wurden. Von den Tieren und Pilzen wurden sogar nur unter einem Prozent untersucht.[810] Auch das Meer ist reich an bisher nicht bekannten Organismen, die höchstwahrscheinlich pharmazeutisch interessante Verbindungen enthalten. Schätzungsweise existieren zwischen 200 000 und zehn Millionen Algenarten, die noch auf eine Bestimmung und eine chemische Untersuchung warten.[811] In Anbetracht dieser enormen Fülle an bisher nicht untersuchten Organismen ist die Wahrscheinlichkeit sehr hoch, dass es noch zu vielen Entdeckungen von „neuen“ Naturdrogen kommen wird.

Die Naturdrogen dieses Kapitels werde ich nur ansatzweise beschreiben, damit der Leser zumindest Grundkenntnisse über diese Rauschmittel bekommt. Hierbei handelt es sich um Naturdrogen, welche zurzeit noch keine große Verbreitung besitzen, in naher Zukunft aber bereits von Relevanz sein könnten. Die Hinweise auf diese möglichen „neuen“ Naturdrogen entnahm ich der so genannten Szeneliteratur sowie einschlägigen Seiten aus dem WWW.

So sind die Wurzeln des in Westafrika vorkommenden Ibogastrauchs *(Tabernanthe iboga)* seit ein paar Jahren auf dem ethnobotanischen Markt erhältlich und erfreuen sich großer Beliebtheit. Als Hauptwirkstoff wird das Ibogain genannt, der neuerdings erfolgreich in der Suchtbehandlung eingesetzt wird. Anscheinend lässt sich das Suchtverhalten durch eine Ibogain-Gabe positiv beeinflussen, da Ibogain u. a. Opiatentzugssymptome mindert.[812] Die Wirkung der Wurzel wird als psychedelisch mit vermehrten archetypischen Elementen beschrieben. Der Wurzelextrakt wirkt dagegen hauptsächlich stimulierend, was auf eine mögliche Verwendung als Amphetaminersatz schließen lässt.[813] Ibogain wurde auch schon in den 60er Jahren von Naranjo als Hilfsmittel in der Psychotherapie eingesetzt.[814] Durch einen tragischen Todesfall, welcher im therapeutischen Setting unter Ibogain-Einfluss Anfang der 90er Jahre eintrat, geriet die Substanz in die Mühlen der Presse. Die Obduktion ergab allerdings einen schweren Herzbefund und eine Beteiligung des Ibogains an der Todesursache war nicht nachweisbar. Die Iboga-Einnahme ist allerdings nicht ungefährlich, da Ibogain nach Angaben von Waser eindeutig toxische Wirkung besitzt.[815]

Weitere psychoaktive Pflanzen afrikanischer Herkunft, die vermehrt das Interesse experimentierfreudiger Ethnobotaniker auf sich ziehen, sind z. B. der tropische Voacangastrauch *(Voacanga africana)*, der wiederum ibogainverwandte Alkaloide enthält,[816] der Niandostrauch *(Alchornea floribunda)* mit einer hauptsächlich stimulierenden Wirkung,[817] der Lion´s Tail Strauch *(Leonotis leonurus)*, dessen Wirkung euphorisierende Eigenschaften aufweist,[818] die ebenfalls euphorisierend wirkende *Mondia whitei* Liane[819] sowie die anregende Chaneyroot *(Smilax havanensis)*.[820]

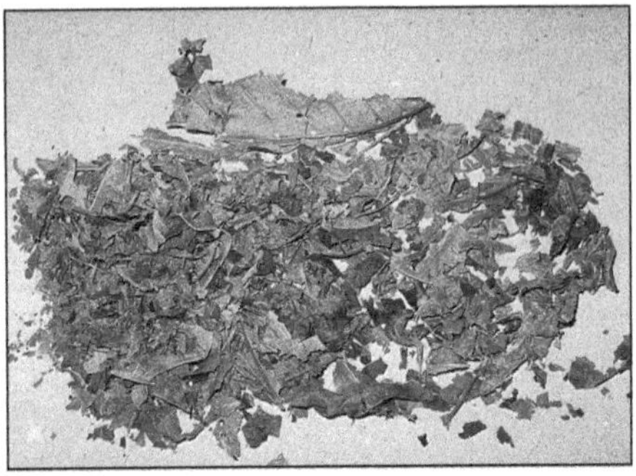

Abb. 38 Getrocknete Blätter des südostasiatischen Kratombaumes *(Mitragyna speciosa)*

Neuerdings sind auch die Blätter des südostasiatischen Kratombaumes *(Mitragyna speciosa)* sowie fertige Extrakte im Handel erhältlich. Die in der Literatur beschriebene Wirkung des Kratoms ist spektakulär und dementsprechend groß ist die Neugierde der Psychedeliker. Kratom „hat einen Effekt, als würde man zugleich Coca kauen und Opium rauchen"[821]. Der für diese paradoxe Wirkung verantwortliche Hauptwirkstoff ist das Mitragynin. Bisher wurde Kratom hauptsächlich in Thailand als Amphetamin- oder Opiumersatz benutzt und ist dort seit 1943 verboten.[822] Ich prophezeie dieser in Europa bisher weitgehend unbekannten Pflanze in der nächsten Zeit eine steile Karriere als potente Naturdroge. Dies liegt zum einen an der spektakulären Wirkung sowie der offensichtlich guten Verträglichkeit mit wenigen Nebenwirkungen. Zum anderen scheinen sich in letzter Zeit überhaupt erst zuverlässige Bezugsquellen zu etablieren, da Kratom noch vor etwa drei Jahren auf dem europäischen Markt so gut wie nicht erhältlich war und es heutzutage in jedem gut sortierten Ethnobotanikhandel zu erwerben ist. Über eine mögliche Abhängigkeitsentwicklung bei regelmäßigem Kratom-Gebrauch streiten sich die Gelehrten. In Thailand werden Verhaltensveränderungen bei regelmäßigen Kratom-Konsumenten beobachtet.[823]

Abschließend möchte ich auf ein ebenfalls relativ neues Phänomen hinweisen. In jüngster Zeit scheint sich in der Bundesrepublik der Gebrauch der rispigen oder baumartigen Hortensie *(Hydrangea paniculata)* als Rauschmittel zu verbreiten. Das Phänomen wurde erst vor kurzem bekannt, als es gegen Ende des Jahres 2003 zu zahlreichen mysteriösen Diebstählen der als Zierpflanze kultivierten Art kam.[824]

Die Verwendung als Cannabissubstitut wurde bisher nur in den USA beobachtet. Nun scheint sich diese mögliche Verwendung bei uns rasant herumzusprechen. Die Frage, ob dies nun ein zeitweiliges Phänomen ist oder ob sich der Hortensien-Gebrauch unter den Jugendlichen etabliert, kann jetzt noch nicht mit Sicherheit beantwortet werden. Das nicht ganz ungefährliche Phänomen – beim Rauchen von *Hydrangea paniculata* können geringe Mengen an giftiger Blausäure freigesetzt werden – sollte meiner Meinung nach weiter beobachtet werden. Von einem Gebrauch als Rauschmittel ist deshalb dringend abzuraten.[825]

8. Präventionsarten und Naturdrogen

In diesem Kapitel möchte ich Ansätze aufzeigen, wie das vermittelte Wissen über die Naturdrogen sinnvoll in der Präventionsarbeit einzusetzen ist. Hier geht es weder um die Grundsatzdiskussion zwischen den abstinenz- und akzeptanzorientierten Paradigmen der Präventionsarbeit, noch um eine konkrete Ausarbeitung eines Präventionskonzeptes. Es soll lediglich gezeigt werden, in welchem Bereich der Präventionsarbeit das von mir dargelegte Wissen sinnvoll eingesetzt werden kann.

Auf internationaler Ebene hat sich eine Dreiteilung der Präventionsarten durchgesetzt, wobei es immer fließende Übergänge gibt. Man spricht von der Primär-, Sekundär- und Tertiärprävention.[826] Diese Arbeit spielt für die Primär- und Tertiärprävention nur eine untergeordnete Rolle, da die überwiegend abstinenzorientierte Primärprävention schon sehr früh ansetzen sollte, bevor irgendwelche psychoaktiven Substanzen wie Kaffee, Tabak oder Alkohol konsumiert werden. Auch die Tertiärprävention spielt in Bezug auf die Naturdrogen eine untergeordnete Rolle, da es bei dieser in erster Linie um Überlebens- und Wiedereingliederungshilfen von bereits schwer oder ehemals Abhängigen geht.[827] Die Sekundärprävention beschäftigt sich vorwiegend mit Klienten, bei denen schon ein Substanzgebrauch von unterschiedlich großer Ausprägung vorliegt. Dabei muss zwischen Substanzgebrauch und -missbrauch unterschieden werden. Und genau hier setzen sekundärpräventive Maßnahmen an. Das Hauptziel der Sekundärprävention ist die „Verringerung der Suchtgefahr (...), da Missbrauch und Abhängigkeit von Substanzen nach wie vor enorme gesundheitliche Folge- und Begleitschäden nach sich zieht“[828]. In den 90er Jahren hat sich gezeigt, dass die typischen abstinenzorientierten Präventionskonzepte auf sehr geringe Resonanz stießen bzw. sogar gescheitert sind.[829] Deshalb entwickelten sich während des Ecstasy-Booms langsam neue akzeptierende substanzspezifische und -unspezifische sekundärpräventive Konzepte, bei denen eine Schadens- bzw. Risikominimierung im Vordergrund steht.[830] Eine wichtige Erkenntnis der Präventionsfachleute ist, dass abhängige Konsumenten eine wesentlich bessere Prognose haben, „wenn sie ihre (...) Suchtphase so unbeschadet wie möglich überstehen“[831]. Außerdem wurde festgestellt, dass lediglich bei einem kleinen Prozentsatz der Konsumenten der Rauschmittelkonsum als problematisch bezeichnet werden kann. Der Großteil der überwiegend jugendlichen Konsumenten beendet ihren Konsum nach einer gewissen Zeit von selbst, ohne größere Schäden davonzutragen.[832]

Auf diese akzeptierenden sekundärpräventiven Konzepte möchte ich näher eingehen, da diese meiner Meinung nach die besten Möglichkeiten bieten, dem Trend zur Naturdroge adäquat zu begegnen. An dieser Stelle muss mit aller Deutlichkeit gesagt werden, dass es sehr unterschiedliche sekundärpräventive Ansätze gibt. So orientieren sich z. B. viele sekundärpräventive Projekte noch überwiegend an abstinenzorientierten primärpräventiven Konzepten.

8.1 Akzeptanzorientierte Sekundärprävention und Naturdrogen

Sekundärpräventive Maßnahmen verfolgen primär zwei Ziele: Die Verhinderung einer Abhängigkeit, welche sich aus einem gelegentlichen Substanzkonsum entwickeln kann sowie die Minimierung der gesundheitlichen Schäden, die durch den Gebrauch bestimmter Rauschmittel ebenfalls entstehen können.[833] Beim akzeptierenden Ansatz kommt es „darauf an, zunächst aufzuklären statt zu verklären: nüchtern und differenziert über positive und negative Wirkungen für den Drogengebraucher und die Gesellschaft zu informieren, statt übermäßig zu dramatisieren. Ziel sollte ein kontrollierter und möglichst gefahrloser Gebrauch der Drogen sein, bei klarer Abschätzbarkeit des potentiellen Risikos."[834] Bei der Vermittlung von Wissen ist die Glaubwürdigkeit der Präventionsfachleute ein entscheidender Faktor. Eine effektive präventive Arbeit ist nur möglich, wenn die Aussagen der Präventionskraft den potentiellen Konsumenten glaubwürdig erscheinen, da die überwiegend jugendlichen Konsumenten den Aussagen der Erwachsenen generell schon sehr kritisch gegenüberstehen.[835] Weber bringt diesen Sachverhalt mit folgenden Worten auf den Punkt: „Beispielsweise führt eine übertriebene Risikobewertung auf Grund mangelnder Detailkenntnis seitens der Präventionskraft bei Jugendlichen in der Regel zu radikaler Ablehnung und Gesprächsverweigerung. Eine sachlich ausgewogene und fachlich kompetente Gesprächsführung sind daher Grundvoraussetzung für den Erfolg jeglicher Tätigkeit im praktischen Präventionsbereich. Glaubwürdigkeit (...) erfordert seitens der auf diesem Sektor tätigen Personen daher eine verstärkt sachliche Annäherung an das Drogenproblem und einen beständigen Zuwachs an fachlicher Kompetenz."[836]

Die Vermittlung relevanter Kenntnisse über die zurzeit gebräuchlichsten Naturdrogen ist ein Ziel dieses Buches. Diese Kenntnisse sind überaus wichtig, damit eine wirkliche und wortwörtliche Drogenberatung durch die Vermittlung von Zielgruppen angepassten, Lebenswelt nahen und wertneutralen Informationen überhaupt möglich wird.[837] Die Ausbildung der Sozialarbeiter und Sozialpädagogen im Bereich Sucht ist leider oft denkbar schlecht.[838] Am Fachbereich Sozialwesen der Universität Kassel gibt es beispielsweise zurzeit nur vereinzelt Lehrbeauftragte und Vertretungsprofessoren, die über diese Thematik unterrichten. So herrscht bei den Präventionsfachkräften z. B. große Unkenntnis über die aktuellen Konsumtechniken der User. Außerdem verfügt eine große Zahl von Konsumenten über ein wesentlich größeres Fachwissen bezüglich der Pharmakologie, der sich gerade in Mode befindlichen psychoaktiven Substanzen sowie der möglichen Risiken des Substanzgebrauchs, als viele Präventionsfachkräfte.[839] Dieses Dilemma wird bei dem relativ neuen Trend zu den Naturdrogen besonders deutlich, da es sich nicht um eine einheitliche Substanzklasse, sondern um eine Vielzahl verschiedener Rauschmittel handelt, die nicht über einen Kamm geschoren werden dürfen.

Diverse Fortbildungen, Fachtagungen, Symposien und Vorträge versuchen diese Wissenslücke zu schließen, wobei leider oftmals wiederum nur Halbwahrheiten vermittelt werden.[840] Eine wirklich objektive Auseinandersetzung mit dem Thema Naturdrogen findet viel zu selten statt. Dazu fällt mir das Beispiel eines Unfallchirurgen ein, der über die Schönheiten und Gefahren des Skifahrens befragt wird. Aus der subjektiven Sicht des Unfallchirurgen stellt das Skifahren natürlich eine potenzielle Gefahr dar. Wenn man aber dagegen einen Skilehrer fragen würde, bekommt man garantiert eine andere Antwort. Wie ich ausführlich dargestellt habe, gibt es Naturdrogen, deren Konsum ein erhebliches gesundheitliches Gefahrenpotenzial birgt, und andere, die relativ harmlos sind. Die Präventionskraft sollte genau über dieses Fachwissen verfügen, um die Einnahme von wirklich toxischen Substanzen verhindern zu können. Dagegen sollte sie bei relativ harmlosen Substanzen nicht mit Panikattacken überreagieren und dadurch den Präventionsprozess gefährden.

Des Weiteren wurden die Naturdrogen in herkömmlichen Aufklärungsbroschüren über Rauschmittel nur stiefmütterlich behandelt. Lediglich in der Aufklärungsbroschüre „Partydrogen“ der AOK werden die Naturdrogen ausführlicher erwähnt.[841] In diversen anderen Aufklärungsbroschüren sind sie dagegen nicht zu finden. Erwähnenswert sind die im Jahre 2004 veröffentlichten Informationskarten zum Thema „Biogene Drogen“ der Brandenburgischen Landesstelle gegen die Suchtgefahren e. V., welche Jugendlichen und Multiplikatoren fundierte Sachinformationen liefern sollen. Neben einer allgemeinen Beschreibung der Wirkstoffe, Wirkungen und Risiken der jeweiligen Naturdrogen wird bei diesen zumindest eine Unterscheidung zwischen dem Gefahrenpotenzial der bedenklichen Nachtschattengewächse und der psilocybinhaltigen Pilze vorgenommen.[842] Ergänzt werden die Informationskarten durch die mehrmals zitierte Aufklärungsbroschüre

„Biogene Drogen", welche sich primär an Lehrkräfte, Sozialarbeiter und Erzieher richtet und vertiefende Informationen zum Thema enthält.[843] Ein guter Wille zur Verbreitung von objektiven Informationen ist hier immerhin zu erkennen.

Wesentlich konsumentennäher sind allerdings die Safer-Use-Infos der szenenahen akzeptanzorientierten sekundärpräventiven Projekte wie z. B. Eve & Rave e. V.[844], Drug Scouts e. V.[845], Indro e. V.[846], Eclipse e. V.[847], Alice-Projekt[848], Drobs Hannover[849] und Partypack[850], welche allerdings oftmals nur über die psilocybinhaltigen Pilze aufklären. Safer-Use-Infos über die vielen anderen Naturdrogen sind leider auch bei diesen Präventionsprojekten Mangelware. Die Projekte sind auf diversen Veranstaltungen mit Informationsständen vertreten und verteilen ihre Safer-Use-Infos an interessierte Konsumenten. Die Mitarbeiter stehen auch als persönliche Ansprechpartner zur Verfügung. Einige verteilen an ihren Ständen alkoholfreie Getränke und Obst zum Selbstkostenpreis oder sogar kostenlos. Die Mitarbeiter von Eclipse e. V. bieten darüber hinaus eine fachgerechte Begleitung bei Krisenerlebnissen nach Substanzgebrauch. Spezielle Fragen über „heimische halluzinogene Pflanzen"[851] werden nach Aussage von Peter Märtens in letzter Zeit häufiger gestellt.[852] Diese Projekte erfahren eine sehr hohe Akzeptanz bei der Zielgruppe, da sie szenenah ausgerichtet und die Informationen auf die Bedürfnisse der Konsumenten zugeschnitten sind.[853]

Alle genannten Projekte betreiben eine mehr oder weniger aktuelle Homepage, auf der nicht nur die Safer-Use-Infos zu finden sind. So sind auf diesen Homepages viele nützliche Informationen z. B. zu Drogenrecht, persönliche Beratungsangebote, weiterführende Literatur und Internetlinks zu finden. Einige Homepages bieten sogar eine anonyme Online-Beratung, bei der man mit einem Drogenberater u. a. über Substanzen, Wirkungsweisen, Missbrauch und Suchtgefahren von Rauschmitteln diskutieren sowie Informationen über weitere Hilfeangebote erhalten kann.[854] Den hohen Stellenwert des in der Sekundärprävention überaus wichtigen Mediums Internet habe ich bereits erwähnt.

Weiterhin lobenswert sind akzeptierende Projekte, die Veranstaltungen mit sekundärpräventiven Elementen organisieren. Ziel dieser Projekte ist eine Verbindung zwischen Information und Party. Zu nennen ist das Projekt Connecta, welches im Umfeld des erwähnten Alice-Projektes entstanden ist. Das Projekt Connecta veranstaltete bereits mehrere alternative Events zum Thema Naturdrogen. So wurde z. B. am 6.10.2004 eine Party zum Thema Ayahuasca in Frankfurt organisiert, auf der namhafte Wissenschaftler, wie Arno Adelaars, Christian Rätsch, Govert Derix und Henner Hess Vorträge zum Thema hielten. Der Spaßfaktor kam ebenfalls nicht zu kurz, da anschließend Musik zum Tanzen vom

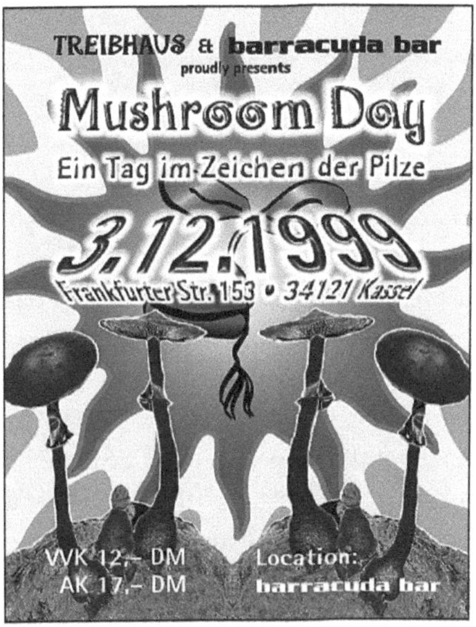

Abb. 39 Eintrittskarte des ersten Mushroom Day mit Vorträgen von Dr. Jochen Gartz, Bert Marco Schuldes und Michael Ganslmeier sowie anschließendem Mushroom-Trance mit den DJs Mat Mushroom und Alpha vom Mushroom Magazin (HH)

DJ aufgelegt wurde.[855] Auch in Kassel gab es sechs Jahre lang jeden Dezember eine Veranstaltung zum Thema Zauberpilze, die sich dieses Konzepts bediente.[856] Aus eigenen Erfahrungen als Organisator des jährlich stattfindenden Mushroom Days weiß ich, dass viele User an solchen Events zum ersten Mal die Möglichkeit haben, mit wirklichen Experten über diese vorbelastete Thematik vorurteilsfrei diskutieren zu können. So trauen die User den Aussagen eines Pilzexperten wie Jochen Gartz beispielsweise mehr, als der typischen Präventionsfachkraft. Diese Kombination von akzeptierender Informationsvermittlung und Party sollte meines Erachtens weiter ausgebaut werden, da sie von den Konsumenten angenommen wird und somit eine zielgruppengerechte Sekundärprävention ermöglicht.

8.2 Das Konzept der Drogenmündigkeit

Einen Schritt weiter geht das Konzept der Drogenmündigkeit, das die an der Fachhochschule Merseburg lehrende Professorin Gundula Barsch entwickelt hat. Das zentrale Anliegen ihres Drogenmündigkeitkonzeptes fasst Barsch mit folgenden Worten zusammen: „Statt bisher allen präventiven Bemühungen das Ziel der Verhinderung oder Minderung, in idealer Weise die Abstinenz von Drogenkonsum voranzustellen, plädiert das Mündigkeitskonzept dafür, den emanzipierten und unproblematischen Umgang mit psychoaktiven Substanzen zum Ziel aller bewußten und planmäßigen Einwirkungen in Sachen Drogen werden zu lassen.“[857] Sie ist der Ansicht, dass nicht Abstinenz das Pendant zu Sucht darstellt, sondern ein kontrollierter, mündiger Rauschmittelkonsum.[858] Drogenmündigkeit bedeutet, dass die Menschen einen angemessenen, autonom kontrollierten und genussorientierten Umgang mit Rauschmitteln entwickeln sollen, wobei legale und illegale Rauschmittel gleichberechtigt sind.[859] Auch Hurrelmann und Bründel sind der Ansicht, dass ein kontrollierter Umgang mit Rauschmitteln „als Bestandteil der Entwicklungsaufgaben von Jugendlichen“[860] zu sehen ist und dementsprechend erst eingeübt werden muss.

Das Konzept der Drogenmündigkeit basiert auf vier Säulen: der Drogenkunde, der Genussfähigkeit, der Kritikfähigkeit und dem Risikomanagement. Diese Kernbereiche sollten von Kindesbeinen an erlernt werden. Weiterhin sollte das Thema Drogen enttabuisiert und Teil der allgemeinen Bildung werden. Wichtig wäre dabei eine Straffreiheit der Konsumenten, da die bisherigen drastischen Strafen für eine Normalisierung des Themas absolut kontraproduktiv sind.[861] Zukünftig könnten speziell ausgebildete Sozialarbeiter die Jugendlichen auf ihrer Sinnsuche begleiten, auch wenn diese dabei Naturdrogen benutzen. Fest steht, dass eine gut vorbereitete und unter professioneller Begleitung durchgeführte psychedelische Erfahrung wesentlich weniger Risiken birgt, als ein unbedacht eingenommener Trip. Der Pfarrer und Titularprofessor Hans-Jürg Braun ist der Meinung, dass zur Ausbildung von religiös-kirchlichen Amtsträgern wie Pfarrern, Sozialarbeitern und Jugendberatern psychedelische Selbsterfahrungen gehören sollten. Das Ziel einer solchen Ausbildung wäre „die Möglichkeit, dem suchenden, verunsicherten, gefährdeten, also nicht mehr geborgenen Jugendlichen von religiöser Seite her ein Selbsterfahrungsangebot zu machen, das, weil kontrolliert und fachlich einwandfrei begleitet, den inneren Erfahrungsraum bereichert. Psychische Abstürze, soziale Fehlentwicklungen von Jugendlichen könnten auf diese Weise wirksam verhindert werden.“[862] Wir sind von diesen Zukunftsvisionen noch weit entfernt. Ob sich das Konzept der Drogenmündigkeit je durchsetzen wird, ist fraglich und etwaige Prognosen sind rein spekulativer Natur.

9. Zusammenfassung

Wie ich in dem vorliegenden Buch dargestellt habe, ist in den letzten Jahren ein Trend zu den Naturdrogen zu beobachten. Hauptsächlich jugendliche Konsumenten experimentieren mit den Rauschmitteln, die uns die Natur zur Verfügung stellt. Natürliche Rauschmittel begleiten uns jedoch schon seit Menschengedenken. Als Genussmittel und Arzneimittel sind sie ein Teil unseres täglichen Lebens, auch wenn wir dies im Alltag oft vergessen. Die Medien erzeugen ein komplett anderes Bild. Naturdrogen werden in reißerischer Aufmachung pauschal als Horrordrogen oder Wahnsinnsdrogen betitelt. Wer diese konsumiert, lande sofort im Krankenhaus oder in der Psychiatrie. Auch die Lehrkräfte, Sozialarbeiter und andere Multiplikatoren, welche im direkten Kontakt zu den jugendlichen Naturdrogenkonsumenten stehen, verfügen nur über ein rudimentäres Wissen. Den Naturdrogen wurde im Schatten des Ecstasy-Booms keine Beachtung geschenkt. So existiert bisher keine bundesweite Studie über den Gebrauch und Missbrauch dieser Substanzen. Objektiv recherchierte Literatur, welche verständlich und anschaulich über dieses neue Phänomen berichtet, ist ebenfalls Mangelware. Diese Lücke hoffe ich mit dieser Übersicht nun zu schließen.

Aber auch die Ärzteschaft muss sich auf diese neue Situation einstellen, damit sie den jugendlichen Konsumenten, welche vermehrt mit Überdosierungen von natürlichen Rauschmitteln in Krankenhäuser eingeliefert werden, adäquat helfen kann. Wichtig ist nun, dass die Präventionskräfte nicht mit Panik überreagieren und durch abschreckende Botschaften versuchen, die Jugendlichen von ihrem überwiegend experimentellen Konsum abzubringen. Die Erkenntnis, dass wir es hier mit sehr unterschiedlichen Stoffgruppen zu tun haben, spielt dabei eine große Rolle. Nicht alle Naturdrogen sind prinzipiell giftig oder führen zur Abhängigkeit. Bezüglich des Risikopotenzials muss immer jede Naturdroge individuell betrachtet werden. Pauschale Äußerungen von Seiten der Präventionskräfte sind unglaubwürdig und gefährden damit den Präventionsprozess.

In der sekundärpräventiven Arbeit gilt es, die wirklich gefährlichen Naturdrogen von den relativ harmlosen unterscheiden zu können. Wenn z. B. eine Präventionskraft erfährt, dass Jugendliche mit den Knollenblätterpilzen experimentieren, sollten sie hellhörig werden. In diesem Fall wäre eine vorurteilsfreie Aufklärung von Nöten, da es zu Verwechslungen mit tödlich giftigen Knollenblätterpilzarten kommen kann. Wenn jedoch mit einer generellen Ablehnung gegenüber den Naturdrogen reagiert wird, ist die Wahrscheinlichkeit groß, dass es doch zu diesen lebensgefährlichen Experimenten kommt. Dieses Buch kann den in der präventiven Arbeit tätigen

Personen als Leitfaden dienen, um das tatsächliche Risikopotenzial der zurzeit am häufigsten gebrauchten Naturdrogen besser einschätzen zu können. Ich hoffe dem interessierten Leser den Zugang zur weiterführenden Literatur erleichtert zu haben. Das nachstehende Literaturverzeichnis bietet eine Übersicht der relevanten Publikationen.

Festzuhalten ist, dass gesetzliche Interventionen zur Eindämmung des Naturdrogengebrauchs völlig sinnlos sind, da der Großteil der verwendeten Naturdrogen von der Natur kostenlos zur Verfügung gestellt wird und somit außerhalb einer legislativen Kontrolle steht. Wir haben es außerdem mit einer Vielzahl von potenziellen Naturdrogen zu tun, sodass im Falle eines Verbotes schnell Ersatz gefunden wird. Diese Ersatzrauschmittel sind nicht ungefährlicher, da es sich oftmals um Naturdrogen handelt, die wissenschaftlich noch nicht hundertprozentig untersucht wurden und somit bei Gebrauch mögliche toxische Begleiterscheinungen nach sich ziehen. Einige Naturdrogen verbreiten sich in den letzten Jahren unter den veränderten natürlichen Bedingungen so rasant, dass gesetzliche Reglementierungen in jeder Hinsicht absurd erscheinen.

Wir haben außerdem gesehen, dass gerade die Naturdrogen mit den größten toxischen Nebenwirkungen ubiquitär verfügbar und daher nicht durch gesetzliche Maßnahmen zu reglementieren sind. Eine vorurteilsfreie und akzeptierende Aufklärung ist der einzig gangbare Weg, die jugendlichen Konsumenten vor gesundheitlichen Schäden zu bewahren, die beim Konsum von diversen Naturdrogen entstehen können. Für die Zukunft wünsche ich mir, dass die interdisziplinäre Erforschung der Naturdrogen vorangetrieben, anstatt von staatlicher Seite behindert wird. Diese Forschung ist u. a. überaus wichtig, damit wir den Konsumenten adäquate Hilfe bieten können. Des Weiteren können solche Forschungen unser Wissen über mögliche therapeutische Einsatzmöglichkeiten dieser Substanzen vertiefen und somit auch zu einer Enttabuisierung des emotionsgeladenen Themas beitragen. Bis dahin ist es allerdings noch ein langer, steiniger Weg.

10. Anhang

Endnoten

1 Vgl. Christian Rätsch: Enzyklopädie der psychoaktiven Pflanzen. Botanik, Ethnopharmakologie und Anwendung. 6. korrigierte und erweiterte Auflage. Aarau: AT Verlag 2002a.

2 Vgl. Eberhard Teuscher u. Ulrike Lindequist: Biogene Gifte. Biologie – Chemie – Pharmakologie. Stuttgart: Gustav Fischer Verlag 1987. S. 19.

3 Vgl. Otfried Strubelt: Gifte in Natur und Umwelt. Pestizide und Schwermetalle, Arzneimittel und Drogen. Heidelberg: Spektrum Akademischer Verlag 1996. S. 274.

4 Vgl. Victor A. Reko: Magische Gifte. Rausch- und Betäubungsmittel der Neuen Welt. Dritte Auflage. Stuttgart: Ferdinand Enke Verlag 1949. S. 123-132.

5 Vgl. Richard E. Schultes u. Albert Hofmann: Pflanzen der Götter. Die magischen Kräfte der Rausch- und Giftgewächse. Aarau: AT Verlag 1995. S. 144-153.

6 Vgl. Hans Leuenberger: Zauberdrogen. Reisen ins Weltall der Seele. Stuttgart: Henry Goverts Verlag 1969. S. 61-111.

7 Vgl. Edward Reavis: Rauschgiftesser erzählen. Eine Dokumentation von Edward Reavis. Frankfurt am Main: Verlag Bärmeier & Nikel 1967. S. 214-223.

8 Vgl. Thomas Geschwinde: Rauschdrogen. Marktformen und Wirkungsweisen. Fünfte Auflage. Berlin: Springer-Verlag 2003. S. 144-152; Wolfgang Schmidbauer u. Jürgen vom Scheidt: Handbuch der Rauschdrogen. Frankfurt am Main: Fischer Taschenbuch Verlag 2004. S. 327-332.

9 Pschyrembel: Klinisches Wörterbuch. 259., neu bearbeitete Auflage. Bearbeitet von der Wörterbuch-Redaktion des Verlages. Berlin: Walter de Gruyter 2002. S. 386.

10 Vgl. Lutz Mackensen: Ursprung der Wörter. Etymologisches Wörterbuch der deutschen Sprache. Frankfurt am Main: Ullstein 1988. S. 106.

11 Vgl. Jonathan Ott: From Artificial to Natural Drug. In: Jahrbuch für Ethnomedizin und Bewußtseinsforschung 1997/1998. Nummer 6-7. Hrsg. von Christian Rätsch u. John R. Baker. Berlin: Verlag für Wissenschaft und Bildung 2000. S. 345.

12 Paracelsus zitiert nach Strubelt 1996: S. 13.

13 Vgl. Alexander Ochse: 60 Jahre LSD. Ein kultureller und medizinischer Rückblick. Studienarbeit an der Universität Kassel, Fachbereich Sozialwesen. Kassel: O. V. 2003. Erscheint demnächst bei Werner Pieper & The Grüne Kraft.

14 Vgl. Hanscarl Leuner: Halluzinogene. Psychische Grenzzustände in Forschung und Psychotherapie. Bern: Verlag Hans Huber 1981. S. 100 u. 362 f.; Claudio Vannini u. Maurizio Venturini: Halluzinogene. Entwicklung der Forschung, 1938 bis in die Gegenwart, Schwerpunkt Schweiz. Berlin: Verlag für Wissenschaft und Bildung 1999. S. 406.

15 Vgl. Leuner 1981: S. 31.

16 Vgl. Ronald Steckel: Bewusstseinserweiternde Drogen. Eine Aufforderung zur Diskussion. Erweiterte Auflage. Löhrbach: Werner Pieper & The Grüne Kraft o. J. [ca. 1999]. S. 27.

17 Vgl. Stanislav Grof: Topographie des Unbewussten. LSD im Dienst tiefenpsychologischer Forschung. 7. Auflage. Stuttgart: Klett-Cotta 1998. S. 41; Albert Hofmann: LSD – mein Sorgenkind. Die Entdeckung einer »Wunderdroge«. 10. Auflage. München: Deutscher Taschenbuch Verlag 2002. S. 56 f.

18 Vgl. Louis Lewin: Phantastica. Die betäubenden und erregenden Genussmittel. Zweite erweiterte Auflage. Reprint. Linden: Volksverlag 1980.

19 Vgl. Alexandra Rosenbohm: Halluzinogene Drogen im Schamanismus. Mythos und Ritual im kulturellen Vergleich. Berlin: Dietrich Reimer Verlag 1991. S. 8; Wolfgang Sterneck: Psychedelika. In: Psychedelika. Kultur, Vision und Kritik. Hrsg. von Wolfgang Sterneck. Solothurn: Nachtschatten Verlag o. J.a. S. 19.

20 Vgl. Grof 1998: S. 45; Peter Stafford: LSD Lysergsäure-Diäthylamid. Markt Erlbach: Raymond Martin Verlag 1980a. S. 7-11; Hofmann 2002: S. 57.

21 Vgl. Aldous Huxley: Die Pforten der Wahrnehmung. Himmel und Hölle: Erfahrungen mit Drogen. München: Piper 1989.

22 Vgl. Frank Löhrer: Biogene Suchtmittel. Aachen: Ariadne-Fach-Verlag 1997. S. 9.

23 Vgl. Frank Löhrer u. Klaus Berkefeld: Klinische Syndrome bei Nutzern pflanzlicher Suchtmittel. In: Biogene Drogen – eine neue Gefahr? Fachtagung 26. Februar 1998 Glanerburg (NL). Hrsg. von Wolfgang Pittrich u. Wolfgang Rometsch. Münster: Landschaftsverband Westfalen-Lippe 1988. S. 37 f.

24 Vgl. Jochen Gartz: Persönliche Mitteilung (2004). Dr. habil. Jochen Gartz, Universität Leipzig, Fakultät f. Biowissenschaften, Pharmazie u. Psychologie, Abt. Biotechnologie – Pilzliche Biotransformation, Leipzig.

25 Vgl. Bernd Weber: Biogene Drogen. Kulturgeschichte und Pharmakologie pflanzlicher Drogen. Hrsg. von Brandenburgische Landesstelle gegen die Suchtgefahren e. V. Potsdam: O. V. 2004. S. 11.

26 Vgl. Horst Rimpler: Pharmazeutische Biologie II. Biogene Arzneistoffe. Stuttgart: Georg Thieme Verlag 1990.

27 Vgl. Jochen Gartz: Patentschrift zum Verfahren zur Gewinnung von Tryptophanderivaten durch Kultivierung höhere Pilze. Vom: Patentamt der

Deutschen Demokratischen Republik. Patentinhaber: Jochen Gartz. PATENTSCHRIFT (19) DD (11) 278 600 A1 4(51) C 12 P 13/14 vom 09.05.1990.

28 Vgl. Geschwinde 2003; Markus Berger: Handbuch für den Drogennotfall. Safer-Use-Info. Das Wichtigste zu Gefahrenpotentialen, Überdosierungen und Abhängigkeiten. Solothurn: Nachtschatten Verlag 2004.

29 Vgl. Lewin 1980.

30 Vgl. Adolf Dittrich: Ätiologie-unabhängige Strukturen veränderter Wachbewusstseinszustände. Ergebnisse empirischer Untersuchungen über Halluzinogene I. und II. Ordnung, sensorische Deprivation, hypnagoge Zustände, hypnotische Verfahren sowie Reizüberflutung. 2., durchges. Auflage. Berlin: Verlag für Wissenschaft und Bildung 1996. S. 15-42.

31 Vgl. Daniel Trachsel u. Nicolas Richard: Psychedelische Chemie. 3. Auflage. Solothurn: Nachtschatten Verlag 2000. S. 21.

32 Vgl. Rätsch 2002a; Bert Marco Schuldes: Psychoaktive Pflanzen. 14. Auflage. Löhrbach: Werner Pieper & The Grüne Kraft 2001.

33 Vgl. Schmidbauer u. vom Scheidt 2004: S. 383; Lewin 1980: S. 7; Monika Klerings u. Ingo Schmaal: Im Rausch mit der Natur. Naturdrogen. Hamburg: Edition Nautilus, Verlag Lutz Schulenburg 2002. S. 13.

34 Vgl. Rätsch 2002a: S. 11.

35 Vgl. Jörg Conradi: Psychoaktive Pflanzen. Die besten Heilpflanzen für neue Kraft bei körperlicher und geistiger Erschöpfung, Stress und mangelnder Lebensfreude. München: W. Ludwig Buchverlag 2000. S. 9.

36 Vgl. Ronald K. Siegel: Rauschdrogen. Die Sehnsucht nach dem künstlichen Paradies. Frankfurt am Main: Eichborn Verlag 1995.

37 Vgl. Jochen Gartz: Der älteste bekannte Pilzkult – ein mykologischer Vergleich. In: Jahrbuch des Europäischen Collegiums für Bewusstseinsstudien 1992. Hrsg. von Hanscarl Leuner u. Michael Schlichting. Berlin: Verlag für Wissenschaft und Bildung 1992a. S. 91-94.

38 Vgl. Giorgio Samorini: Umbrella-stones or mushroom-stones? (Kerala, southern India). In: Integration No. 6. 1995. Zeitschrift für geistesbewegende Pflanzen und Kultur. Hrsg. von W. Bauer, J. Gartz u. a. Knetzgau: Bilwis-Verlag 1995. S. 33-40.

39 Vgl. Paul Stamets: Psilocybinpilze der Welt. Ein praktischer Führer zur sicheren Bestimmung. Aarau: AT Verlag 1999. S. 11 u. 45; Tibor Harrach: „Vom Pilz verzaubert". Über den Gebrauch der Zauberpilze bei spirituellen Ritualen der Ur- und Naturvölker bis zum Einsatz in der Technoszene. In: Biogene Drogen – eine neue Gefahr? Fachtagung 26. Februar 1998 Glanerburg (NL). Hrsg. von Wolfgang Pittrich u. Wolfgang Rometsch. Münster: Landschaftsverband Westfalen-Lippe 1988. S. 14.

40 Christian Rätsch: Schamanenpflanze Tabak. Band 1: Kultur und Geschichte des Tabaks in der Neuen Welt. Solothurn: Nachtschatten Verlag 2002b. S. 241.

41 Vgl. John Marco Allegro: Der heilige Pilz und das Christentum. Mit Vorbemerkungen von Wolfgang Bauer. In: Der Fliegenpilz. Traumkult, Märchenzauber, Mythenrausch. Hrsg. von Wolfgang Bauer, Edzard Klapp u. Alexandra Rosenbohm. Aarau: AT Verlag 2000. S. 33.

42 Vgl. Terence McKenna: Die Speisen der Götter. Die Suche nach dem ursprünglichen Baum der Weisheit. Löhrbach: Werner Pieper´s MedienXperimente o. J. S. 95.

43 Vgl. Edzard Klapp: Die Masken des Fliegenpilzes. In: Der Fliegenpilz. Traumkult, Märchenzauber, Mythenrausch. Hrsg. von Wolfgang Bauer, Edzard Klapp u. Alexandra Rosenbohm. Aarau: AT Verlag 2000. S. 57. Und in: Der Fliegenpilz. Ein kulturhistorisches Museum. Hrsg. von Wolfgang Bauer, Edzard Klapp u. Alexandra Rosenbohm: Köln: Wienand Verlag 1991. S. 99; Hartmut Geerken: Paramykologie. Kreisende Schreibbewegungen zu einer interkulturellen Begriffsbestimmung. In: Der Fliegenpilz. Traumkult, Märchenzauber, Mythenrausch. Hrsg. von Wolfgang Bauer, Edzard Klapp u. Alexandra Rosenbohm. Aarau: AT Verlag 2000. S. 119.

44 Vgl. Jochen Gartz: Narrenschwämme. Psychoaktive Pilze rund um die Welt. Solothurn: Nachtschatten Verlag 1999a. S. 5.

45 Vgl. Stamets 1999: S. 15.

46 Vgl. Bernhard Bruns: Die Bernwardstür – Tür zur Kirche. Hildesheim: O. V. 1992;
Bernhard Bruns: Die Bernwardssäule – Lebensbaum und Siegessäule. Hildesheim: O. V. 1995.

47 Vgl. Wolfgang Bauer: Das wundertätige Wurzelkreuz in der Kirche von Maria Strassengel. In: Integration No. 4. 1993. Zeitschrift für geistesbewegende Pflanzen und Kultur. Hrsg. von W. Bauer, M. Hanslmeier u. a. Knetzgau: Bilwis-Verlag 1993. S. 39-43.

48 Vgl. Claudia Müller-Ebeling u. Christian Rätsch: Zauberpflanze Alraune. Die magische Mandragora. Solothurn: Nachtschatten Verlag 2004. S. 43 f.

49 Vgl. McKenna o. J.: S. 135-161.

50 Jochen Gartz: Überbetonung der psychoaktiven Wirkung. Eine Buchbesprechung von Dr. Jochen Gartz, 04105 Leipzig. In: Der Tintling Extraheft (2/2000a). S. 58.

51 Vgl. Ebd.

52 Vgl. McKenna o. J.: 150-161.

53 Vgl. Giorgio Samorini: Halluzinogene im Mythos. Vom Ursprung psychoaktiver Pflanzen. Solothurn: Nachtschatten Verlag 1998.

54 Ebd. S. 15.

55 Ernst Freiherrn von Bibra: Die narkotischen Genußmittel und der Mensch. Nürnberg: Verlag von Wilhelm Schmid 1855. Reprint der Originalausgabe 1855 nach dem Exemplar der Universitätsbibliothek Leipzig. Wiesbaden: Fourier-Verlag 1983. S. 390.

56 Vgl. Hartmut Laatsch: Das Fleisch der Götter – Von den Rauschpilzen zur Neurotransmission. In: Welten des Bewusstseins. Band 3. Experimentelle Psychologie,

Neurobiologie und Chemie. Hrsg. von Adolf Dittrich, Albert Hofmann und Hanscarl Leuner. Berlin: Verlag für Wissenschaft und Bildung 1994. S. 181.

57 Vgl. Rätsch 2002a: S. 19 f.

58 Reko 1949: S. VII.

59 Vgl. Ingunn Possehl: Modern aus Tradition. Geschichte der chemischen pharmazeutischen Fabrik E. Merck Darmstadt. 2. erweiterte Auflage. Hrsg. von E. Merck Darmstadt. Darmstadt: O. V. 1994. S. 23.

60 Vgl. Christian Rätsch u. Jonathan Ott: Coca und Kokain. Ethnobotanik, Kunst und Chemie. Aarau: AT Verlag 2003. S. 100.

61 Vgl. Torsten Passie: Ausrichtungen, Methoden und Ergebnisse früher Meskalinforschung im deutschsprachigen Raum (bis 1950). In: Jahrbuch des Europäischen Collegiums für Bewusstseinsstudien 1993/1994. Hrsg. von Hanscarl Leuner u. Michael Schlichting. Berlin: Verlag für Wissenschaft und Bildung 1995. S. 103.

62 Vgl. Jochen Gartz: Psilocybe cyanescens in Europa und Nordamerika. In: Jahrbuch des Europäischen Collegiums für Bewusstseinsstudien 1997. Hrsg. von Hanscarl Leuner u. Michael Schlichting. Berlin: Verlag für Wissenschaft und Bildung 1998b. S. 233; Rätsch 2002a: S. 19.

63 Passie 1995: S. 106.

64 Vgl. Werner Pieper (Hrsg.): Kurt Beringer und die Heidelberger Drogenforschung der 20er Jahre. Löhrbach: Werner Pieper & The Grüne Kraft o. J.a.

65 Rätsch 2002a: S. 20.

66 Vgl. John W. Allen u. Jochen Gartz: Teonanácatl: A Bibliography of Entheogenic Fungi / Eine Bibliographie der psychoaktiven Pilze. CD-ROM. 3. Auflage. Kassel: Psiloprint 2004.

67 Vgl. Rätsch 2002a.

68 Vgl. Geschwinde 2003: S. V; Weber 2004: S. 5; Löhrer 1997: S. 6; Klering u. Schmaal 2002: S. 6; Bundeszentrale für gesundheitliche Aufklärung (Hrsg.): Drogenkonsum in der Partyszene. Entwicklung und aktueller Kenntnisstand. Köln: O. V. 2002. S. 87; Patrick Walder u. Günter Amendt: Ecstasy & Co. Alles über Partydrogen. 3. Auflage. Reinbek: Rowohlt Taschenbuch Verlag 2000. S. 133.

69 Vgl. Günter Amendt: Kleine Geschichte der Rauschdrogen – von 1945 bis heute. In: Pro Jugend – mit Drogen? Vorträge, Referate, Berichte und Dokumente zur aktuellen Jugend- und Drogenarbeit. Hrsg. von BOA e. V. Solothurn: Nachtschatten Verlag 1998. S. 15-18.

70 Vgl. Paul Schope: Ist es der Gesundheit nicht gleich, wie man sie erlangt? Zur Phytoinhalation, deren Wirksamkeit, der rechtlichen Absicherung und der Vaporizer-Conspiration. In: Bert Marco Schuldes u. Richi Moscher: Phyto-Inhalation. Heilkräuter und Vaporizer. Eine Einführung in die Technik sanfter Inhalation. Löhrbach: Werner Pieper & The Grüne Kraft o. J. S. 37-40.

71 Vgl. Löhrer 1997: S. 11; Weber 2004: S. 6.

72 Vgl. Schope o. J.: S. 39.

73 ZDF/3sat – Redaktion nano: Biodrogen – von wegen gesund (1). http://www.3sat.de/3sat.php?http://www.3sat.de/nano/bstuecke/17681/ (03.03.2005).

74 Klering u. Schmaal 2002: S. 21.

75 Ebd. S. 23.

76 Vgl. Löhrer 1997: S. 11.

77 Vgl. Landeskriminalamt Baden-Württemberg (Hrsg.): Rauschgiftkriminalität in Baden-Württemberg. Jahresbericht 2001. Stuttgart: O. V. 2002. S. 66.

78 Vgl. Markus Berger: Dextromethorphan (DXM). Ein bemerkenswertes Entheogen. In: Entheogene Blätter 6 (2002a). S. 16-24.

79 Vgl. Markus Berger: TFMPP – Ein entheogenes Entaktogen. In: Entheogene Blätter 5 (2002b). S. 26-30.

80 Vgl. Stanislav Grof: LSD-Psychotherapie. Zweite Auflage. Stuttgart: Klett-Cotta 2000. S. 180 f.

81 Leuner 1981: S. 389.

82 Vgl. Timothy Leary: Psychedelische Erfahrungen. Ein Handbuch nach Weisungen des Tibetanischen Totenbuches. Markt Erlbach: Raymond Martin Verlag 1993. S. 9.

83 Stanislav Grof: LSD und das kosmische Spiel. Grundzüge einer psychedelischen Kosmologie und Ontologie. O. O.: BTPJ 1989. S. 16.

84 Vgl. Grof 1998.

85 Vgl. Ochse 2003.

86 Vgl. Dittrich 1996.

87 Vgl. Grof 1998: S. 55-64.

88 Vannini u. Venturini 1999: S. 404.

89 Vgl. Grof 1998: S. 65-116.

90 Vgl. Ebd.: S. 117-170.

91 Vannini u. Venturini 1999: S. 403.

92 Vgl. Grof 1998: S. 176-236.

93 Vgl. Weber 2004: S. 6 f.; Klering u. Schmaal 2002: S. 144.

94 Vgl. Herrmann von Leistenfels: Beschreibung der einzelnen Arten. In: Zauberpilze. Hrsg. von Ronald Rippchen. Löhrbach: Werner Pieper & The Grüne Kraft o. J.b. S. 48.

95 Vgl. Weber 2004: S. 6 f.; Klering u. Schmaal 2002: S. 8-12 u. 114-117.

96 Vgl. Klering u. Schmaal 2002: S. 114-117.

97 Vgl. Jochen Gartz: Das Hauptrisiko bei Verwendung psilocybinhaltiger Pilze - Verwechslung der Arten. In: Jahrbuch für Transkulturelle Medizin und Psychotherapie 1995. Hrsg. von Michael Winkelmann u. Walter Andritzky. Berlin: Verlag für Wissenschaft und Bildung 1996. Aus: Jochen Gartz: Magic Mushrooms Around the World. Fungal Hallucinogens and Allies. Magische Pilze weltweit. Pilzliche Halluzinogene und Verwandte. CD-ROM. Kassel: Psiloprint im Druck.

98 Vgl. Leuner 1981: S. 366.

99 Vgl. Vannini u. Venturini 1999: 436 ff.

100 Vgl. Tibor Harrach, Doren Howitt u. a.: Die LSD-Broschüre. Hrsg. von Grün-Alternativen Jugendbündnis. http://www.gruene-berlin.de/drogen/

LAG-Drogen/lsd.html (09.01.2005).

101 Vgl. Rolf Schwendter: Drogenabhängigkeit und Drogenkultur. Wien: Verlag der Österreichischen Staatsdruckerei 1992. S. 168.

102 Leuner 1981: S. 357.

103 Vgl. Vannini u. Venturini 1999: S. 281.

104 Vgl. Rühlemann's Kräuter & Duftpflanzen. http://www.ruehlemanns.de/indexstart.html (08.03.2005).

105 Vgl. Die Blumenschule Rainer Engler. http://www.blumenschule.de (08.03.2005).

106 Vgl. Runa & Organic Earth (Hrsg.): Sinsemilla unter Kunstlicht. Produktionsgerichtete Heimzucht auf ökologischer Grundlage. 4. erweiterte Auflage. Maastricht: Organic Press 2001.

107 Vgl. Boy Ramsahai (Hrsg.): The international Highlife Guide 2003-2004. Guide to the hemp industry. AJ Veghel: Discover Publisher BV o. J.

108 Vgl. John W. Allen u. Jochen Gartz: Psilocybian Mushroom Cultivation. A Brief History Regarding the Contemporary Use, Marketing and Cultivation Of Psilocybian Mushrooms / Kultivierung psilocybinhaltiger Pilze: Die wissenschaftliche und subkulturelle Geschichte. CD-ROM. 3. Auflage. Kassel: Siloprint 2005.

109 Vgl. Jochen Gartz: Eine neuere Methode der Pilzzucht aus Nordamerika. In: Integration No. 4. 1993. Zeitschrift für geistesbewegende Pflanzen und Kultur. Hrsg. von W. Bauer, M. Hanslmeier u. a. Knetzgau: Bilwis-Verlag 1993. S. 37 f.; Paul Stamets u. Jochen Gartz: A new caerulescent Psilocybe from the Pacific Coast of Northwestern America. In: Integration No. 6. 1995. Zeitschrift für geistesbewegende Pflanzen und Kultur. Hrsg. von W. Bauer, M. Hanslmeier u. a. Knetzgau: Bilwis-Verlag 1995. S. 21-28.

110 Vgl. Jochen Gartz: Salvia divinorum – Die Wahrsagesalbei. Solothurn: Nachtschatten Verlag 2001a. S. 16 u. 21 f.; Daniel J. Siebert: Die Geschichte der ersten außerhalb Mexikos kultivierten Salvia divinorum Pflanzen. In: Entheogene Blätter 16 (2003). S. 433 f.

111 Karin Montag: Tintling Dialog mit Jochen Gartz. In: Der Tintling 3 (2000). S. 30.

112 Vgl. Bekiffte Republik. Filmische Dokumentation. Ein Film von Max von Klitzing. Ausgestrahlt von der ARD am 03.11.2004. http://www.rumpelstilzchen.com/tv/dopetv/bekiffte_republik/download.html (20.03.2005).

113 Schuldes 2001: S. 98.

114 Vgl. Joachim Eul: Die (Straf)rechtliche Einordnung verschiedener Drogen und Drogenpflanzen in Deutschland. In: Entheogene Blätter 17 (2003). S. 520-524.

115 Vgl. Jörg Happe: Corynanthe pachyceras. In: Entheogene Blätter 1 (2002a). S. 9.

116 Vgl. Jon Hanna: Psychedelic Resource List. A Compilation & Update Of The First Five Issues. Sacramento: Soma Graphics 1996.

117 Vgl. Will Beifuss: Psychedelic Sourcebook. Berkeley: Rosetta 1996.

118 Vgl. Erowid (Hrsg.): Ibogaine - Legal Status. http://www.erowid.org/chemicals/ibogaine/ibogaine_law.shtml (08.03.2005).

119 Vgl. Timothy Leary: Chaos & Cyber-Kultur. Solothurn: Nachtschatten Verlag 1997.

120 O. A.: Kick per Klick. In: Der Spiegel 9 (2000a). S. 143 f.

121 Ebd.

122 Jochen Gartz: Eine sehr informative und objektive Website: www.psilocybe.org. In: Zauberpilze. Neuauflage. Hrsg. von Ronald Rippchen. Löhrbach: Werner Pieper & The Grüne Kraft 2002a.

123 Lutz Neitzert: Kahlkopf sucht Kahlkopf (Hippies & Zippies, Zauberpilze und Techno-Trance). Vortragsmanuskript zu einer Veranstaltung zum Thema „Biogene Drogen" am 26.1.98 in Herten. http://www.rz-home.de/~dneitzer/homepage5.htm (15.01.2005).

124 Vgl. Ralf Gerlach u. Dorothea Pfeiffer: Das Internet – Nutzen und Chancen für Drogenarbeit und Drogenforschung. In: Risiko mindern beim Drogengebrauch. Gesundheitsförderung, Verbrauchertips, Beratungswissen, Praxishilfen. 2. vollständig überarbeitete und erweiterte Auflage. Hrsg. von Jan-Hendrik Heudtlass u. Heino Stöver. Frankfurt am Main: Fachhochschulverlag 2000. S. 381-414; Jens Kalke (Hrsg.): Handbuch der Suchtprävention: Programme, Projekte und Maßnahmen aus Deutschland, Österreich und der Schweiz. Freiburg im Breisgau: Lambertus 2004; Stephan Sting u. Cornelia Blum: Soziale Arbeit in der Suchtprävention. München: Ernst Reinhardt Verlag 2003. S. 115-119.

125 Artur Schroers: Verbraucherberatung zur Erhaltung der Gesundheit bei Partydrogenkonsum. In: Risiko mindern beim Drogengebrauch. Gesundheitsförderung, Verbrauchertips, Beratungswissen, Praxishilfen. 2. vollständig überarbeitete und erweiterte Auflage. Hrsg. von Jan-Hendrik Heudtlass u. Heino Stöver. Frankfurt am Main: Fachhochschulverlag 2000a. S. 194.

126 Horizontale Gruppe „Drogen" (Hrsg.): Entwurf einer Entschließung des Rates über Cannabis. 11267/04. Cordrogue 59. Brüssel: O. V. 2004. http://www.eve-rave.net/abfahrer/download/eve-rave/btm273.pdf (08.03.2005). S. 5.

127 Vgl. Thomas Bendel, Hendrik Hoeftmann u. a.: Repräsentativstudie zum Drogenkonsum Potsdamer Jugendlicher. 2. verbesserte Auflage. Potsdam: O. V. 2002. S. 20; Joachim Eul: Zwischenauswertung einer Erhebung der Landesarbeitsgemeinschaft Drogen im Landesverband Berlin von Bündnis 90/Die Grünen zum Drogenkonsum in der Techno- und Hanfszene. Persönliche Mitteilung (2004). Joachim Eul, Berlin.

128 Vgl. Gartz 1999a: S. 12 ff.; Michael Küttner: Der Geist aus der Flasche. Psychedelische Handlungselemente in den Märchen der Brüder Grimm. Löhrbach: Werner Pieper & The Grüne Kraft o. J. S. 14 ff.

129 Vgl. Albert Hofmann: Meine Begegnung mit Maria Sabina. In: Pilze der Götter. Von María Sabina und dem

traditionellen Schamanentum zur weltweiten Pilzkultur. Hrsg. von Christian Rätsch und Roger Liggenstorfer. Aarau: AT Verlag 1998. S. 13; R. Gordon Wasson: Heilige Pilze. In: Rauschgiftesser erzählen. Meskalin/ LSD 25/Haschisch/Opium. Hrsg. von Ednard Reavis. Frankfurt am Main: Verlag Bärmeier & Nikel 1967. S. 214.

130 Vgl. Hofmann 1998: S. 13 f.

131 Vgl. Wasson 1967: S. 214.

132 Vgl. Hofmann 1998: S. 14.

133 Vgl. R. Gordon Wasson: Seeking the Magic Mushroom. In: Life Magazine vom 13.05.1957. http://www.druglibrary.org/schaffer/lsd/life.htm (09.01.2005).

134 Harrach 1998: S. 17.

135 Vgl. Michael Horowitz: Collecting Wasson. In: The Sacred Mushroom Seeker. Tributes to R. Gordon Wasson. Hrsg. von Thomas J. Riedlinger. Rochester: Park Street Press 1997. S. 129.

136 Vgl. Wasson 1967: S. 216.

137 Vgl. A. Hofmann, A. Frey u. a.: Konstitutionsaufklärung und Synthese von Psilocybin. In: Experientia Vol XIV (11) 1958. S. 397-403. http://www.erowid.org/references/refs_view.php?A=ShowDoc1&ID=2582 (09.01.2005).

138 Vgl. Hofmann 2002: S. 121 ff.

139 Vgl. Peter Stafford: Psilocybin und andere Pilze. Markt Erlbach: Raymond Martin Verlag 1980b. S. 14.

140 Hofmann 1998: S. 17.

141 Vgl. W. Rümmele u. F. Gnirss: Untersuchungen mit Psilocybin, einer psychotropen Substanz aus Psilocybe Mexicana. In: Schweizer Archiv für Neurologie, Neurochirurgie und Psychiatrie 87 (1961). S. 366-385. Aus: Halluzinogene in historischen Schriften. Hrsg. von Jochen Gartz. Solothurn: Nachtschatten Verlag 1999. S. 83-107.

142 Vgl. Hartmut Laatsch: Untersuchungen an Psilocybe-Arten zur Blaufärbung und zur Biosynthese der Alkaloide. In: Jahrbuch des Europäischen Collegiums für Bewusstseinsstudien 1997. Hrsg. von Hanscarl Leuner u. Michael Schlichting. Berlin: Verlag für Wissenschaft und Bildung 1998. S. 242.

143 Vgl. Joachim Eul u. Tibor Harrach: Zauberpilze bei uns. Hrsg. von der Landesarbeitsgemeinschaft Drogen im Landesverband Berlin von Bündnis 90/Die Grünen. Berlin: O. V. o. J. http://www.pilzbroschuere.de (09.01.2005).

144 Vgl. Gartz 1999a: S. 100.

145 Vgl. Gartz 1996.

146 Vgl. Max Daunderer: Lexikon der Pflanzen- und Tiergifte. Diagnostik und Therapie. Hamburg: Nikol Verlagsgesellschaft mbH & Co. KG 1995. S. 115.

147 Vgl. Gartz 1996.

148 Rümmele u. Gnirss 1999: S. 105.

149 Vgl. Gartz 1999a: S. 15.

150 Torsten Passie: Psilocybin in der Psychotherapie. In: Pilze der Götter. Von María Sabina und dem traditionellen Schamanentum zur weltweiten Pilzkultur. Hrsg. von Christian Rätsch und Roger Liggenstorfer. Aarau: AT Verlag 1998. S. 211.

151 Vgl. Leuner 1981: S. 230.

152 Milan Hausner u. Marta Semerdzieva: „Acid heads" und „Kahlköpfe" in Forschung und Therapie – Zum Stand der Psycholyse in der Tschechoslowakei. In: Jahrbuch des Europäischen Collegiums für Bewusstseinsstudien 1991. Hrsg. von Hanscarl Leuner u. Michael Schlichting. Berlin: Verlag für Wissenschaft und Bildung 1991. S. 117.

153 Vgl. Jochen Gartz: Psycholytische und psychedelische Therapie mit Psilocybin – ein historischer Rückblick. In: Der Tintling 6 (2000b). S. 27.

154 Vgl. Hartwin Rohde u. Ralph Klubach: Medizin & Psilocybin-haltige Pilze. In: Entheogene Blätter 2 (2002). S. 4-8; Markus Berger, Al K. Loid u. Solana Cea: Halluzinogene Tryptamine in der subkulturellen Migräne- und Clusterkopfschmerz-Therapie. In: Entheogene Blätter 17 (2003). S. 487 ff.

155 Vgl. Jochen Gartz: Medizinische Anwendung von Psilocybin jenseits der halluzinogenen Wirkung. In: Der Tintling 4 (2002b). S. 62 ff.

156 Vgl. Jochen Gartz: Frühere medizinische Verwendung von LSD. Zusammenfassung, Bewertung und Ausblick. In: Entheogene Blätter 11 (2003b). S. 194.

157 Vgl. Felix Hasler, Ulrike Grimberg u. a.: Acute psychological and physiological effects of psilocybin in healthy humans: a double-blind, placebo-controlled dose-effect study. In: Psychopharmacology 172 (2004). S. 145-156.

158 Vgl. Stafford 1980b: S. 16 ff.

159 Vgl. Vannini u. Venturini 1999: S. 245.

160 Vgl. Solomon H. Snyder: Chemie der Psyche. Drogenwirkungen im Gehirn. Heidelberg: Spektrum der Wissenschaft 1988. S. 187 f.

161 Vgl. Jim DeKorne: Psychedelischer Neo-Schamanismus. Die Zucht, Zubereitung und der schamanische Gebrauch psychoaktiver Pflanzen: Löhrbach: Werner Pieper´s MedienXperimente o. J. S. 163; Timothy Leary: Denn sie wussten was sie tun. Eine Rückblende. Basel: Sphinx-Verlag 1986. S. 136.

162 Vgl. Gartz 2003b: S. 192; Vannini u. Venturini 1999: S. 245-252.

163 Vgl. DeKorne o. J.: S. 163 f.; Gartz 2003b: S. 192.

164 Vgl. Cheryl Pellerin: Trips. Wie Halluzinogene wirken. Aarau: AT Verlag 2001. S. 108 f.

165 Vgl. Ebd.; Leuner 1981: S. 365-369; L. A. Henderson u. W. J. Glass: LSD: Still with us after all these years. New York: Macmillan Inc. 1994; Andrew Weil: Drogen und höheres Bewusstsein. Aarau: AT Verlag 2000. S. 50 ff.

166 Vgl. Jochen Gartz: Psychotrope Inhaltsstoffe in verschiedenen einheimischen Pilzarten. In: Jahrbuch des Europäischen Collegiums für Bewusstseinsstudien 1991. Hrsg. von Hanscarl Leuner u. Michael Schlichting. Berlin: Verlag für Wissenschaft und Bildung 1992b. S. 101.

167 Vgl. Gartz 1999a: S. 39.

168 Vgl. Herrmann von Leistenfels: Botanik und Chemie. In: Zauberpilze. Hrsg. von Ronald Rippchen. Löhrbach:

Werner Pieper & The Grüne Kraft o. J.a. S. 41.

169 Vgl. Geschwinde 2003: S. 146 f.; Löhrer 1997: S. 33; O. A. [Hainer Hai]: Halluzinogene Pilze unserer Heimat. O. O.: O. V. o. J.a. S. 28-30; O. A. [Hainer Hai]: Halluzinogene Pilze bei uns. O. O.: O. V. o. J.b. S. 24-26; Löhrer u. Berkefeld 1998: S. 40.

170 Vgl. Geschwinde 2003: S. 149.

171 Vgl. Gartz 1999a: S. 39.

172 Vgl. Löhrer 1997: S. 61 f.

173 Vgl. O. T. Oss u. O. N. Oeric: Psilocybin. Ein Handbuch für die Pilzzucht. Linden: Volksverlag 1981.

174 Vgl. Steven H. Pollock: Magic Mushroom Cultivation. Psychomycological Studies No. 1. San Antonio, Texas: O. V. 1977. In: Jochen Gartz: Magic Mushrooms Around the World. Fungal Hallucinogens and Allies. Magische Pilze weltweit. Pilzliche Halluzinogene und Verwandte. CD-ROM. Kassel: Psiloprint im Druck.

175 Vgl. Jonathan Ott: Zum modernen Gebrauch des Teonanácatl. In: Pilze der Götter. Von María Sabina und dem traditionellen Schamanentum zur weltweiten Pilzkultur. Hrsg. von Christian Rätsch und Roger Liggenstorfer. Aarau: AT Verlag 1998. S. 161.

176 Vgl. Jochen Gartz: Gesellschaftliche Akzeptanz oder Ächtung psychoaktiver Pilze (II). Historische und legale Betrachtungen. In: Entheogene Blätter 6 (2002d). S. 35.

177 Vgl. Jochen Gartz: Ethnopharmakologie psilocybinhaltiger Pilze im pazifischen Nordwesten der USA. In: Jahrbuch des Europäischen Collegiums für Bewusstseinsstudien 1993/1994. Hrsg. von Hanscarl Leuner u. Michael Schlichting. Berlin: Verlag für Wissenschaft und Bildung 1995a. S. 162.

178 Vgl. Jochen Gartz: Gesellschaftliche Akzeptanz oder Ächtung psychoaktiver Pilze (I). Historische und legale Betrachtungen. In: Entheogene Blätter 5 (2002c). S. 23.

179 Ebd. S. 23 f.

180 Vgl. Vannini u. Venturini 1999: S. 281.

181 Vgl. Gartz 1995a: S. 162.

182 Vgl. O. A: Einmal blind und einmal taub nach Verzehr von „magic mushrooms". In: Ärzte Zeitung vom 26.05.2000b. http://www.zauberpilz.com/start.htm (09.01.2005); DPA: Russischer Grenzer erschießt im Pilzrausch vier Kameraden. http://www.e110.de/suche/detail.cfm?pageid=76&id=51228 (09.02.2005a).

183 Vgl. Gartz 1996.

184 Vgl. Ebd.

185 Vgl. Stamets 1999: S. 31.

186 Vgl. Gartz 1996.

187 Vgl. Gartz 1999a: S. 43.

188 Vgl. Christoph Hahn: Re: Eingreifen des Pilzberaters?! vom 06.09.2003. In: DGfM - Forum. http://www.dgfm-ev.de/phorum/read.php?f=1&i=307&t=290 (09.01.2005).

189 Vgl. Montag 2000: S. 28-31.

190 Manfred Poser: Auch auf deutschen Wiesen wachsen halluzinogene Pilze. In: Ärzte Zeitung vom 27.10.1998.

191 Vgl. Jochen Gartz: Verwechslung von Psilocybe cyanescens mit Speisepilzen. In: Der Tintling 1 (2001b). S. 21 ff.

192 Vgl. Wolfgang Bivour: Grünlichverfärbender Risspilz. In: Märkische Volksstimme, Organ der Bezirksleitung PotsdamderSozialistischenEinheitsparteiDeutschlands vom 21.08.1986; Dietmar Blass: Braunkappenernte – und ihre Folgen. In: Südwestdeutsche Pilzrundschau 41 (2005) Heft 1. S. 22. [Anmerkung Alexander Ochse: Nach einer persönlichen Mitteilung von Gartz muss es sich bei dem von Dietmar Blass beschriebenen Pilz um eine andere Psilocybe-Art (wahrscheinlich *Psilocybe cubensis* oder *Psilocybe caerulescens*) als *Psilocybe cyanescens* gehandelt haben, da die Pilze im Mai wuchsen und das Foto eindeutig nicht *Psilocybe cyanescens* darstellt. Dies zeigt deutlich, dass die Bestimmung der psilocybinhaltigen Arten selbst in mykologischen Fachkreisen stiefmütterlich behandelt wird, da hier eindeutige makroskopische Unterschiede der Arten nicht erkannt wurden.]

193 Vgl. Gartz 2001b: S. 21 ff.

194 Vgl. Ebd.

195 Vgl. Gartz 2002c: S. 23.

196 Vgl. Gartz 1992b: S. 101 f.

197 Vgl. Jochen Gartz u. Markus Berger: Psilocybinhaltige Pilzarten im europäischen Raum. Vorkommen, Morphologie und Inhaltsstoffe. In: Entheogene Blätter 9 (2003). S. 59 f.; Gartz 2002d: S. 36 f.; Gartz 1999a: S. 35.

198 Vgl. Sam Lanceata u. F. Spitzkegulus: Verbreitung von Psilocybe cyanescens in Deutschland. http://www.psilocybe.org/Wissenschaft/VerbreitungPsilo.htm (10.01.2005).

199 Vgl. Bundesministerium der Justiz (Hrsg.): Das Bundesgesetzblatt Jahrgang 2001 Teil I Nr. 28 vom 25. Juni 2001. Köln: Bundesanzeiger Verlag 2001. S. 1180-1201. http://217.160.60.235/BGBL/bgbl1f/b101028f.pdf (22.01.2005).

200 Vgl. J. A. Bosch, E. J. M. Pennings u. F. A. De Wolff: Psycho-actieve Paddestoel- & Plantproducten – toxicology en klinische effecten. Rapport vervaardigd in opdracht van het Ministerie van Volksgezondheid, Welzijn en Sport. Leiden: O. V. 1997.

201 Vgl. Coordination Centre for the Assessment and Monitoring of new drugs (CAM): Risk assessment report relating to paddos (psilocin and psilocybin). Den Haag: O. V. 2000.

202 Vgl. Claus Baldauf: Die Sache mit den Pilzen... Sind Magic Mushrooms in Deutschland illegal? In: Mushroom Magazine 11 (2004). http://www.mushroom-online.com (10.02.2005); D. J. Schlesinger: Kommentar zur Risikoabschätzung über Zauberpilze (durch die CAM erstellt im Februar 2000). http://www.magic-mushroom-center.net/studies/Kommentar.pdf (10.01.2005).

203 O. A.: Neues aus dem Hause Sjamaan. Der magische mexikanische Trüffel. In: Hanf Journal 9 (2004a), Ausgabe # 36. S. 7.

[204] Vgl. Tibor Harrach: «Zauberpilze» – ihr historischer und moderner Gebrauch. In: Risiko mindern beim Drogengebrauch. Gesundheitsförderung, Verbrauchertips, Beratungswissen, Praxishilfen. 2. vollständig überarbeitete und erweiterte Auflage. Hrsg. von Jan-Hendrik Heudtlass u. Heino Stöver. Frankfurt am Main: Fachhochschulverlag 2000. S. 220 f.

[205] Vgl. Artur Schroers: Infos und Safer Use-Hinweise zu psychoaktiven Pilzen: „Psilos", „Magic Mushrooms", „Zauberpilze". 2. Auflage. Münster: O. V. 2000b. http://www.indro-online.de/pilze.htm (10.01.2005).

[206] Vgl. Internetportal „EUROPA" (Hrsg.): Freier Warenverkehr. http://europa.eu.int/comm/internal_market/goods/index_de.htm (10.01.2005).

[207] Vgl. Hans Cousto: Feuer auf Caspers-Merk. Die mangelhaften Informationen zu „Internationale Abkommen" von Caspers-Merk. In: Hanf Journal 6 (2004a), Ausgabe # 32. S. 6.

[208] Vgl. NG Eurotrade (Hrsg.): NG Shop. http://www.ngeurotrade.nl/shop/ (10.01.2006).

[209] Bert Marco Schuldes bezeichnet die *Psilocybe cubensis* in seinem „PilzZuchtBuch" als Anfängerpilz schlechthin, da sie fehlertolerant und einfach zu handhaben ist. (Bert Marco Schuldes u. Sam Lanceata: Das PilzZuchtBuch. Löhrbach: Werner Pieper & The Grüne Kraft 1999. S. 16.)

[210] Vgl. Bert Marco Schuldes: Persönliche Mitteilung (2004). Bert Marco Schuldes, Tuguegarao City, Philippines.

[211] Vgl. Manuela Thieme (Hrsg.): Magazin-Historie. Die älteste Zeitschrift Deutschlands. http://www.dasmagazin.de/content/magazinchronik/geschichte.php (10.01.2005).

[212] Vgl. Mirko Heinemann: «Das Zeug wollen wir haben». Interview mit Jochen Gartz. In: Das Magazin, Ausgabe November 2004. S. 62-65.

[213] Vgl. Sokratis Zacharopoulos u. Werner Graf: Magische Zeiten, magische Pilze Das Pilz-Verbot und das europäische Recht. In: Hanf Journal 8 (2004), Ausgabe # 34. S. 3.

[214] Vgl. Forum zur Verbreitung von Wahrheit und Liebe. http://www.magic-mushroom-center.net/brigade/board/index.php?act=idx (10.01.2005).

[215] Vgl. Heiko Mohrdiek: Zauberpilze – verboten oder nicht? In: Mushroom Magazine 4 (2004). http://www.mushroom-online.com/zauberpilze/ (10.01.2005); Inkognito alias Undine Haberecht: Verschiedene Beiträge im Jurathek Forum – Psychoaktive Pilze. http://www.jurathek.de/forum/showthread.php?s=319ddc821d3f5415dc8a1ec3ae3bb06a&t=4366&page=1&pp=15 (10.01.2005).

[216] Vgl. Maximilian Plenert, Tilman Versch u. a.: Zauberpilze in den Fachhandel! Informationen zum Thema Zauberpilze. Antrag für den 23. Bundeskongress der Grünen Jugend Bundesverband (12. - 14. November in Köln). http://www.gruene-drogenpolitik.de/buko_antrag.html (10.01.2005).

[217] Henning Schmidt-Semisch: Die Prekäre Grenze der Legalität. DrogenKulturGenuss. München: AG SPAK Bücher 1994. S. 182.

[218] Henning Schmidt-Semisch: Alternative Drogenkontrollmodelle. In: Drogenpraxis, Drogenrecht, Drogenpolitik. Handbuch für Drogenbenutzer, Eltern, Drogenberater, Ärzte und Juristen. 5., vollst. überarb. Auflage. Hrsg. von Lorenz Böllinger u. Heino Stöver. Frankfurt am Main: Fachhochschulverlag 2002. S. 447.

[219] Vgl. Schmidt-Semisch 1994: S. 182.

[220] Klaus Hurrelmann: Über den Gebrauch legaler und illegaler Substanzen. Legal und illegal sagen nichts über das Gefährdungspotenzial aus. In: Frankfurter Rundschau vom 10.08.2000. http://www.cannabislegal.de/studien/hurrelmann.htm (13.01.2005).

[221] Vgl. Harald Hans Körner: Betäubungsmittelgesetz, Arzneimittelgesetz. 4., neu bearbeitete Auflage. München: Beck 1994.

[222] Vgl. Jochen Gartz: Zur gesetzlichen Einordnung der psilocybinhaltigen Pilze in Deutschland. In: Der Tintling 3 (1998c). S. 8; Gartz 1998b: S. 238; Eul 2003: S. 519.

[223] Bundesministerium der Justiz (Hrsg.): Das Bundesgesetzblatt Jahrgang 1998 Teil I Nr. 4 vom 23. Januar 1998. Köln: Bundesanzeiger Verlag 1998. S. 75. http://217.160.60.235/BGBL/bgbl1f/b198004f.pdf (10.01.2005).

[224] Vgl. Eul 2003: S. 520; Walter Kienitz: Pilze im Betäubungsmittelgesetz (BtmG). In: Der Tintling 4 (2001). S. 27.

[225] Michael Hettenbach: BayObLG Urteil vom 25.9.2002 – AZ.: 4 St RR 80/2002. http://www.jurathek.de/showdocument.php?session=0&ID=5600 (10.01.2005a).

[226] Ebd.

[227] Michael Hettenbach: BayObLG, Beschluss vom 21.02.2002 - AZ.: 4 St RR 7/02. http://www.jurathek.de/showdocument.php?session=1105143801&ID=7462 (10.01.2005b).

[228] Vgl. Eul 2003: S. 520; Zacharopoulos u. Graf 2004: S. 3.

[229] Bundesministerium der Justiz (Hrsg.) 2001: S. 1186.

[230] Eul 2003: S. 524.

[231] Vgl. Anonym: Persönliche Mitteilung (2004). Anmerkung: Der von mir zitierte Kasseler Rechtsanwalt möchte namentlich nicht genannt werden.

[232] Vgl. O. A.: Kleinanzeige Psilo Verkauf. In: Fritz – Das Magazin. Ausgabe November 2004b. S. 41.

[233] Vgl. Bundesministerium der Justiz (Hrsg.): Das Bundesgesetzblatt Jahrgang 2005 Teil I Nr. 16 vom 17. März 2005. Köln: Bundesanzeiger Verlag 2005. S. 757 f. http://217.160.60.235/BGBL/bgbl1f/bgbl105s0757.pdf (23.03.2005).

[234] Ebd.

[235] Bundesministerium der Justiz (Hrsg.): Verordnung der Bundesregierung vom 01.12.2004. Neunzehnte Verordnung zur Änderung betäubungsmittelrechtlicher Vorschriften (Neunzehnte Betäubungsmittelrechts Änderungsverordnung – 19. BtMÄndV). Drucksache 958/04. Köln: Bundesanzeiger Verlag 2004. S.

4. http://www1.bundesrat.de/coremedia/generator/Inhalt/Drucksachen/2004/0958_2D04,property=Dokument.pdf (23.03.2005).

236 Vgl. Irmgard Eisenbach-Stangl, Klaus Mäkelä u. Henning Schmidt-Semisch: Gesellschaftliche Reaktionen auf Drogenkonsum und Drogenprobleme. In: Suchtmedizin. Konzepte, Strategien und therapeutisches Management. Hrsg. von Ambros Uchtenhagen und Walter Zieglgänsberger. München: Urban & Fischer Verlag 2000. S. 150-161; Wolfgang Neskovic: Das Elend der Drogenpolitik. In: Jahrbuch des Europäischen Collegiums für Bewusstseinsstudien 1996. Hrsg. von Hanscarl Leuner u. Michael Schlichting. Berlin: Verlag für Wissenschaft und Bildung 1997. S. 26-29; Hans Cousto: Vorwort von Hans Cousto. In: Markus Berger: Handbuch für den Drogennotfall. Safer-Use-Info. Das Wichtigste zu Gefahrenpotentialen, Überdosierungen und Abhängigkeiten. Solothurn: Nachtschatten Verlag 2004b. S. 15 f.; Hans Cousto: Drug-Checking. Qualitative und quantitative Kontrolle von Ecstasy und anderen Substanzen. 2., überarbeitete und aktualisierte Auflage. Solothurn: Nachtschatten Verlag 1999. S. 123 ff.

237 Neskovic 1997: S. 28.

238 Vgl. T. Supprian, U. Frey u. a.: Über den Gebrauch psychoaktiver Pilze als Rauschmittel. Psychoactive Mushrooms – An Update. In: Fortschritte der Neurologie – Psychiatrie 69 (2001). S. 598.

239 Vgl. Bundeszentrale für gesundheitliche Aufklärung (Hrsg.): Die Drogenaffinität Jugendlicher in der Bundesrepublik Deutschland 2004. Eine Wiederholungsbefragung der Bundeszentrale für gesundheitliche Aufklärung. Teilband Illegale Drogen. Köln: O. V. 2004. http://www.bzga.de (13.01.2005). S. 8.

240 Vgl. Ebd. S. 17.

241 Vgl. Ebd. S. 21.

242 Vgl. Marion Caspers-Merk (Hrsg.): Drogen- und Suchtbericht April 2004. Berlin: O. V. 2004. S. 59-62.

243 Vgl. Roland Simon, Marion David-Spickermann u. Rolf Hüllinghorst: Bericht 2004 des nationalen REITOX Knotenpunkts an die EBDD. Deutschland. Neue Entwicklungen, Trends und Hintergrundinformationen zu Schwerpunktthemen. Drogensituation 2003. Hrsg. von Deutsche Referenzstelle für die Europäische Beobachtungsstelle für Drogen und Drogensucht (DBDD). München: O. V. 2004. S. 19 ff.

244 Vgl. Europäische Beobachtungsstelle für Drogen und Drogensucht (Hrsg.): Jahresbericht 2004. Stand der Drogenproblematik in der Europäischen Union und in Norwegen. Lisboa: O. V. 2004.

245 Vgl. Ludwig Kraus u. Rita Augustin: Repräsentativerhebung zum Gebrauch psychoaktiver Substanzen bei Erwachsenen in Deutschland 2000. In: Sucht 47 (2001) Sonderheft 1. S. 25-31.

246 Vgl. Bendel, Hoeftmann u. a. 2002: S. 20.

247 Vgl. Ebd. S. 26 ff.

248 Vgl. Ebd. S. 33 ff.

249 Vgl. Ebd. S. 44 f.

250 Vgl. Frank Löhrer, Désirée Wagner-Servais u. Klaus Berkefeld: Frequent konsumierte biologische Drogen. Umfrageergebnisse unter jugendlichen Drogenkonsumenten und forensische Konsequenzen. In: Rechtsmedizin 10 (2000). S. 214 f.; F. Löhrer u. R. Kaiser: Biogene Suchtmittel. Neue Konsumgewohnheiten bei jungen Abhängigen? In: Der Nervenarzt 70 (1999). S. 1033; Frank Löhrer u. Matthias Albers: Biologische Suchtmittel. Gibt es ein neues Konsumverhalten bei jungen Abhängigen? http://www.ahg.de/default.htm (15.01.2005).

251 Vgl. Harrach 2000: S. 206 u. 210.

252 Vgl. Vannini u. Venturini 1999: S. 281 ff.

253 Vgl. Wolfgang Sterneck: Die Grenzen überwinden. Kunst, Vision und Psychedelika. In: Psychedelika. Kultur, Vision und Kritik. Hrsg. von Wolfgang Sterneck. Solothurn: Nachtschatten Verlag o. J.b. S. 177.

254 Vgl. John W. Allen u. Mark D. Merlin: Psychoactive Mushrooms in Thailand: Some Aspects of their Relationship to Human Use, Law and Art. In: Integration No. 2 & 3. 1992. Zeitschrift für geistesbewegende Pflanzen und Kultur. Hrsg. von W. Bauer, M. Hanslmeier u. a. Knetzgau: Bilwis-Verlag 1992. S. 99-108; John W. Allen u. Jochen Gartz: Some Recent Notes and Observations on the Occurrence and Use of Entheogenic Fungi in Third World Countries. O. O.: RaverBooks o. J. S. 22-32.

255 Vgl. Weltbilder: Tödliche Razzia – Thailand im Drogenkrieg. Filmische Dokumentation. Ausgestrahlt vom NDR am 23.07.2003. http://www.rumpelstilzchen.com/tv/dopetv/thailand-im-drogenkrieg/download.html (20.03.2005).

256 Vgl. Chaishop. http://www.chaishop.com/divers/frameset2.lasso (15.01.2005).

257 Vgl. VooV Experience GbR (Hrsg.): Einleitung. http://www.voov-experience.com/lang/de/index.html (15.01.2005).

258 Monika Schmitt: Die Goa-Szene – Ein Erklärungsversuch. In: Die Kriminalpolizei. Ausgabe Juni 2004. http://www.die-kriminalpolizei.de/00000394cc0f7ac01/00000394e90df2b01/00000395130e9ed30.html (15.01.2005).

259 Vgl. Ebd.

260 Vgl. Neitzert 1998.

261 Vgl. Arno Adelaars: Alles über Psilos. Handbuch der Zauberpilze. Solothurn: Nachtschatten Verlag 1999. S. 47.

262 Vgl. Annemieke Benschop, Manfred Rabes u. Dirk J. Korf: Pill Testing, Ecstasy & Prävention. Eine wissenschaftliche Evaluationsstudie in drei europäischen Städten. Amsterdam: Rozenberg Publishers 2002. S. 116.

263 Vgl. Markus Freitag: Wie verbreitet sind illegale psychoaktive Substanzen? In: Illegale Alltagsdrogen. Cannabis, Ecstasy, Speed und LSD im Jugendalter. Hrsg. von Markus Freitag u. Klaus Hurrelmann.

Weinheim: Juventa Verlag 1999. S. 55.

264 Vgl. Joachim Eul 2004: Persönliche Mitteilung.

265 Vgl. Christian Rätsch: Heilige Pilze in modernen Ritualen. In: Pilze der Götter. Von María Sabina und dem traditionellen Schamanentum zur weltweiten Pilzkultur. Hrsg. von Christian Rätsch und Roger Liggenstorfer. Aarau: AT Verlag 1998. S. 165-178; Harrach 2000: S. 209 f.; Gartz 1996.

266 Vgl. Ingo W. Schröder: „Deine Säfte bringen mich nach Phantasien …“. Die Rolle von Drogen in neuen Hexenkulten. In: Jahrbuch für Ethnomedizin und Bewußtseinsforschung 1996. Nummer 5. Hrsg. von Christian Rätsch u. John R. Baker. Berlin: Verlag für Wissenschaft und Bildung 1998. S. 99-116; Klerings u. Schmaal 2002: S. 20 ff.

267 Vgl. Lutz Neitzert: Auf braunen Krötenstühlen. In: Nazis on Speed. Drogen im 3. Reich Vol. 1. Hrsg. von Werner Pieper. Löhrbach: Werner Pieper & The Grüne Kraft o. J. S. 319 ff.

268 Bundeskriminalamt Wiesbaden (Hrsg.): Rauschgiftjahresbericht Bundesrepublik Deutschland 2001. Wiesbaden: O. V. 2002a. S. 10. http://www.bka.de/lageberichte/rg/2001/rg_jahresbericht2001.pdf (20.03.2005).

269 Bundeskriminalamt Wiesbaden (Hrsg.): Rauschgiftjahresbericht Bundesrepublik Deutschland 2002. Wiesbaden: O. V. 2002b. S. 10. http://www.bka.de/lageberichte/rg/2002/jahresbericht_2002.pdf (20.03.2005).

270 Vgl. Bundeskriminalamt Wiesbaden (Hrsg.): Bundeslagebild Rauschgift 2003. Wiesbaden: O. V. 2004. http://www.bka.de/lageberichte/rg/2003/bundeslagebild_rg2003.pdf (20.03.2005).

271 Vgl. Klaus Berkefeld u. Klaus Mohr: Biogene Drogen – was nun? In: Die Kriminalpolizei. Ausgabe Juni 2001. http://www.die-kriminalpolizei.de/downloads/ausgabejuni2001.pdf (16.01.2005).

272 Klaus Berkefeld u. Frank Löhrer: Biogene Drogen. http://www.ahg.de/default.htm (16.01.2005).

273 Michael van Straten: Guarana. Energiespendende und heilkräftige Samen aus dem Amazonas-Regenwald. Aarau: AT Verlag 1996. S. 134.

274 Ebd.

275 Berkefeld u. Mohr 2001.

276 Vgl. Sting u. Blum 2003: S. 70 f.

277 Vgl. Verbraucherzentrale Hessen e. V. (Hrsg.): Alcopops – Süße Cocktails verführen Jugendliche. Frankfurt/Main: O. V. 2004; Köstritzer Schwarzbierbrauerei GmbH & Co KG.: Bibob. http://www.bibop.de/index.php?id=1 (16.01.2005).

278 So z. B. BuzzGum (http://www.guarana.de/produkte01.htm (16.01.2005)) oder Amax Guarana Fitgum Kaugummi (http://www.berliner-arzneiversand.de/produkte/sortiment/Alternativmedizin/Staerkungsmittel/Guarana/949375-detail.html (16.01.2005)).

279 Vgl. Markus Berger: Amanita muscaria (L. ex FR.) PERSOON ex HOOKER. Ein Narrenschwamm im Überblick. In: Entheogene Blätter 4 (2002c). S. 11; Alexandra Rosenbohm: Der Fliegenpilz in Sibirien. Von «primitiven» Völkern und wie man sie kennen lernt: Abenteurer, Verbannte und Forscher. In: Der Fliegenpilz. Traumkult, Märchenzauber, Mythenrausch. Hrsg. von Wolfgang Bauer, Edzard Klapp u. Alexandra Rosenbohm. Aarau: AT Verlag 2000. S. 95.

280 Rosenbohm 2000: S. 95.

281 Vgl. Ebd. S. 90; Rosenbohm 1991: S. 26-65.

282 Vgl. Rätsch 2002a: S. 631.

283 Vgl. Weber 2004: S. 84.

284 Vgl. Löhrer 1997: S. 24.

285 Vgl. Schmidbauer u. vom Scheidt 2004: S. 147.

286 Vgl. Rätsch 2002a: S. 631.

287 Vgl. Ralph Cosack: Das Wesen der roten Amanita. Anmerkungen zum Fliegenpilz. In: Der Fliegenpilz. Traumkult, Märchenzauber, Mythenrausch. Hrsg. von Wolfgang Bauer, Edzard Klapp u. Alexandra Rosenbohm. Aarau: AT Verlag 2000a. S. 183.

288 Vgl. Schweizer Fachstelle für Alkohol- und andere Drogenprogramme (Hrsg.): Drogeninfo. Halluzinogene und Zauberpilze. Lausanne: O. V. o. J. S. 3.

289 Vgl. Tengu: Entheogene amanitas. In: Entheogene Blätter 4 (2002). S. 22 f.

290 Vgl. Ebd.

291 Vgl. Leistenfels o. J.b.: S. 48; Daunderer 1995: S. 93.

292 Vgl. Daunderer 1995: S. 113.

293 Ebd. S. 92.

294 Ebd. S. 113.

295 Vgl. Gartz 2004: Persönliche Mitteilung.

296 Vgl. Helmar Weiß: Biogene Drogen – Teil 2. Unkalkulierbar und lebensgefährlich. http://www.thieme.de/viamedici/medizin/notfall/biogene_drogen2.html (20.01.2005).

297 Vgl. Berger 2002c: S. 10 f.

298 Vgl. Cosack 2000a: S. 183; Leistenfels o. J.b: S. 48 f.

299 Cosack 2000a: S. 183.

300 Vgl. Ebd. S. 182.

301 Vgl. Strubelt 1996: S. 211.

302 Vgl. Daunderer 1995: S. 113.

303 Vgl. Ronald Rippchen: Zugabe. In: Zauberpilze. Hrsg. von Ronald Rippchen. Löhrbach: Werner Pieper & The Grüne Kraft o. J. S. 49.

304 Vgl. Leistenfels o. J.b: S. 48 f.

305 Vgl. Schmidbauer u. vom Scheidt 2004: S. 146 f.; Berger 2002c: S. 10; Rätsch 2002a: S. 639; Trachsel u. Richard 2000: S. 321.

306 Löhrer 1997: S. 25.

307 Vgl. Leistenfels o. J.a: S. 40.

308 Weber 2004: S. 87.

309 Vgl. Rippchen o. J.: S. 49.

310 Vgl. Leuner 1981: S. 54; Rätsch 2002a: S. 638.

311 Vgl. Christian Rätsch u. Claudia Müller-Ebeling: Lexikon der Liebesmittel. Pflanzliche, mineralische, tierische und synthetische Aphrodisiaka. Aarau: AT Verlag 2003. S. 281.

312 Vgl. Rätsch 2002a: S. 641; Löhrer 1997: S. 25; Gartz 2004: Persönliche Mitteilung; Wolfram Leonhardt:

Über Rauschzustände bei Pantherpilzvergiftungen. In: Integration No. 2 & 3. 1992. Zeitschrift für geistesbewegende Pflanzen und Kultur. Hrsg. von W. Bauer, M. Hanslmeier u. a. Knetzgau: Bilwis-Verlag 1992. S. 127.

313 Vgl. Eberhard Waldschmidt: Der Fliegenpilz als Heilmittel. In: Integration No. 2 & 3. 1992. Zeitschrift für geistesbewegende Pflanzen und Kultur. Hrsg. von W. Bauer, M. Hanslmeier u. a. Knetzgau: Bilwis-Verlag 1992. S. 67.

314 Vgl. Rätsch 2002a: S. 639; Geschwinde 2003: S. 111.

315 Vgl. Waldschmidt 1992: S. 67.

316 Ebd. S. 68.

317 Vgl. Ralph Cosack: Amanita Muscaria und der Heilsame Schlaf. In: Jahrbuch für Ethnomedizin und Bewußtseinsforschung 1997/1998. Nummer 6-7. Hrsg. von Christian Rätsch u. John R. Baker. Berlin: Verlag für Wissenschaft und Bildung 2000b. S. 276 f.

318 Vgl. Rätsch 2002a: S. 641; Leistenfels o. J.b: S. 48 f.; Tengu 2002: S. 22 f.

319 Vgl. Rätsch 2002a: S. 631-642; Waldschmidt 1992: S. 67.

320 Vgl. Rätsch 2002a: S. 633.

321 Vgl. Ebd. S. 641; Löhrer u. Berkefeld 1998: S. 44; Geschwinde 2003: S. 113; Berkefeld u. Löhrer o. J.; Löhrer, Wagner-Servais u. Berkefeld 2000: S. 215 f.; Weber 2004: S. 87.

322 Vgl. Löhrer, Wagner-Servais u. Berkefeld 2000: S. 216; Löhrer u. Kaiser 1999: S. 1030.

323 Vgl. Löhrer 1997: S. 28-31; Geschwinde 2003: S. 113; Berkefeld u. Löhrer o. J.

324 Vgl. Löhrer 1997: S. 30.

325 Vgl. Rätsch 2002a: S. 822 ff. u. 50-53; Rätsch u. Müller-Ebeling 2003: S. 424 ff. u. 172 f.; Christian Rätsch: Die Krötenmutter. In: Rituale des Heilens. Ethnomedizin, Naturkenntnis und Heilkraft. Hrsg. von Franz-Theo Gottwald u. Christian Rätsch. Aarau: AT Verlag 2000a. S. 83-89; Jörg Auf dem Hövel u. Achim Zubke: Interview mit Jonathan Ott. In: Entheogene Blätter 14 (2003). S. 363 f.

326 Vgl. Löhrer 1997: S. 28-31.

327 Vgl. Ewald Gerhardt: Der große BLV Pilzführer für unterwegs. München: BLV Verlagsgesellschaft 1997. S. 16-20; Ettore Bielli: Der grosse Naturführer Pilze. Ein umfassender Ratgeber zum Bestimmen und Sammeln von Pilzen. Klagenfurt: Neuer Kaiser Verlag 1998. S. 44-56.

328 Vgl. Löhrer 1997: S. 28-31.

329 Vgl. Ebd. Daunderer 1995: S. 75-85.

330 Vgl. Daunderer 1995: S. 77.

331 Vgl. Christian Rätsch: Vorwort. Begrüssung zur neuen Reihe von Christian Rätsch. In: Wolf-Dieter Storl: Götterpflanze Bilsenkraut. Solothurn: Nachtschatten Verlag 2000b. S. 7.

332 Vgl. Markus Berger: Stechapfel und Engelstrompete. Ein halluzinogenes Schwesternpaar. Solothurn: Nachtschatten Verlag 2003a. S. 144-148; Globus – Aus Forschung und Umwelt: Biodrogen-Boom – Horrortrip durch Flower-Power. Filmische Dokumentation. Ausgestrahlt von der ARD. http://www.rumpelstilzchen.com/tv/streaming-dope.html (20.03.2005); Carin Dioda: Und wieder einmal violette Bäume sehen. In: Weltwoche 35 (1998) vom 27.08.1998; O. A.: „Viele glauben, sie könnten fliegen". Lebensgefahr durch legale Drogen aus Wald und Garten. In: Der Spiegel 35 (2000c). http://www.awl.ch/heilpflanzen/aktuell/drogenpflanzen/ (20.01.2005); Claudia Wolters: Biodrogen: Gesundheitsgefahr aus der Natur. Filmische Dokumentation. Ausgestrahlt vom WDR am 16.09.2002 in der Sendung ServiceZeit Gesundheit. http://www.wdr.de/tv/service/gesundheit/inhalt/20020916/b_1.phtml (20.01.2005).

333 Vgl. Markus Berger: Die aktiven Solanaceae. Geistbewegende Nachtschattengewächse. In: Entheogene Blätter 12 (2003b). S. 256-263.

334 Vgl. Berger 2003a: S. 61 f.

335 Vgl. Ebd. S. 67-71.

336 Vgl. Ebd. S. 85; Rätsch 2002a: S. 209.

337 Vgl. Christian Rätsch: Vorwort oder ein Anfang... In: Markus Berger: Stechapfel und Engelstrompete. Ein halluzinogenes Schwesternpaar. Solothurn: Nachtschatten Verlag 2003a. S. 11.

338 Vgl. Rätsch 2002a: S. 209.

339 Vgl. Berger 2003a: S. 85.

340 Vgl. Rätsch 2002a: S. 194.

341 Vgl. Patrizia Felizitas Ochsner: Hexensalben und Nachtschattengewächse. Medizin und Zaubermittel. Solothurn: Nachtschatten Verlag 2003. S. 93-111; Vannini u. Venturini 1999: S. 30 f.; Schmidbauer u. vom Scheidt 2004: S. 276 ff.

342 Vgl. Geschwinde 2003: S. 116-123; Rätsch 2002a: S. 83 f. u. 194-201.

343 Schmidbauer u. vom Scheidt 2004: S. 276.

344 Vgl. Weber 2004: S. 42-46.

345 Vgl. Rätsch 2002a: S. 200 f. u. 213; Jörg Auf dem Hövel: Engelstrompeten und andere Nachtschattengewächse. http://www.joergo.de/index.htm (20.01.2005).

346 Vannini u. Venturini 1999: S. 31.

347 Vgl. Rätsch 2002a: S. 194-218; Geschwinde 2003: S. 114-130.

348 Vgl. Schuldes 2001: S. 129 ff.; Anonym: 24 Stunden auf Engelstrompete. In: Psychedelika. Kultur, Vision und Kritik. Hrsg. von Wolfgang Sterneck. Solothurn: Nachtschatten Verlag o. J. S. 148 ff.

349 Erwin Bauereiß: Stechapfel. Halluzinogenes Nachtschattengewächs. 3. Auflage. Bad Windsheim: Wurzel-Verlag 1993. S. 32.

350 M. Dinkel u. M. Bedner: Der Biorausch – ein neuer Trend. In: Der Notarzt 17 (2001). S. 107.

351 Vgl. Anonym o. J.: S. 151.

352 Vgl. Schmidbauer u. vom Scheidt 2004: S. 279 f.

353 Vgl. Geschwinde 2003: S. 122; Rätsch 2002a: S. 200 f. u. 213.

354 Vgl. Rätsch u. Müller-Ebeling 2003: S. 253; Dinkel u. Bedner 2001: S. 107; U. Winckelmann, G. Lübke u. a.: Anticholinerges Syndrom nach Ingestion von

Tee aus Engelstrompetenblüten. In: Monatsschrift Kinderheilkunde 148 (2000). S. 21.

355 Vgl. Jörg Auf dem Hövel 2005.

356 Vgl. Geschwinde 2003: S. 122; Schuldes 2001: S. 43.

357 Vgl. Schuldes 2001: S. 28.

358 Schmidbauer u. vom Scheidt 2004: S. 281 f.

359 Vgl. Ebd. S. 277; Geschwinde 2003: S. 119.

360 Vgl. z. B. Gartz 2002d: S. 35 f.; Rätsch u. Müller-Ebeling 2003: S. 20 u. 252 f.; DeKorne o. J.: S. 101-113; Ochsner 2003: S. 91; Timothy Plowman: Brugmansia (Baum-Datura) in Südamerika. In: Rausch und Realität. Drogen im Kulturvergleich. Materialband zu einer Ausstellung des Rautenstrauch-Joest-Museums für Völkerkunde der Stadt Köln vom 7. August bis 11. Oktober 1981. Hrsg. von Gisela Völker unter Mitarbeit von Katrin Welck und Aldo Legnaro. Köln: O. V. 1981. S. 443; Ch. Göpel u. A. Marcus: Renaissance der „Hexenkräuter": Der Missbrauch alkaloidhaltiger Pflanzen. Botanische, ethnomedizinische und klinische Aspekte. In: Krankenhauspsychiatrie 11 (2000). S. 94-98; Ralf-Achim Grünther: Hexensalben. Geschichte und Pharmakologie. In: Jahrbuch des Europäischen Collegiums für Bewusstseinsstudien 1992. Hrsg. von Hanscarl Leuner u. Michael Schlichting. Berlin: Verlag für Wissenschaft und Bildung 1992. S. 32; Weber 2004: S. 38.

361 Vgl. Winckelmann, Lübke u. a. 2000: S. 21.

362 Vgl. Rätsch u. Müller-Ebeling 2003: S. 20 u. 252 f.; DeKorne o. J.: S. 101-113.

363 Vgl. Rätsch u. Müller-Ebeling 2003: S. 253; Schuldes 2001: S. 43.

364 DeKorne o. J.: S. 107.

365 Vgl. Ochsner 2003: S. 108.

366 Vgl. Vannini u. Venturini 1999: S. 35.

367 Vgl. Daunderer 1995: S. 113.

368 Vgl. Berger 2003a: S. 91.

369 Vgl. Ochsner 2003: S. 95.

370 Vgl. Schmidbauer u. vom Scheidt 2004: S. 275 f.; Vannini u. Venturini 1999: S. 30 u. 155.

371 Vgl. Vannini u. Venturini 1999: S. 32; Grünther 1992: S. 31; Ochsner 2003: S. 95.

372 Vgl. Göpel u. Marcus 2000: S. 97.

373 Vgl. Carlos Castaneda: Die Lehren des Don Juan. Ein Yaqui-Weg des Wissens. 326. – 335. tausendste Auflage. Frankfurt am Main: Fischer Taschenbuch Verlag 1988.

374 Vgl. DeKorne o. J.: S. 101 f.

375 Vgl. Jochen Gartz [Anmerkung Alexander Ochse: dies ist nicht der Chemiker Jochen Gartz aus Leipzig. Siehe dazu: Jochen Gartz: Eine betrügerische Ich-Spaltung – Jochen Gartz als Doppelautor in der entheogenen Literatur. In: Entheogene Blätter (im Druck).]: Ethno Science oder Science Fiction? Der Fall Castaneda. In: Entwicklungsethnologie 2 (1998x). S. 64-73; O. A.: Bullshit als Dünger im Garten der Wahrheit – Zu den Büchern Carlos´ Castanedas. In: Entheogene 4 (1995). S. 16-20.

376 Vgl. Berger 2003a: S. 133 f.; Vannini u. Venturini 1999: S. 31.

377 Vgl. Winckelmann, Lübke u. a. 2000: S. 19.

378 Vgl. Weber 2004: S. 38 f.; Löhrer u. Albers 2005; Löhrer 1997: S. 92.

379 Vgl. Berger 2003a: S. 64.

380 Vgl. Rätsch 2002a: S. 95.

381 Vgl. Landeskriminalamt Baden-Württemberg (Hrsg.) 2002: S. 66; Landeskriminalamt Baden-Württemberg (Hrsg.): Rauschgiftkriminalität in Baden-Württemberg. Jahresbericht 2003. Stuttgart: O. V. 2004. S. 77.

382 Vgl. Löhrer u. Kaiser 1999: S. 1031; Löhrer u. Albers 2005.

383 Vgl. Geschwinde 2003: S. 129 f.; Göpel u. Marcus 2000: S. 96; Eul 2003: S. 523; Müller-Ebeling u. Rätsch 2004: S. 129.

384 Vgl. Eul 2003: S. 523.

385 Vgl. Ebd. S. 520.

386 Löhrer u. Kaiser 1999: S. 1031; Löhrer u. Albers 2005.

387 Vgl. Schmidbauer u. vom Scheidt 2004: S. 279 ff.

388 Vgl. Löhrer 1997: S. 81.

389 Vgl. Rätsch 2002a: S. 95-111; Plowman 1981: S. 436-443; Rätsch u. Müller-Ebeling 2003: S. 250-254.

390 Vgl. Rätsch 2002a: S. 106 f.

391 Vgl. Ebd. S. 110 f.

392 Vgl. Weber 2004: S. 38 f.

393 Vgl. Geschwinde 2003: S. 217; Klerings u. Schmaal 2002: S. 64; Rätsch 2002a: S. 95-111; Berger 2003a: S. 38-47 u. 147.

394 Vgl. Berger 2003a: S. 44 f. u. 147; Rätsch 2002a: S. 105 f.

395 Vgl. Rätsch 2002a: S. 106.

396 Vgl. Weber 2004: S. 39.

397 Rätsch 2002a: S. 95.

398 Ebd.

399 Vgl. Berger 2004: S. 132-137.

400 Vgl. Dinkel u. Bedner 2001: S. 107.

401 Vgl. Rätsch 2002a: S. 80-85; Schuldes 2001: S. 26.

402 Vgl. Rätsch 2002a: S. 81.

403 Vgl. Vannini u. Venturini 1999: S. 35.

404 Vgl. Rätsch 2002a: S. 80-83; Weber 2004: S. 30 f.; Vannini u. Venturini 1999: S. 35; Geschwinde 2003: S. 115.

405 Vgl. Grünther 1992: S. 21-32; Herman de Vries: Über die sogenannten Hexensalben. In: Integration No. 1. 1991. Zeitschrift für geistesbewegende Pflanzen und Kultur. Hrsg. von W. Bauer, M. Hanslmeier u. a. Knetzgau: Bilwis-Verlag 1991. S. 31-42; Schuldes 2001: S. 26; Rätsch 2002a: S. 80 f.; Will-Erich Peuckert: Hexensalben. Erstmals veröffentlicht in: Medizinischer Monatsspiegel 1960. S. 169-174. Aus: Halluzinogene in historischen Schriften. Hrsg. von Jochen Gartz. Solothurn: Nachtschatten Verlag 1999. S. 187-195.

406 Vgl. Rätsch 2002a: S. 83 f.; Weber 2004: S. 29.

407 Vgl. Schuldes 2001: S. 26; Weber 2004: S. 31.

408 Vgl. Weber 2004: S. 31 f.; Schuldes 2001: S. 27; Geschwinde 2003: S. 115.

409 Schmidbauer u. vom Scheidt 2004: S. 277.

410 Vgl. Ebd.

411 Rätsch 2002a: S. 81.

[412] Vgl. Schuldes 2001: S. 27; Weber 2004: S. 32.

[413] Rätsch u. Müller-Ebeling 2003: S. 675.

[414] Vgl. Schuldes 2001: S. 27 f.; Rätsch 2002a: S. 84.

[415] Vgl. Schuldes 2001: S. 27.

[416] Löhrer u. Berkefeld 1998: S. 51.

[417] Vgl. Löhrer, Wagner-Servais u. Berkefeld 2000: S. 214; Landeskriminalamt Baden-Württemberg (Hrsg.) 2002: S. 66; Landeskriminalamt Baden-Württemberg (Hrsg.) 2004: S. 77.

[418] Vgl. Rätsch 2002a: S. 227-282; Schuldes 2001: S. 54 f.; Weber 2004: S. 32-35; H. Wirth: Die Tollkirsche. In: Bilsenkraut. Hrsg. von Erwin Bauereiß. Bad Windsheim: Wurzel-Verlag o. J. S. 28-39.

[419] Christian Rätsch: Hexenmedizin – das Vermächtnis der Hekate. In: Hexenmedizin. Die Wiederentdeckung einer verbotenen Heilkunst – schamanische Traditionen in Europa. 4. Auflage. Hrsg. von Claudia Müller-Ebeling, Christian Rätsch u. Wolf-Dieter Storl. Aarau: AT Verlag 2002c. S. 109.

[420] Vgl. Ebd. S. 109 ff.

[421] Rätsch 2002a: S. 278.

[422] Vgl. Ebd.

[423] Vgl. H. Fühner: Solanazeen als Berauschungsmittel. Erstmals veröffentlicht in: Archiv für experimentelle Pathologie und Pharmakologie, 111, Leipzig 1926. S. 281-294. Aus: Von Elfenpfeifen und Hexenbier. Magie um unsere Genussmittel. Hrsg. von Sergius Golowin. Solothurn: Nachtschatten Verlag 2003. S. 82. Und in: Halluzinogene in historischen Schriften. Hrsg. von Jochen Gartz. Solothurn: Nachtschatten Verlag 1999. S. 185; Weber 2004: S. 33 f.

[424] Vgl. Schuldes 2001: S. 54; Weber 2004: S. 33 f.; Fühner 1999: S. 185.

[425] Vgl. Weber 2004: S. 34; Fühner 1999: S. 178.

[426] Vgl. Christian Rätsch: Urbock. Bier jenseits von Hopfen und Malz. Aarau: AT Verlag 2001b; Rätsch 2002a: S. 279-282.

[427] Rätsch 2002a: S. 282.

[428] Vgl. Ebd. S. 281 f.

[429] Vgl. Schuldes 2001: S. 55; Wirth o. J.: S. 36; Geschwinde 2003: S. 115.

[430] Vgl. Wirth o. J.: S. 34 f.

[431] Löhrer u. Berkefeld 1998: S. 54.

[432] Vgl. Rätsch 2002a: S. 282.

[433] Vgl. Rätsch 2002a: S. 344-360. Ochsener 2003: S. 100 ff.; Müller-Ebeling u. Rätsch 2004: S. 24; Weber 2004: S. 26-29.

[434] Vgl. Rätsch 2002a: S. 345; Weber 2004: S. 25.

[435] Vgl. Rätsch 2002a: S. 345-354.

[436] Vgl. Harry Potter und die Kammer des Schreckens. Regie: Chris Columbus, Buch: Joanne K. Rowling, DVD Erscheinungstermin: 11.04.2003, Produktion: 2002.

[437] Müller-Ebeling u. Rätsch 2004: S. 24.

[438] Vgl. Rätsch 2002a: S. 346 f. u. 356; Müller-Ebeling u. Rätsch 2004: S. 28; Weber 2004: S. 27 f.

[439] Vgl. Müller-Ebeling u. Rätsch 2004: S. 41-45.

[440] Vgl. Weber 2004: S. 27.

[441] Müller-Ebeling u. Rätsch 2004: S. 24.

[442] Vgl. Ebd. S. 29 u. 129; Rätsch u. Müller-Ebeling 2003: S. 64.

[443] Vgl. Berger 2003b: S. 256-263.

[444] Vgl. Weber 2004: S. 42-46; Harold A. Hansen: Der Hexengarten. 2. Auflage. München: Trikont – Dianus Verlag 1981. S. 89-107; Rätsch 2002a: S. 476 ff.

[445] Vgl. Weber 2004: S. 42 f.; Schuldes 2001: S. 96.

[446] Vgl. Weber 2004: S. 41; Rätsch 2002a: S. 577.

[447] Vgl. Löhrer u. Berkefeld 1998: S. 54; Weber 2004: S. 35 f.; Rätsch 2002a: S. 470 ff.

[448] Löhrer 1997: S. 98.

[449] Vgl. Ebd. S. 97 f. u. 101 f.

[450] Vgl. Markus Berger: Psychoaktive Kakteen. Mehr als 293 entheogene Kakteen-Arten aus 72 Gattungen. Löhrbach: Werner Pieper & The Grüne Kraft 2002d.

[451] Vgl. Rätsch 2002a: S. 328.

[452] Vgl. Berger 2002d: S. 80 f.; Rätsch 2002a: S. 327; Peter Hansen: Lophophora fricii Habermann und die umstrittene Varietät Lophophora williamsii var. decipiens Croizat. In: Kakteen und andere Sukkulenten 51 (2000). S. 225-232.

[453] Vgl. Rätsch 2002a: S. 327; Peter T. Furst: Peyote und die Huichol-Indianer in Mexiko. In: Rausch und Realität. Drogen im Kulturvergleich. Materialband zu einer Ausstellung des Rautenstrauch-Joest-Museums für Völkerkunde der Stadt Köln vom 7. August bis 11. Oktober 1981. Hrsg. von Gisela Völker unter Mitarbeit von Katrin Welck und Aldo Legnaro. Köln: O. V. 1981. S. 468-475.

[454] Vgl. Rätsch 2002a: S. 329 ff.; Stacy B. Schaefer: Pregnancy and Peyote among the Huichol Indians of Mexico. A Preliminary Report. In: Jahrbuch für Ethnomedizin und Bewußtseinsforschung 1996. Nummer 5. Hrsg. von Christian Rätsch u. John R. Baker. Berlin: Verlag für Wissenschaft und Bildung 1998. S. 67-78; Schmidbauer u. vom Scheidt 2004: S. 262; Georg Schäfer: Im Reiche des Mescál. Essen: Synthesis Verlag o. J.; Hellmut Kotschenreuther: Das Reich der Drogen und Gifte. Berlin: Safari-Verlag 1976. S. 65.

[455] Vgl. Rätsch 2002a: S. 330 f.; Peter Stafford: Meskalin, Peyote und verwandte Kakteen. Markt Erlbach: Raymond Martin Verlag 1980c. S. 11-14; Schmidbauer u. vom Scheidt 2004: S. 255 f.; Berger 2002d: S. 79; Weston La Barre: Peyotegebrauch bei nordamerikanischen Indianern. In: Rausch und Realität. Drogen im Kulturvergleich. Materialband zu einer Ausstellung des Rautenstrauch-Joest-Museums für Völkerkunde der Stadt Köln vom 7. August bis 11. Oktober 1981. Hrsg. von Gisela Völker unter Mitarbeit von Katrin Welck und Aldo Legnaro. Köln: O. V. 1981. S. 476 ff.

[456] Vgl. Rätsch 2002a: S. 335; Schmidbauer u. vom Scheidt 2004: S. 255 f.; Stacy B. Schaefer: Freedom of Expression: Huichol Indians, their Peyote-Inspired Art and Mexican Drug Laws. In: Jahrbuch für Ethnomedizin und Bewußtseinsforschung 1997/1998.

Nummer 6-7. Hrsg. von Christian Rätsch u. John R. Baker. Berlin: Verlag für Wissenschaft und Bildung 2000. S. 205-221; Stacy Schaefer: The crossing of the souls: Peyote, perception and meaning among the Huichol indians of Mexico. In: Integration No. 5. 1995. Zeitschrift für geistesbewegende Pflanzen und Kultur. Hrsg. von W. Bauer, M. Hanslmeier u. a. Knetzgau: Bilwis-Verlag 1995. S. 35-49.

457 Vgl. Schmidbauer u. vom Scheidt 2004: S. 265; Rätsch 2002a: S. 335; Richard Glen Boire: Meskalin, Peyote und das Gesetz. In: Adam Gottlieb: Peyote und andere psychoaktive Kakteen. 2. Auflage. Solothurn: Nachtschatten Verlag 2002. S. 20.

458 Rätsch 2002a: S. 330.

459 Vgl. Ebd. 327; Stafford 1980c: S. 14; Leonard Mercado: Natürliches Peyotevorkommen im Rückgang. In: Adam Gottlieb: Peyote und andere psychoaktive Kakteen. 2. Auflage. Solothurn: Nachtschatten Verlag 2002. S. 13.

460 Vgl. Mercado 2002: S. 13.

461 Rätsch 2002a: S. 327.

462 Vgl. Alfred Serko: Im Meskalinrausch. In: Jahrbücher für Psychiatrie und Neurologie 34 (1913). S. 355-366. Aus: Halluzinogene in historischen Schriften. Hrsg. von Jochen Gartz. Solothurn: Nachtschatten Verlag 1999. S. 11-21; Hans Prinzhorn: Entrückung durch Rauschgift. In: Zeitschrift für Parapsychologie 2 (1928). S. 24-34. Aus: Halluzinogene in historischen Schriften. Hrsg. von Jochen Gartz. Solothurn: Nachtschatten Verlag 1999. S. 23-37; Dario Baroni: Geständnisse im Meskalinrausche. In: Psychoanalytische Praxis 1 (1931). S. 145-149. Aus: Halluzinogene in historischen Schriften. Hrsg. von Jochen Gartz. Solothurn: Nachtschatten Verlag 1999. S. 39-45.

463 Vgl. Rätsch 2002a: S. 327.

464 Vgl. Pellerin 2001: S. 192.

465 Vgl. Ebd.; Jochen Gartz: Ein früher Versuch der Kommerzialisierung von Peyote in Deutschland. In: Integration No. 6. 1995. Zeitschrift für geistesbewegende Pflanzen und Kultur. Hrsg. von W. Bauer, M. Hanslmeier u. a. Knetzgau: Bilwis-Verlag 1995b. S. 45; Alexandre Rouhier: Die Hellsehen hervorrufenden Pflanzen. Reprint der Ausgabe von 1927. 2. Auflage. Berlin: Verlag für Wissenschaft und Bildung 1996. S. 37.

466 Vgl. Huxley 1989; Schwendter 1992: S. 166-175; Stafford 1980c: S. 18; DeKorne o. J.: S. 130; Schmidbauer u. vom Scheidt 2004: S. 259-265; Vannini u. Venturini 1999: S. 246.

467 Vgl. Castaneda 1988; Schmidbauer u. vom Scheidt 2004: S. 265.

468 Schmidbauer u. vom Scheidt 2004: S. 264.

469 Vgl. Gartz: Persönliche Mitteilung 2004; Stafford 1980c: S. 51 f.

470 Löhrer u. Berkefeld 1998: S. 45.

471 Vgl. Weber 2004: S. 80; L. Roth, M. Daunderer u. K. Kormann: Giftpflanzen – Pflanzengifte. Vorkommen – Wirkung – Therapie – Allergische und phototoxische Reaktionen. 4. überarbeitete Auflage. Hamburg: Nikol Verlagsgesellschaft mbH & Co. KG 1994. S. 472; DeKorne o. J.: S. 132.

472 Vgl. Löhrer 1997: S. 44.

473 Vgl. Geschwinde 2003: S. 132.

474 Vgl. Rätsch 2002a: S. 334 u. 849; Roth, Daunderer u. Kormann 1994: S. 471; Geschwinde 2003: S. 132.

475 Vgl. Schmidbauer u. vom Scheidt 2004: S. 257; Rätsch 2002a: S. 334 f.; Weber 2004: S. 80.

476 Vgl. Geschwinde 2003: S. 133.

477 Vgl. DeKorne o. J.: S. 137.

478 Roth, Daunderer u. Kormann 1994: S. 472.

479 Vgl. Schmidbauer u. vom Scheidt 2004: S. 262.

480 Vgl. Ebd.; Schwendter 1992: S. 168.

481 Vgl. Geschwinde 2003: S. 140; Weber 2004: S. 81; Eul 2003: S. 521.

482 Vgl. Rätsch 2002a: S. 505-513; Christian Rätsch: Eine bisher nicht beschriebene Zubereitungsform von Trichocereus pachanoi. In: Jahrbuch für Ethnomedizin und Bewußtseinsforschung 1995. Nummer 4. Hrsg. von Christian Rätsch u. John R. Baker. Berlin: Verlag für Wissenschaft und Bildung 1996a. S. 267-281.

483 Vgl. Berger 2002d: S. 102 ff.

484 Vgl. Ebd. 103; Rätsch 2002a: S. 505; Douglas Sharon: Botanik, Chemie und ritueller Gebrauch des San Pedro-Kaktus in den mittleren Anden. In: Rausch und Realität. Drogen im Kulturvergleich. Materialband zu einer Ausstellung des Rautenstrauch-Joest-Museums für Völkerkunde der Stadt Köln vom 7. August bis 11. Oktober 1981. Hrsg. von Gisela Völker unter Mitarbeit von Katrin Welck und Aldo Legnaro. Köln: O. V. 1981. S. 446 f.

485 Vgl. Berger 2002d: S. 103; Rätsch 2002a: S. 505-513; DeKorne o. J.: S. 136 f.

486 Vgl. DeKorne o. J.: S. 136 f.

487 Vgl. Rätsch 2002a: S. 505; Rätsch 1996a: S. 267.

488 Vgl. Löhrer 1997: S. 291; Weber 2004: S. 76-80; Geschwinde 2003: S. 138 f.; Schmidbauer u. vom Scheidt 2004: S. 254-266.

489 Vgl. Löhrer u. Berkefeld 1998: S. 45 (Abb. 5).

490 DeKorne o. J.: S. 138.

491 Vgl. Rätsch 2002a: S. 506 ff.; Rätsch 1996a: S. 267-281.

492 Vgl. Berger 2002d: S. 55.

493 Vgl. Ebd. S. 57; Rätsch 2002a: S. 67 f.

494 Vgl. Berger 2002d: S. 82 f.; Rätsch 2002a: S. 342 ff.

495 Alexander Shulgin u. Ann Shulgin: Tihkal. The Continuation. Berkeley: Transform Press 1997. S. 247.

496 Vgl. Ebd. S. 247-284; Rick Strassman: DMT – Das Molekül des Bewusstseins. Zur Biologie von Nahtod-Erfahrungen und mystischen Erlebnissen. Aarau: AT Verlag 2004. S. 68.

497 Vgl. Strassman 2004: S. 76.

498 Vgl. Ebd. S. 103-170.

499 Vgl. Jonathan Ott: Ayahuasca Analoge. Pangaeische Entheogene. Löhrbach: Werner Pieper & The Grüne Kraft o. J. S. 78; Markus Berger: Ein endogenes psychopharmakologisches Ambrosia: Endohuasca. In: Entheogene Blätter 13 (2003c). S. 293-296.

[500] Vgl. Strassman 2004: S. 13.
[501] Vgl. William S. Burroughs u. Allen Ginsberg: Auf der Suche nach Yage. Ein Briefwechsel. Wiesbaden: Limes Verlag 1964.
[502] Ott o. J.: S. 18.
[503] Ebd. S. 14.
[504] Vgl. Löhrer 1997: S. 53-57.
[505] Vgl. Rätsch 2002a: S. 712 f.; Ott o. J.: S. 59 f.
[506] Vgl. Klerings u. Schmaal 2002: S. 85 ff.
[507] Vgl. Schmidbauer u. vom Scheidt 2004: S. 71 ff.
[508] Vgl. Rätsch 2002a: S. 88.
[509] Ott o. J.: S. 58.
[510] Ebd.
[511] Vgl. Hans Cousto: DrogenMischKonsum. Das wichtigste in Kürze zu den gängigsten (Party-) Drogen. Solothurn: Nachtschatten Verlag 2003. S. 86 ff.; Ott o. J.: S. 52-86; Schuldes 2001: S. 103 f.
[512] Vgl. Schuldes 2001: S. 103 f.
[513] Vgl. Löhrer 1997: S. 53-114.
[514] Vgl. Rätsch 2002a: S. 717 ff.
[515] Vgl. Ebd. 702-720.
[516] Vgl. Ebd. S. 719; DeKorne o. J.: S. 155; RH: Warnung vor Pilz-Ayahuasca. In: Entheogene 3 (1995). S. 47 f.
[517] Vgl. Rätsch 2002a: S. 425-428 u. 716-720.
[518] Vgl. Claudio Naranjo: Die Reise zum Ich. Psychotherapie mit heilenden Drogen. Frankfurt am Main: Fischer Taschenbuch Verlag 1979. S. 132 f.
[519] Vgl. Rätsch 2002a: S. 427.
[520] Vgl. Löhrer 1997: S. 56.
[521] Vgl. Pellerin 2001: S. 177 f.
[522] Rätsch 2002a: S. 712.
[523] D. M. Turner: Der Psychedelische Reiseführer. Solothurn: Nachtschatten Verlag 1997. S. 62.
[524] Rätsch 2000a: S. 85.
[525] Vgl. Löhrer 1997: S. 57.
[526] Vgl. Ott o. J.: S. 12; Kajuyali Tsamani: Ayahuasca – Yagé. Der Schamanische Weg zu neuen Erkenntnissen. Solothurn: Nachtschatten Verlag 2003.
[527] Vgl. Arno Adelaars: Ayahuasca als Medium, Das Ritual als Botschaft. In: Ayahuasca. Die Reise zum Ursprung der Kultur. Solothurn: Nachtschatten Verlag 1998. S. 33.
[528] Walter Andritzky: Die Heilrituale mit ayahuasca im oberen Amazonasgebiet. Mit Anmerkungen für eine kulturanthropologisch begründbare Drogenpolitik. In: Jahrbuch des Europäischen Collegiums für Bewusstseinsstudien 1991. Hrsg. von Hanscarl Leuner u. Michael Schlichting. Berlin: Verlag für Wissenschaft und Bildung 1992. S. 99.
[529] Vgl. Rätsch 2002a: S. 711 ff.
[530] Vgl. Govert Derix: Ayahuasca, eine Kritik der psychedelischen Vernunft. Philosophisches Abenteuer am Amazonas. Solothurn: Nachtschatten Verlag 2004. S. 155 u. 163.
[531] Vgl. Eul 2003: S. 521; Rätsch 2002a: S. 838.
[532] Vgl. Rätsch 2002a: S. 713.
[533] Vgl. Rätsch 2002a: S. 50-56 u. 529-533; Schultes u. Hofmann 1995: S. 116-119 u. 164-171.
[534] Vgl. Rätsch 2002b: S. 241 f.
[535] Vgl. Rätsch 2002a: S. 54 ff.
[536] Vgl. Ebd. S. 50-53.
[537] Vgl. Ebd. S. 529-533.
[538] Vgl. Ebd. S. 53 u. 532.
[539] Vgl. Ebd. S. 53; Markus Berger 2005: Persönliche Mitteilung. Markus Berger, Knüllwald.
[540] Vgl. Rätsch 2002a: S. 50-56 u. 529-533; Rätsch 2000a: S. 84.
[541] Vgl. DeKorne o. J.: S. 156-159; Jim DeKorne: Ayahuasca Analoges and Plant-based Tryptamines: The Best of The Entheogen Review, 1992-1996. El Rito: O. V. 1996.
[542] Vgl. Rätsch 2000a: S. 83-89; Rätsch 2002a: S. 822 ff. u. 835 f.; Auf dem Hövel u. Zubke 2003: S. 364.
[543] Vgl. Claudia Müller-Ebeling, Christian Rätsch u. Surendra Bahadur Shahi: Schamanismus und Tantra in Nepal. Aarau: AT Verlag 2000.
[544] Vgl. Hofmann 2002: S. 22-34.
[545] Vgl. Christopher Göpel, Athanasios Maras u. Martin H. Schmidt: Darstellung einer drogeninduzierten Psychose durch Argyreia nervosa (Hawaiianisches Rosenholz). In: Psychiatrische Praxis 30 (2003). S. 223.
[546] Vgl. Markus Berger: Bacterium Psychoaktivum. Streptomyces rimosus – Ein mutterkornhaltiges Bakterium. In: Entheogene Blätter 14 (2003d). S. 336 f.; Markus Berger: Ergotalkaloid-Vorkommen in Schimmelpilzen. In: Entheogene Blätter 17 (2003e). S. 497-500.
[547] Vgl. Hofmann 2002: S. 126-134.
[548] Vgl. Rätsch 2002a: S. 183 f. u. 298-305.
[549] Vgl. Ebd. S. 64 ff.; DeKorne o. J.: S. 117 u. 123.
[550] Vgl. Rätsch 2002a: S. 66, 301 u. 517 f.; Hofmann 2002: S. 131 ff.; DeKorne o. J.: S. 117-125; Geschwinde 2003: S. 106.
[551] Vgl. Rätsch 2002a: S. 66, 301 u. 518.
[552] Vgl. Ebd. S. 66; Schuldes 2001: S. 24, 56 u. 121-126.
[553] Vgl. Löhrer 1997.
[554] Vgl. Schuldes 2001: S. 24 u. 92; DeKorne o. J.: S. 119-123; Rätsch 2002a: S. 65, 299 u. 515.
[555] Vgl. Rätsch 2002a: S. 515-518; DeKorne o. J.: S. 123; Pellerin 2001: S. 180.
[556] Vgl. DeKorne o. J.: S. 122.
[557] Vgl. Schuldes 2001: S. 25 u. 57.
[558] Vgl. Ebd. S. 57; DeKorne o. J.: S. 118 f.
[559] Vgl. Hofmann 2002: S. 17.
[560] Vgl. Ebd.
[561] Vgl. Ebd. S. 18.
[562] Vgl. Albert Hofmann: Die Mutterkornalkaloide. Vom Mutterkorn zum LSD – Die Chemie der Mutterkornalkaloide. Reprint der Originalausgabe. Solothurn: Nachtschatten Verlag 2000. S. 18-93; Rätsch 2002a: S. 649.
[563] Vgl. Hofmann 2002: S. 23 f.
[564] Vgl. R. Gordon Wasson, Albert Hofmann u. Carl A. P. Ruck: Der Weg nach Eleusis. Das Geheimnis der Mysterien. O. O.: Suhrkamp Taschenbuch Verlag 1990.

565 Vgl. Vera Rietschel: Schwarzes Gift im goldenen Korn. Der Mutterkornpilz wächst in Getreide-Ähren und wird in den Mühlen aus dem Korn gereinigt. In: HNA vom 20.10.2004a.

566 Vgl. DPA: Warnung vor Roggenmehl. In: HNA vom 17.10.2004.

567 Rietschel 2004a.

568 Vgl. Ebd.; Vera Rietschel: Entwarnung: Roggenmehl ist nur gering belastet. Fachmann spricht von Panikmache – Betroffene Mühlen informiert. In: HNA vom 20.10.2004b.

569 Weber 2004: S. 76.

570 Vgl. Rätsch 2002a: S. 646 f.

571 Vgl. Ebd.; Weber 2004: S. 76.

572 Vgl. McKenna o. J.: S. 186 f.

573 Vgl. Ebd.; Giorgio Samorini: Liebestolle Katzen und berauschte Kühe. Vom Drogenkonsum der Tiere. Aarau: AT Verlag 2002. S. 37-42.

574 McKenna o. J.: S. 186.

575 Vgl. Ebd. 182 ff.; Rätsch 2002a: S. 698 f.

576 Vgl. Schmidbauer u. vom Scheidt 2004: S. 31-60.

577 Vgl. Rätsch 2002a: S. 698-702.

578 Vgl. Helmut Werner: Absinth. Die grüne Wunderfee. München: Ullstein Taschenbuchverlag 2002. S. 145-162.

579 Vgl. Ebd. S. 13-36; Rätsch 2002a: S. 69-72.

580 Vgl. Werner 2002: S. 38-51; Bastian Borschke: Absinth – von der Wiederentdeckung der grünen Fee. In: Entheogene Blätter 5 (2002a). S. 4-8.

581 Vgl. Werner 2002: S. 53 u. 66-87; Borschke 2002a: S. 5; Erika Büttner: Die grüne Fee Absinth. Eine Legende lebt. 2. Auflage. Leipzig: Buchverlag für die Frau 2004. S. 50-72.

582 Christian Rätsch: «Die Grüne Fee»: Absinth in der Schweiz. In: Jahrbuch für Ethnomedizin und Bewußtseinsforschung 1995. Nummer 4. Hrsg. von Christian Rätsch u. John R. Baker. Berlin: Verlag für Wissenschaft und Bildung 1996b. S. 285.

583 Vgl. DPA: Istanbul: Bereits neun Tote durch vergifteten Raki. In: Frankfurter Rundschau Nr. 53 vom 04.03.2005b. S. 14.

584 Vgl. Werner 2002: S. 93-98 u. 112-134; Borschke 2002a: S. 5; Konrad Lauten: Absinth: der Mythos einer Spirituose / der Kuss der Muse: Alkohol! In: Entheogene Blätter 5 (2002). S. 14 f.; Büttner 2004: S. 88 f.; Gerd Scholten: Vom Obst zum Obstbrand. http://www.world-spirits.com/de/worldspirits/Vom%20Obst%20zum%20Brand.htm (28.02.2005); Norbert Tischelmayer: Stichwort: Fuselöle. In: Wein-Plus Wein-Glossar http://www.wein-plus.de/glossar/Fusel%F6le.htm (28.02.2005).

585 Vgl. Werner 2002: S. 88-110; Borschke 2002a: S. 5; Lauten 2002: S. 14 f.

586 Vgl. Werner 2002: S. 104 f.; Lauten 2002: S. 5.

587 Vgl. Pernod Ricard Deutschland GmbH (Hrsg.): Pernod Homepage. http://www.pernod.de (28.02.2005); O. A.: Bei Pernod Ricard bleiben die Analysten zurückhaltend. Harter Wettbewerb im Spirituosen-Markt – Aktie des Tages. In: Die Welt vom 22.09.2004c. http://www.welt.de/data/2004/09/22/335791.html (28.02.2005); Theresia Lüning (The Whisky Store): Groupe Pernod Ricard. http://www.thewhiskystore.de/industrie/pernod/pernod.htm (28.02.2005).

588 Vgl. Werner 2002: S. 125 f.

589 Vgl. Ebd. S. 108-111 u. 121 f.; Büttner 2004: S. 83-87. Oliver Heilwagen: Lady Absinth. In: Welt am Sonntag vom 03.06.2001. http://www.welt.de/daten/2001/06/03/0603b02258107.htx (28.02.2005); Günter Schmidt: Absinth. In: ALEX – Das Alkohollexikon. http://www.alkohol-lexikon.de/absinth.shtml (28.02.2005).

590 Vgl. Lauten 2002: S. 14 f.; Werner 2002: S. 133 f.; Büttner 2004: S. 88 f.

591 Vgl. Werner 2002: S. 121; Rätsch 2002a: S. 72; Markus Berger: Einige Anmerkungen zur Absinth-Herstellung. In: Entheogene Blätter 5 (2002e). S. 10.

592 Vgl. Werner 2002: S. 121.

593 Sensatonics GmbH: Moonwalk. http://www.sensatonics.de/items.php?page=3&lang=Dt&showcart=#item2 (28.02.2005a).

594 Sensatonics GmbH: Venuswave. http://www.sensatonics.de/items.php?page=3&lang=Dt&showcart=#item0 (28.02.2005b).

595 Ebd.

596 Vgl. O. A.: Sensatonics – Alchemisten der Neuzeit. In: Grow! Ausgabe 1 (2004d). S. 16 ff.

597 Jörg Happe: Passionsblumenansatz. In: Entheogene Blätter 7 (2002b). S. 11.

598 O. A. 2004d: S. 16.

599 Imke Schridde: Nur für begabte Stoffwechsler. In: taz – die tageszeitung vom 02.08.2004. S. 13. http://www.taz.de/pt/2004/08/02/a0157.nf/text (28.02.2005).

600 O. A. 2004d: S. 16.

601 Vgl. Andreas Alberts u. Peter Mullen: Psychoaktive Pflanzen, Pilze und Tiere. Von Fliegenpilz und Teufelsbeere. Stuttgart: Franckh-Kosmos Verlags GmbH & Co. 2000. S. 246 f.

602 Vgl. Ebd. S. 224 f.; Daunderer 1995: S. 153; Rätsch u. Müller-Ebeling 2003: S. 291 f.

603 Vgl. Markus Berger: Kröten, Fische, Skorpione und andere Entheogene. Die Welt der psychoaktiven Tiere. In: Entheogene Blätter 13 (2003f). S. 277-292; Markus Berger: Psychoaktive Tiere, die Zweite. In: Entheogene Blätter 14 (2003g). S. 329-332.

604 Vgl. Ivan Valencic: Salamander Brandy. A Psychedelic Drink Made in Slovenia. In: Jahrbuch für Ethnomedizin und Bewußtseinsforschung 1996. Nummer 5. Hrsg. von Christian Rätsch u. John R. Baker. Berlin: Verlag für Wissenschaft und Bildung 1998. S. 213-225; Rätsch 2002a: S. 701.

605 Vgl. Rätsch u. Müller-Ebeling 2003: S. 297 f. u. 622 f.

606 Löhrer 1997: S. 69.

607 Vgl. Gartz 2001a: S. 11-20.

608 Vgl. Hofmann 2002: S.135-151.

609 Ebd. S. 151.

610 Vgl. Gartz 2001a: S. 15 u. 21; Siebert 2003: S. 433 f.

611 Vgl. Siebert 2003: S. 433 f.

[612] Vgl. Gartz 2001a: S. 19-34.
[613] Ebd. S. 21.
[614] Vgl. Ebd. S. 35-41; Christian Rätsch: Vorwort: Salvia divinorum im Focus der Pharmakratie. In: Jochen Gartz: Salvia divinorum – Die Wahrsagesalbei. Solothurn: Nachtschatten Verlag 2001c. S. 9.
[615] Gartz 2001a: S. 59; Bastian Borschke: Salvia Divinorum und andere psychoaktive Salbeiarten. Löhrbach: Werner Pieper & The Grüne Kraft o. J. S. 16.
[616] Vgl. Gartz 2001a: S. 39 f. u. 59 ff.
[617] Vgl. Ebd. S. 42 f.
[618] Vgl. Ebd. S. 47; Jonathan Ott: Pharmacotheon. Entheogenic drugs, their plant sources and history. Kennewick: Natural Products Co. 1993. S. 384.
[619] Schuldes 2001: S. 84.
[620] Gartz 2001a: S. 54.
[621] Vgl. Ebd.; Schuldes 2001: S. 85.
[622] Vgl. Gartz 2001a: S. 42-55; Schuldes 2001: S. 83 ff.
[623] Gartz 2001a: S. 53.
[624] Vgl. Ebd. 53 f.
[625] Vgl. Schuldes 2001: S. 83 ff.
[626] Vgl. Ebd. S. 85; Gartz 2001a: S. 54 f.
[627] Schuldes 2001: S. 86.
[628] Vgl. Salvia-Shop. http://www.salvia-shop.com (08.03.2005); The Sage Wisdom Salvia Shop. http://www.sagewisdom.org/salviashop.html (08.03.2005).
[629] Rätsch 2001c: S. 10.
[630] O. A.: Drogen – Magische Minze. In: Der Spiegel 30 (2001). S. 137.
[631] Ebd.
[632] Vgl. Hartwin Rohde: Editorial. In: Entheogene Blätter 3 (2002). S. 1; Daniel Siebert: What´s new in the world of Salvia divinorum. http://sagewisdom.org/new.html (08.03.2005).
[633] Vgl. Siebert 2005.
[634] Vgl. Eul 2003: S. 522 ff.
[635] Vgl. Joachim Eul 2004: Persönliche Mitteilung.
[636] Vgl. Klerings u. Schmaal 2002; Geschwinde 2003.
[637] Vgl. Schmidbauer u. vom Scheidt 2004: S. 352 f.
[638] Vgl. Löhrer 1997: S. 71 f.; Weber 2004: S. 90 f.
[639] Rätsch 2001c: S. 10.
[640] Löhrer 1997: S. 69.
[641] Ebd. S. 72.
[642] Vgl. Ebd. S. 71.
[643] Vgl. Karl Hiller u. Matthias F. Melzig: Lexikon der Arzneipflanzen und Drogen in zwei Teilen. Sonderausgabe. Heidelberg: Spektrum Akademischer Verlag 2003. Teil 2. S. 248 f.; Richard Willfort: Gesundheit durch Heilkräuter. 26. überarbeitete Neuauflage. Linz: Rudolf Trauner Verlag 1997. S. 423 f.
[644] Vgl. Löhrer 1997: S. 72 ff.
[645] Vgl. Markus Berger 2005: Persönliche Mitteilung.
[646] Vgl. Rätsch 2002a: S. 788-791.
[647] Vgl. Dolling & Strauß GbR.: Knaster & Co. http://www.zentauri.com/sites2005/2005knaster.htm (12.03.2005).
[648] Vgl. Rätsch 2002a: S. 789 f.
[649] Vgl. Ebd. S. 371-375.
[650] Vgl. Ebd. S. 465-468; Schuldes 2001: S. 86; Werner Eichelberg: Root Beer. http://infos.aus-germanien.de/Root_Beer (12.03.2005); Kampagne für gutes Bier e. V. (Hrsg.): Bier und Würze. Der Einsatz von würzenden und aromatisierenden natürlichen Zutaten beim Bier. http://www.kgbier.de/BierWuerze.html (12.03.2005).
[651] Vgl. Rätsch 2002a: S. 372-375; Schuldes 2001: S. 67 f.; Roth, Daunderer u. Kormann 1994: S. 501 ff.; Markus Berger: Psychoaktive Gewürze. In: Entheogene Blätter 6 (2002f). S. 8 f.
[652] Vgl. Roth, Daunderer u. Kormann 1994: S. 501 ff.
[653] Vgl. Geschwinde 2003: S. 143.
[654] Vgl. Schuldes 2001: S. 68; Roth, Daunderer u. Kormann 1994: S. 502 f.; Berger 2002f: S. 9; Geschwinde 2003: S. 143; Löhrer 1997: S. 111.
[655] Vgl. Rätsch 2002a: S. 375; Geschwinde 2003: S. 143.
[656] Vgl. Löhrer 1997: S. 110 ff.
[657] Geschwinde 2003: S. 143.
[658] Vgl. Roth, Daunderer u. Kormann 1994: S. 502.
[659] Vgl. Rätsch 2002a: S. 429 ff.; Löhrer 1997: S. 108 f.; Berger 2002f: S. 10; Schuldes 2001: S. 74 f.
[660] Vgl. Rätsch u. Müller-Ebeling 2003: S. 590 ff.
[661] Vgl. Schuldes 2001: S. 57 f.; Berger 2002f: S. 6 f.; Rätsch 2002a: S. 563 f.
[662] Vgl. Löhrer 1997: S. 123 ff.; Schuldes 2001: S. 51 f.
[663] Borschke o. J.: S. 26.
[664] Vgl. Ebd. S. 26 ff.; Bert Marco Schuldes: Ausgewählte Heilkräuter zur Phytoinhalation. In: Bert Marco Schuldes u. Richi Moscher: Phyto-Inhalation. Heilkräuter und Vaporizer. Eine Einführung in die Technik sanfter Inhalation. Löhrbach: Werner Pieper & The Grüne Kraft o. J. S. 74 f.
[665] Vgl. Borschke o. J.: S. 28 ff.; Markus Berger: Die aktiven Salvia-Spezies. In: Entheogene Blätter 16 (2003h). S. 435 ff.
[666] Vgl. Thomas Schweer u. Hermann Strasser: Die Ökonomie des Untergrunds: Drogenhandel und Organisierte Kriminalität. In: Mit dem Markt gegen Drogen !? Lösungsansätze für das Drogenproblem aus ökonomischer Sicht. Hrsg. von Mathias Erlei. Stuttgart: Schäffer-Poeschel Verlag 1995. S. 141.
[667] Vgl. Michael Krausz u. Martin Lambert: Cannabis. In: Suchtmedizin. Konzepte, Strategien und therapeutisches Management. Hrsg. von Ambros Uchtenhagen und Walter Zieglgänsberger. München: Urban & Fischer Verlag 2000. S. 80; Rätsch 2002a: S. 135.
[668] Krausz u. Lambert 2000: S. 77.
[669] Vgl. Ebd. S. 80 ff.; Rätsch 2002a: S. 135 f.; Lynn Zimmer, John P. Morgan u. Mathias Bröckers: Cannabis Mythen – Cannabis Fakten. Eine Analyse der wissenschaftlichen Diskussion. Solothurn: Nachtschatten Verlag 2004.
[670] O. A.: Die Seuche Cannabis. In: Der Spiegel 27 (2004e). S. 1 (Titelblatt).
[671] Rätsch 2002a: S. 136.
[672] Krausz u. Lambert 2000: S. 82.
[673] Günter Amendt: No Drugs – No Future. Drogen im

Zeitalter der Globalisierung. Hamburg: Europa Verlag 2003. S. 73 f.

674 Rätsch 2002a: S. 173.

675 Ebd.

676 Vgl. Strubelt 1996: S. 261.

677 Vgl. Rätsch 2002a: S. 242-260 u. 844-848.

678 Rätsch u. Ott 2003: S. 105.

679 Rätsch 2002a: S. 844.

680 Vgl. Ebd. S. 847; Rätsch u. Ott 2003: S. 108; Geschwinde 2003: S. 420 ff.

681 Informationsstelle Peru (Hrsg.): Coca ist kein Kokain. Informationsblatt. Hamburg: O. V. o. J. [Anmerkung Alexander Ochse: Genau genommen verstößt dieses Informationsblatt gegen das BtMG, da es mit zwei Kokablättern dekoriert ist und diese dem BtMG unterliegen.]

682 Vgl. Ebd.; Hermann Herf: 500 Jahre Conquista. Kulturelle Identität und Ausbeutung: Die Krise um das Kokain und was dahinter steckt. Vom Coca zum Kokain: das Beispiel Peru. Bonn: O. V. 1991. S. 9 f.; Rätsch u. Ott 2003: S. 79 ff.

683 Vgl. Informationsstelle Peru (Hrsg.) o. J.; Weber 2004: S. 54 ff.; Josef Zehentbauer: Psycho-Pillen. Wirkungen, Gefahren und Alternativen. Online-Version. München: Zenit Verlag 1998. http://www.zenit-verlag.de/pillen.pdf (22.02.2005). S. 73.

684 Vgl. Informationsstelle Peru (Hrsg.) o. J.; Rätsch u. Ott 2003: S. 79 ff.; Herf 1991: S. 9 f.

685 Vgl. Coca – Die heilige Pflanze der Inka. Filmische Dokumentation. Ein Film von Diana Seiler. Ausgestrahlt von Arte am 24.09.2003. http://www.rumpelstilzchen.com/tv/dopetv/coca-die-heilige-pflanze-der-inka/download.html (20.03.2005); Rätsch u. Ott 2003: S. 79.

686 Rätsch u. Ott 2003: S. 79.

687 Vgl. Ebd. S. 84; Herf 1991: S. 25; Geschwinde 2003: S. 377.

688 Vgl. Coca – Die heilige Pflanze der Inka. Filmische Dokumentation 2003; Rätsch 2002a: S. 252.

689 Vgl. Weber 2004: S. 56 f.; Rätsch u. Ott 2003: S. 84.

690 Vgl. Manfred Rabes: Ecstasy, Techno und die Medien. In: XTC und XXL Ecstasy. Wirkungen, Risiken, Vorbeugungsmöglichkeiten und Jugendkultur. Hrsg. von Manfred Rabes u. Wolfgang Harm. Reinbek: Rowohlt Taschenbuch Verlag 1997. S. 15; Rätsch u. Müller-Ebeling 2003: S. 667.

691 Vgl. Coca – Die heilige Pflanze der Inka. Filmische Dokumentation 2003; Rätsch u. Ott 2003: S. 84-95.

692 Vgl. Coca – Die heilige Pflanze der Inka. Filmische Dokumentation 2003.

693 Vgl. Rätsch 2002a: S. 177-180; Schmidbauer u. vom Scheidt 2004: S. 192.

694 Rätsch u. Ott 2003: S. 89.

695 Weber 2004: S. 56.

696 Vgl. Ebd.

697 Vgl. Weber 2004: S. 62; Rätsch 2002a: S. 251 f.; Coca – Die heilige Pflanze der Inka. Filmische Dokumentation 2003; Geschwinde 2003: S. 397 f.

698 Vgl. Rätsch 2002a: S. 226-234; Schuldes 2001: S. 46 f.

699 Rätsch 2002a: S. 231.

700 Vgl. Ebd.; Weber 2004: S. 88; Klerings u. Schmaal 2002: S. 99.

701 Vgl. Rätsch 2002a: S. 228; Weber 2004: S. 88 f.

702 Vgl. Rätsch 2002a: S. 226-234; Schuldes 2001: S. 46 f.; Weber 2004: S. 88 f.; Geschwinde 2003: S. 442-447.

703 Vgl. Schuldes 2001: S. 47; Weber 2004: S. 89; Geschwinde 2003: S. 446; Klerings u. Schmaal 2002: S. 100.

704 Vgl. Weber 2004: S. 89; Geschwinde 2003: S. 445; Walder u. Amendt 2000: S. 133-136.

705 Vgl. Löhrer 1997: S. 78.

706 Löhrer u. Berkefeld 1998: S.46.

707 Vgl. Ebd.

708 Vgl. Schmidbauer u. vom Scheidt 2004.

709 Vgl. Walder u. Amendt 1997: S. 133-136; Rätsch u. Müller-Ebeling 2003: S. 336 ff.; Tibor Harrach: Der Fall Ephedra: Politik unterstützt Genussmittel-Piraterie der Pharma-Industrie. In: Hanf Journal 5 (2004), Ausgabe # 31. S. 4 f.; Verbraucherzentrale Schleswig-Holstein e. V. (Hrsg.): Hände weg von Ephedra-haltigen Schlankheitsmitteln. http://www.verbraucherzentrale-sh.de/aktuelles/aktuell/ephedra.html (22.02.2005); Patrick Albers (Hrsg. von Ironsport.de): FDA verbietet Lifestyle-Droge Ephedra. http://ironsport.de/news/ephedraverboten.htm# (22.02.2005).

710 Vgl. Albers 2005; Andreas Lebert (Hrsg. von Brigitte.de): ...und das Fett schmilzt wie von selbst? http://www.brigitte.de/diaet/schlank_bleiben/fatburn04/ (22.02.2005); Verbraucherzentrale Schleswig-Holstein e. V. (Hrsg.) 2005.

711 Vgl. Thomas J. Lauer: Antwort vom 07.01.2005. Betreff: Ephedrahaltige Kapseln vertreiben. In: frag-einen-anwalt-Forum. http://www.123recht.net/fea/forum_topic.asp?topic_id=1984 (22.02.2005); Global Nutrition Ltd.: Doctor´s CarbRite Diet Fat Burner. http://www.global-nutrition.de/alt/fatburner.html (22.02.2005).

712 Vgl. Google (http://www.google.de).

713 Vgl. Harrach 2004: S. 4 f.

714 Fritz-Eberhard Reuter: Arzneimittel im Einzelhandel. Ein Leitfaden für den Handel mit freiverkäuflichen Arzneimitteln. 8., aktualisierte Auflage. Ludwigshafen: Kiehl Verlag 1996. S. 15.

715 Vgl. Ebd. S. 13-32; Harrach 2004: S. 4 f.; Werner Fresenius, Herbert Niklas u. Heinz Schilcher: Freiverkäufliche Arzneimittel. Vorbereitung auf die Sachkenntnis-Prüfung und Leitfaden für die Praxis im Einzelhandel. 3. neu bearbeitete und erweiterte Auflage. Stuttgart: Wissenschaftliche Verlagsgesellschaft 1991. S. 186-190; Tibor Harrach u. Joachim Eul: Gutachten zur Verkehrsfähigkeit ephedra-haltiger Lebensmittel (Genussmittel bzw. Nahrungsergänzungsmittel) und Arzneimittel. O. O.: O. V. o. J.

716 Vgl. Harrach u. Eul o. J.; Harrach 2004: S. 4 f.; Wolfram Keup: Missbrauchsmuster bei Abhängigkeit von Alkohol, Medikamenten und Drogen. Frühwarnsystem-

Daten für die Bundesrepublik 1976-1990. Freiburg im Breisgau: Lambertus 1993. S. 536 f.; Kurt Langbein, Hans-Peter Martin, Peter Sichrovsky u. Hans Weiss: Bittere Pillen. Nutzen und Risiken der Arzneimittel. Ein kritischer Ratgeber. Köln: Verlag Kiepenheuer & Witsch 1983. S. 41 f., 50 u. 177-181.

717 Vgl. Harrach u. Eul o. J.: S. 28 f.; Harrach 2004: S. 4 f.

718 Vgl. Schmidbauer u. vom Scheidt 2004: S. 150 f.

719 Vgl. Rätsch 2002a: S. 172-177; Strubelt 1996: S. 254.

720 Vgl. Friedrich Maritsch u. Alfred Uhl: Kaffee und Tee. In: Drogen und Drogenpolitik. Ein Handbuch. Hrsg. von Sebastian Scheerer u. Irmgard Vogt unter Mitarbeit von Henner Hess. Frankfurt: Campus Verlag 1989. S. 185.

721 Vgl. Strubelt 1996: S. 257.

722 Vgl. Ebd. S. 256-260.

723 Vgl. Ebd. S. 261; Rätsch 2002a: S. 121-125.

724 Rätsch 2002a: S. 420.

725 Vgl. Ebd. S. 420; Strubelt 1996: S. 261; van Straten 1996: S. 133.

726 Vgl. Rätsch 2002a: S. 177-180.

727 Vgl. Ebd. S. 290-293.

728 Vgl. Ebd. S. 499-503 u. 865.

729 Vgl. Christian Müller: Drogen. In: Kleines Islam-Lexikon. Geschichte – Alltag – Kultur. Hrsg. von Ralf Elger unter Mitarbeit von Friederike Stolleis. 3. Auflage 2001. München: Beck Verlag 2001a. S. 81; Christian Müller: Alkohol. In: Kleines Islam-Lexikon. Geschichte – Alltag – Kultur. Hrsg. von Ralf Elger unter Mitarbeit von Friederike Stolleis. 3. Auflage 2001. München: Beck Verlag 2001b. S. 33.

730 Lewin 1980: S. 306.

731 Vgl. Bibra 1983: S. III u. 369.

732 Vgl. Roth, Daunderer u. Kormann 1994: S. 141; Waldemar Stöhr: Betel in Südost- und Südasien. In: Rausch und Realität. Drogen im Kulturvergleich. Materialband zu einer Ausstellung des Rautenstrauch-Joest-Museums für Völkerkunde der Stadt Köln vom 7. August bis 11. Oktober 1981. Hrsg. von Gisela Völker unter Mitarbeit von Katrin Welck und Aldo Legnaro. Köln: O. V. 1981. S. 556 f.; Gereon Janzing: Psychoaktive Drogen weltweit. Zu Ethnologie und Kulturgeschichte, Schamanismus und Hexerei. Löhrbach: Werner Pieper & The Grüne Kraft 2000. S. 94; Kotschenreuther 1976: S. 165.

733 Vgl. Janzing 2000: S. 95; Rätsch 2002a: S. 728.

734 Vgl. Janzing 2000: S. 95 f.

735 Vgl. Ebd. S. 94 f.; Rätsch 2002a: S. 57-60, 441 ff. u. 727-732; Roth, Daunderer u. Kormann 1994: S. 141; Geschwinde 2003: S. 454 f.

736 Vgl. Rätsch 2002a: S. 727 ff.

737 Vgl. Ebd. S. 729; Christian Rätsch: Pan Masala: Betel aus der Tüte. In: Jahrbuch für Ethnomedizin und Bewußtseinsforschung 1995. Nummer 4. Hrsg. von Christian Rätsch u. John R. Baker. Berlin: Verlag für Wissenschaft und Bildung 1996c. S. 289-292.

738 Vgl. Geschwinde 2003: S. 455; Löhrer 1997: S. 125; Rätsch 2002a: S. 59 f.

739 Vgl. Roth, Daunderer u. Kormann 1994: S. 140 f.

740 Vgl. Löhrer 1997: S. 126.

741 Vgl. Geschwinde 2003: S. 456 f.

742 Vgl. Löhrer 1997: S. 128; Rätsch 2002a: S. 728.

743 Vgl. Roth, Daunderer u. Kormann 1994: S. 141.

744 Vgl. Löhrer 1997: S. 129.

745 Geschwinde 2003: S. 457.

746 Vgl. Vannini u. Venturini 1999: S. 477; Rätsch 2002a: S. 156-161; Müller 2001a: S. 81; Janzing 2000: S. 120; Armin Schopen: Das Qat in Jemen. In: Rausch und Realität. Drogen im Kulturvergleich. Materialband zu einer Ausstellung des Rautenstrauch-Joest-Museums für Völkerkunde der Stadt Köln vom 7. August bis 11. Oktober 1981. Hrsg. von Gisela Völker unter Mitarbeit von Katrin Welck und Aldo Legnaro. Köln: O. V. 1981. S. 496-501.

747 Vgl. Vannini u. Venturini 1999: S. 477.

748 Ebd. S. 480; Rätsch 2002a: S. 160.

749 Vgl. Vannini u. Venturini 1999: S. 478-482; Rätsch 2002a: S. 159 f.; Geschwinde 2003: S. 449 f.

750 Micky Remann: Der Globaltrottel. Who is who in Katmandu und andere Geschichten aus dem Überall. Löhrbach: Werner Pieper´s MedienXperimente o. J. S. 79.

751 Vgl. Rätsch 2002a: S. 160.

752 Vgl. Geschwinde 2003: S. 450; Vannini u. Venturini 1999: S. 478 ff.

753 Vgl. Geschwinde 2003: S. 451; Löhrer 1997: S. 49 f.; John G. Kennedy: Erkenntnisse der medizinischen Qat-Forschung. In: Rausch und Realität. Drogen im Kulturvergleich. Materialband zu einer Ausstellung des Rautenstrauch-Joest-Museums für Völkerkunde der Stadt Köln vom 7. August bis 11. Oktober 1981. Hrsg. von Gisela Völker unter Mitarbeit von Katrin Welck und Aldo Legnaro. Köln: O. V. 1981. S. 504.

754 Vgl. Kennedy 1981: S. 504 ff.

755 Vgl. Rätsch 2002a: S. 160.

756 Vannini u. Venturini 1999: S. 479.

757 Vgl. Kennedy 1981: S. 502-507; Löhrer 1997: S. 49; Vannini u. Venturini 1999: S. 478.

758 Kennedy 1981: S. 502.

759 Vgl. Vannini u. Venturini 1999: S. 477-480; Geschwinde 2003: S. 451.

760 Vgl. Löhrer 1997: S. 50; Geschwinde 2003: S. 452.

761 Vgl. Geschwinde 2003: S. 453; Eul 2003: S. 519.

762 Vgl. Geschwinde 2003: S. 452; Bundeskriminalamt Wiesbaden (Hrsg.) 2002a: S. 10; Bundeskriminalamt Wiesbaden (Hrsg.) 2002b: S. 10.

763 Bundeskriminalamt Wiesbaden (Hrsg.) 2002b: S. 10.

764 Ebd.

765 Vannini u. Venturini 1999: S. 477.

766 Vgl. Ebd. S. 481; Geschwinde 2003. S. 448 ff.; Rätsch 2002a: S. 158.

767 Vgl. Geschwinde 2003: S. 448; Rätsch 2002a: S. 158.

768 Vgl. Rätsch 2002a: S. 158; Geschwinde 2003: S. 448 f.

769 Vgl. Löhrer 1997: S. 120; Horst Gerhard: Zwischen Lifestyle und Sucht. Drogengebrauch und Identitätsentwicklung in der Spätmoderne. Gießen: Psychosozial-Verlag 2003. S. 172.

770 Vgl. Amendt 1998: S. 14 f.; Gerhard 2003: S. 169.
771 Amendt 1998: S. 16.
772 Vgl. Gartz 2003b: S. 192; Pellerin 2001: S. 112; Vannini u. Venturini 1999: S. 247-254; Gerhard 2003: S. 167-170.
773 Vgl. Vannini u. Venturini 1999: S. 275-281; Amendt 1998: S. 17; Geschwinde 2003: S. 253-256; Gerhard 2003: S. 170 f.
774 Vgl. Gerhard 2003: S. 171 f.
775 Vgl. Vannini u. Venturini 1999: S. 282; Amendt 1998: S. 18; Gerhard 2003: S. 172.
776 Vgl. Vannini u. Venturini 1999: S. 281 ff.
777 Rätsch 2002a: S. 402.
778 Vgl. Snyder 1988: S. 42; Rätsch 2002a: S. 856.
779 Rätsch 2002a: S. 856.
780 Vgl. Snyder 1988: S. 39.
781 Vgl. Ebd. S. 43; Rätsch 2002a: S. 856; Tilmann Holzer: Das erste Leben der „harten Droge" Heroin. In: Entheogene Blätter 8 (2003). S. 4-7; Geschwinde 2003: S. 251 f.; Philipp Mimkes: Geschichte eines „Hustensaftes": 100 Jahre Heroin von Bayer. In: Die Geschichte des O. Opiumfreuden – Opiumkriege. Hrsg. von Werner Pieper. Löhrbach: Werner Pieper´s MedienXperimente o. J. S. 175 f.
782 Vgl. Rätsch 2002a: S. 826; Geschwinde 2003: S. 251 f. u. 277; Schmidbauer u. vom Scheidt 2004: S. 294.
783 Vgl. Geschwinde 2003: S. 244 f.; Rätsch 2002a: S. 405; Roth, Daunderer u. Kormann 1994: S. 535; Schmidbauer u. vom Scheidt 2004: S. 287.
784 Vgl. Rätsch 2002a: S. 404 ff.
785 Vgl. Victor Mala: Opiumessers Drachenjagd. Hrsg. von Wolfgang Bauer. Solothurn: Nachtschatten Verlag 2002, Snyder 1988: S. 39; Schmidbauer u. vom Scheidt 2004: S. 294-297; Roth, Daunderer u. Kormann 1994: S. 869 f.; Rätsch 2002a: S. 410 f.
786 Vgl. Werner Pieper: Über den zeitgemässen Genuss. In: Die Geschichte des O. Opiumfreuden – Opiumkriege. Hrsg. von Werner Pieper. Löhrbach: Werner Pieper´s MedienXperimente o. J.b. S. 145.
787 Rätsch u. Müller-Ebeling 2003: S. 530.
788 Vgl. Rätsch 2002a: S. 857.
789 Vgl. Schuldes 2001: S. 71; Roth, Daunderer u. Kormann 1994: S. 869 f.; Geschwinde 2003: S. 323 f.
790 Vgl. Roth, Daunderer u. Kormann 1994: S. 870.
791 Vgl. Ebd.; Rätsch 2002a: S. 411; Schuldes 2001: S. 71.
792 Vgl. Rätsch 2002a: S. 411; Schuldes 2001: S. 71.
793 Vgl. Rätsch 2002a: S. 411.
794 Vgl. Geschwinde 2003: S. 305.
795 Vgl. Schuldes 2001: S. 72; Roth, Daunderer u. Kormann 1994: S. 536; Geschwinde 2003: S. 283 ff.
796 Rätsch 2002a: S. 444.
797 Vgl. Rätsch 2002a: S. 443-451; Dieter Loew u. Wilhelm Gaus: Kava-Kava – Tragödie einer Fehlbeurteilung. In: Erfahrungsheilkunde 52 (2003). S. 386-403; Geschwinde 2003: S. 348-354.
798 R. Teschke: Kava, Kava-Pyrone und toxische Leberschäden. In: Zeitschrift für Gastroenterologie 41 (2003). S. 395.
799 Vgl. Ebd. S. 395-404; Conradi 2000: S. 95-98; Chris Kilham: Kava – Medicine hunting in Paradise. The Pursuit of a Natural Alternative to Anti-Anxiety Drugs and Sleeping Pills. Rochester: Park Street Press 1996; Bastian Borschke: Kava Kava – Ein pflanzlicher Tranquilizer in der Behandlung von Angststörungen. In: Entheogene Blätter 6 (2002b). S. 40-44; Loew u. Gaus 2003: S. 386-403; M. Kraft, T. W. Spahn, J. Menzel u. a.: Fulminantes Leberversagen nach Einnahme des pflanzlichen Antidepressivums Kava-Kava. In: Deutsche Medizinische Wochenschrift 126 (2001). S. 970 ff.; Schuldes 2001: S. 77 f.
800 Vgl. Loew u. Gaus 2003: S. 386-403; Borschke 2002b: S. 40-44; Teschke 2003: S. 395-404.
801 Vgl. Teschke 2003: S. 402.
802 Vgl. Geschwinde 2003: S. 353.
803 Vgl. Schuldes 2001: S. 78.
804 Vgl. Borschke 2002b: S. 43; Teschke 2003: S. 402; Kilham 1996: S. 108.
805 Schuldes 2001: S. 77.
806 Vgl. Geschwinde 2003: S. 354.
807 Vgl. Löhrer 1997; Weber 2004.
808 Vgl. Teschke 2003: S. 396.
809 Strubelt 1996: S. 199.
810 Vgl. Ebd.
811 Vgl. Ulrike Lindequist: Marine Wirkstoffe. In: Karl Hiller u. Matthias F. Melzig: Lexikon der Arzneipflanzen und Drogen in zwei Teilen. Sonderausgabe. Heidelberg: Spektrum Akademischer Verlag 2003. Teil 2. S. 49 f.
812 Vgl. Rätsch 2002a: S. 489-494 u. 838 ff.; Dave Hunter: The Ibogaine Dossier. http://www.ibogaine.org (14.03.2005); Jon Hanna: Sandra Karpetas spricht... Ibogain als Therapie. In: Entheogene Blätter 16 (2003). S. 447-459.
813 Vgl. Rätsch 2002a: S. 493; Naranjo 1979: S. 179 ff.
814 Vgl. Naranjo 1979: S. 179-230.
815 Vgl. Vannini u. Venturini 1999: S. 452 ff.
816 Vgl. Schuldes 2001: S. 95 f.; Rätsch 2002a: S. 588 f.
817 Vgl. Schuldes 2001: S. 18 f.
818 Vgl. Ebd. S. 60.
819 Vgl. Ebd. S. 67.
820 Vgl. Ebd. S. 86 f.
821 Rätsch 2002a: S. 367.
822 Vgl. Stan Adams: Kratom: Thailands Geheimnis des Südens. In: Entheogene Blätter 18 (2003). S. 572 ff.; Rätsch 2002a: S. 366 ff.; Schuldes 2001: S. 66.
823 Vgl. Rätsch 2002a: S. 366 ff.
824 Vgl. Anselm Waldermann: Triebtäter im Blumenbeet. http://www.spiegel.de/panorama/0,1518,280991,00.html (18.03.2005); Verschiedene Autoren: Kiffer.net Forum: Hortensien als Droge. http://kiffer.net/kommune/aktuell/forum/hortensien_als_droge (18.03.2005); Weber 2004: S. 93.
825 Vgl. Weber 2004: S. 93; Schuldes 2001: S. 53; Rätsch 2002a: S. 598; Markus Berger 2005: Persönliche Mitteilung.
826 Vgl. Monika Allenspach u. Andrea Raths: Partydrogen und Sekundärprävention. Theoretische Grundlagen.

Impulse für die Präventionsarbeit. Solothurn: Nachtschatten Verlag 1997. S. 49-57.

827 Vgl. Ebd.; Felix Gutzwiller, Hans Wydler u. Roland Stähli: Grundlagen der Suchtprävention. In: Suchtmedizin. Konzepte, Strategien und therapeutisches Management. Hrsg. von Ambros Uchtenhagen und Walter Zieglgänsberger. München: Urban & Fischer Verlag 2000a. S. 238; Anke Küper: Jugendarbeit und Sekundärprävention – Sichtweisen und Erfahrungen seitens der Drogenberatungsstellen. In: Pro Jugend – mit Drogen? Vorträge, Referate, Berichte und Dokumente zur aktuellen Jugend- und Drogenarbeit. Hrsg. von BOA e. V. Solothurn: Nachtschatten Verlag 1998. S. 142.

828 Sting u. Blum 2003: S. 82.

829 Vgl. Ebd. S. 20; Felix Gutzwiller, Hans Wydler u. Roland Stähli: Früherkennung und Schadensminderung. In: Suchtmedizin. Konzepte, Strategien und therapeutisches Management. Hrsg. von Ambros Uchtenhagen und Walter Zieglgänsberger. München: Urban & Fischer Verlag 2000b. S. 252.

830 Vgl. Sting u. Blum 2003: S. 20; Ralf Wischnewski: Sekundärprävention auf der Suche nach sich selbst. In: Dokumentation zur Tagung vom 05.12.2001: Sekundärprävention in Berlin – Quo Vadis?. S. 17 ff. http://www.boa-berlin.de/dl/praevent.pdf (18.03.2005).

831 Gutzwiller, Wydler u. Stähli 2000b: S. 252.

832 Vgl. Sting u. Blum 2003: S. 24 u. 84; Jürgen Friedrichs: Drogen und Soziale Arbeit. Opladen: Leske + Budrich 2002. S. 218.

833 Vgl. Allenspach u. Raths 1997: S. 59.

834 Heino Stöver: Akzeptierende Drogenarbeit – Entwicklungen, Bedingungen und Perspektiven. In: Akzeptierende Drogenarbeit. Ein Gegenentwurf zur traditionellen Drogenhilfe. Hrsg. von Klaus Schuller u. Heino Stöver. 2., aktualisierte Auflage. Freiburg im Breisgau: Lambertus 1991. S. 27.

835 Vgl. Küper 1998: S. 145; Weber 2004: S. 87; Sting u. Blum 2003: S. 70.

836 Weber 2004: S. 97.

837 Vgl. Wolfgang Schneider u. Heino Stöver: Das Konzept >Gesundheitsförderung< – Betroffenenkompetenz nutzen – Drogenberatung entwickeln. In: Risiko mindern beim Drogengebrauch. Gesundheitsförderung, Verbrauchertips, Beratungswissen, Praxishilfen. 2. vollständig überarbeitete und erweiterte Auflage. Hrsg. von Jan-Hendrik Heudtlass u. Heino Stöver. Frankfurt am Main: Fachhochschulverlag 2000. S. 19 f.

838 Vgl. Ambros Uchtenhagen: Übersicht zur Aus-, Fort- und Weiterbildung in deutschsprachigen Ländern. In: Suchtmedizin. Konzepte, Strategien und therapeutisches Management. Hrsg. von Ambros Uchtenhagen und Walter Zieglgänsberger. München: Urban & Fischer Verlag 2000. S. 462.

839 Vgl. Löhrer 1997: S. 6; Jan-Hendrik Heudtlass: Safer Use – Gesundheitstipps für Drogengebraucher. In: Risiko mindern beim Drogengebrauch. Gesundheitsförderung, Verbrauchertips, Beratungswissen, Praxishilfen. 2. vollständig überarbeitete und erweiterte Auflage. Hrsg. von Jan-Hendrik Heudtlass u. Heino Stöver. Frankfurt am Main: Fachhochschulverlag 2000. S. 98; Jörg Auf dem Hövel: Interview mit Gundula Barsch. In: HanfBlatt 85 (2003). http://www.joergo.de/int_barsch.html (20.03.2005).

840 Vgl. Michael Tentler: Biogene Drogen – Kahlkopf trifft Kahlkopf. In: Drugs and Fun – und was dann? Dokumentation der Fachtagung „Freizeitdrogen und Konsumverhalten von Jugendlichen" vom 04.03.2004. Hrsg. von Diakonisches Werk Kirchenkreis Moers Drogenhilfe. Moers: O. V. 2004. S. 12-17; Heinz-Wilhelm Gößling: Zurück zur Natur? Was bieten biogene Drogen? In: Berichte zur Suchtkrankenhilfe. Neue Trends! Neue Drogen? XIII. Niedersächsische Suchtkonferenz vom 20. September 2001. Niedersächsisches Landeskrankenhaus Osnabrück. Hrsg. von Akademie für Sozialmedizin Hannover e. V. in Zusammenarbeit mit dem Niedersächsischen Ministerium für Frauen, Arbeit und Soziales. O. O.: O. V. o. J. S. 26-30; G. Dahl (Leitung): Biogene Drogen. Vorträge auf dem Medizin Kongress 2005 am 28.01.2005. http://www.aerztekammer-bw.de/25/15medizin05/A08 (20.03.2005); Arbeitskreis Suchtmedizin der Landesärztekammer Baden-Württemberg: Symposium zu „Biogenen Drogen". http://www.aerztekammer-bw.de/25/08laek/drogen (20.03.2005); Andreas Stähle: Alles BIO!- Sind heimische alternative BIOdrogen ungefährlich? Fachvortag vom 24.06.2004 am Zentrum für Soziale Psychiatrie Bergstrasse in Heppenheim. http://www.zsp-bergstrasse.de/hessen/hessen.htm (20.03.2005); Mona Klerings u. Meent Adden: Seminar Naturdrogen vom 22.06.2005. http://www.jugend-hilft-jugend.de/hida/seminare/109998785188857.shtml (20.03.2005).

841 Vgl. AOK (Hrsg.): Partydrogen. Aufklärungsbroschüre. Bad Homburg: O. V. 2001.

842 Vgl. Brandenburgische Landesstelle gegen die Suchtgefahren e. V. (Hrsg.): Informationskarten „Biogene Drogen". O. O.: O. V. 2004.

843 Vgl. Weber 2004.

844 Vgl. Eve & Rave Münster e. V. (Hrsg.): Substanzen. http://www.eve-rave.de (20.03.2005).

845 Vgl. Drug Scouts - Suchtzentrum Leipzig e. V. (Hrsg.): Substanzen. http://www.suchtzentrum.de/drugscouts/dsv3/stoff/stoff.html (20.03.2005).

846 Vgl. Indro e. V. (Hrsg.): Drogen- und Safer-Use-Infos. http://www.indro-online.de/indexdrogeninfos.htm (20.03.2005).

847 Vgl. Eclipse e. V. (Hrsg.): Partydrogen-Infos. http://www.eclipse-online.de/f_main/drug_f.html (20.03.2005).

848 Vgl. Alice-Project (Hrsg.): Drogen. http://www.alice-project.de/drogen/index.html (20.03.2005).

849 Vgl. Drobs Hannover – Jugend- und Suchtberatungszentrum (Hrsg.): Raver´s Corner. http://www.step-hannover.de/data/dprae/rav0.html (20.03.2005).

[850] Vgl. Partypack - Drogenhilfe Köln e. V. Fachstelle für Suchtprävention (Hrsg.): Partydrogen-Infos. http://www.partypack.de/fset.htm (20.03.2005a).

[851] Peter Märtens: Stoff-Checking, Safer-Use, Info-Mobil: Erfahrungen der Drobs Hannover. In: Pro Jugend – mit Drogen? Vorträge, Referate, Berichte und Dokumente zur aktuellen Jugend- und Drogenarbeit. Hrsg. von BOA e. V. Solothurn: Nachtschatten Verlag 1998. S. 166.

[852] Vgl. Ebd.

[853] Vgl. Sting u. Blum 2003: S. 113.

[854] Vgl. Partypack – Drogenhilfe Köln e. V. Fachstelle für Suchtprävention (Hrsg.): Online-Beratung bei partypack.de. http://www.partypack.de/fset.htm (20.03.2005b).

[855] Vgl. Connecta (Hrsg.): Ayahuasca – Info-Veranstaltung & Party. http://www.sterneck.net/connecta/03program/index.php (20.03.2005).

[856] Vgl. Alexander Ochse: Bericht vom Mushroom-Day am 03.12.1999. http://www.psilocybe.org/an.htm (20.03.2005).

[857] Gundula Barsch: Risikoprävention oder Drogenmündigkeit oder beides? Vortrag auf dem akzept Bundeskongress im September 2000 in Berlin. In: Akzept e. V. (Hrsg.): Gesellschaft mit Drogen – Akzeptanz im Wandel. Berlin: O. V. 2001a. http://www.fh-merseburg.de/~barsch (20.03.2005).

[858] Vgl. Gundula Barsch: Cannabisprävention sinnlos? Das Konzept der „Drogenmündigkeit". Vortrag auf der Cannabisfachtagung in Bregenz, November 2001b. http://www.fh-merseburg.de/~barsch (20.03.2005).

[859] Vgl. Gundula Barsch: Kritik und Alternativen zu aktuellen Präventionsmodellen. Vortrag auf der Fachtagung zu Suchtprävention im Oktober 1999 in Leipzig. In: Pro Jugend – mit Drogen? Vorträge, Referate, Berichte und Dokumente zur aktuellen Jugend- und Drogenarbeit. Hrsg. von BOA e. V. Solothurn: Nachtschatten Verlag 1998. S. 31.

[860] Klaus Hurrelmann u. Heidrun Bründel: Drogengebrauch – Drogenmißbrauch: eine Gratwanderung zwischen Genuß und Abhängigkeit. Darmstadt: Primus Verlag 1997. S. 45.

[861] Vgl. Barsch 2001b.

[862] Vgl. Thomas Illmaier: Man müsste wieder Tempel bauen – Kulturintegrativer Gebrauch von Psychedelika. In: Jahrbuch des Europäischen Collegiums für Bewusstseinsstudien 1995. Hrsg. von Hanscarl Leuner u. Michael Schlichting. Berlin: Verlag für Wissenschaft und Bildung 1996. S. 233.

Literatur

Bücher

Adelaars, Arno: Ayahuasca als Medium, Das Ritual als Botschaft. In: Ayahuasca. Die Reise zum Ursprung der Kultur. Solothurn: Nachtschatten Verlag 1998. S. 33-42.

Adelaars, Arno: Alles über Psilos. Handbuch der Zauberpilze. Solothurn: Nachtschatten Verlag 1999.

Alberts, Andreas u. Peter Mullen: Psychoaktive Pflanzen, Pilze und Tiere. Von Fliegenpilz und Teufelsbeere. Stuttgart: Franckh-Kosmos Verlags GmbH & Co. 2000.

Allegro, John Marco: Der heilige Pilz und das Christentum. Mit Vorbemerkungen von Wolfgang Bauer. In: Der Fliegenpilz. Traumkult, Märchenzauber, Mythenrausch. Hrsg. von Wolfgang Bauer, Edzard Klapp u. Alexandra Rosenbohm. Aarau: AT Verlag 2000. S. 31-45.

Allen, John W. u. Jochen Gartz: Some Recent Notes and Observations on the Occurrence and Use of Entheogenic Fungi in Third World Countries. O. O.: RaverBooks o. J.

Allenspach, Monika u. Andrea Raths: Partydrogen und Sekundärprävention. Theoretische Grundlagen. Impulse für die Präventionsarbeit. Solothurn: Nachtschatten Verlag 1997.

Amendt, Günter: Kleine Geschichte der Rauschdrogen – von 1945 bis heute. In: Pro Jugend – mit Drogen? Vorträge, Referate, Berichte und Dokumente zur aktuellen Jugend- und Drogenarbeit. Hrsg. von BOA e. V. Solothurn: Nachtschatten Verlag 1998. S. 12-20.

Amendt, Günter: No Drugs – No Future. Drogen im Zeitalter der Globalisierung. Hamburg: Europa Verlag 2003.

Andritzky, Walter: Die Heilrituale mit ayahuasca im oberen Amazonasgebiet. Mit Anmerkungen für eine kulturanthropologisch begründbare Drogenpolitik. In: Jahrbuch des Europäischen Collegiums für Bewusstseinsstudien 1991. Hrsg. von Hanscarl Leuner u. Michael Schlichting. Berlin: Verlag für Wissenschaft und Bildung 1992. S. 87-99.

Anonym: 24 Stunden auf Engelstrompete. In: Psychedelika. Kultur, Vision und Kritik. Hrsg. von Wolfgang Sterneck. Solothurn: Nachtschatten Verlag o. J. S. 148-150.

Arnold, Helmut u. Hans-Joachim Schille (Hrsg.): Praxishandbuch Drogen und Drogenprävention. Handlungsfelder – Handlungskonzepte – Praxisschritte. Weinheim: Juventa Verlag 2002.

Baroni, Dario: Geständnisse im Meskalinrausche. In: Psychoanalytische Praxis 1 (1931). S. 145-149. Aus: Halluzinogene in historischen Schriften. Hrsg. von Jochen Gartz. Solothurn: Nachtschatten Verlag 1999. S. 39-45.

Barsch, Gundula: Kritik und Alternativen zu aktuellen Präventionsmodellen. Vortrag auf der Fachtagung zu Suchtprävention im Oktober 1999 in Leipzig. In: Pro Jugend – mit Drogen? Vorträge, Referate, Berichte und Dokumente zur aktuellen Jugend- und Drogenarbeit. Hrsg. von BOA e. V. Solothurn: Nachtschatten Verlag 1998. S. 28-40.

Bauereiß, Erwin: Stechapfel. Halluzinogenes Nachtschattengewächs. 3. Auflage. Bad Windsheim: Wurzel-Verlag 1993.

Beifuss, Will: Psychedelic Sourcebook. Berkeley: Rosetta 1996.

Bendel, Thomas, Hendrik Hoeftmann, Mario Niemann, Nadja Redel, Sylvia Veit u. Assol Wonka: Repräsentativstudie zum Drogenkonsum Potsdamer Jugendlicher. 2. verbesserte Auflage. Potsdam: O. V. 2002.

Benschop, Annemieke, Manfred Rabes u. Dirk J. Korf: Pill Testing, Ecstasy & Prävention. Eine wissenschaftliche Evaluationsstudie in drei europäischen Städten. Amsterdam: Rozenberg Publishers 2002.

Berger, Markus: Psychoaktive Kakteen. Mehr als 293 entheogene Kakteen-Arten aus 72 Gattungen. Löhrbach: Werner Pieper & The Grüne Kraft 2002d.

Berger, Markus: Stechapfel und Engelstrompete. Ein halluzinogenes Schwesternpaar. Solothurn: Nachtschatten Verlag 2003a.

Berger, Markus: Handbuch für den Drogennotfall. Safer-Use-Info. Das Wichtigste zu Gefahrenpotentialen, Überdosierungen und Abhängigkeiten. Solothurn: Nachtschatten Verlag 2004.

Bibra, Ernst Freiherrn von: Die narkotischen Genußmittel und der Mensch. Nürnberg: Verlag von Wilhelm Schmid 1855. Reprint der Originalausgabe 1855 nach dem Exemplar der Universitätsbibliothek Leipzig. Wiesbaden: Fourier-Verlag 1983.

Bielli, Ettore: Der grosse Naturführer Pilze. Ein umfassender Ratgeber zum Bestimmen und Sammeln von Pilzen. Klagenfurt: Neuer Kaiser Verlag 1998.

Boire, Richard Glen: Meskalin, Peyote und das Gesetz. In: Adam Gottlieb: Peyote und andere psychoaktive Kakteen. 2. Auflage. Solothurn: Nachtschatten Verlag 2002. S. 19-23.

Borschke, Bastian: Salvia Divinorum und andere psychoaktive Salbeiarten. Löhrbach: Werner Pieper & The Grüne Kraft o. J.

Bosch, J. A., E. J. M. Pennings u. F. A. De Wolff: Psycho-actieve Paddestoel- & Plantproducten – toxicology en klinische effecten. Rapport vervaardigd in opdracht van het Ministerie van Volksgezondheid, Welzijn en Sport. Leiden: O. V. 1997.

Böttcher, Helmuth M.: Wunderdrogen. Die abenteuerliche Geschichte der Heilpilze. Köln: Kiepenheuer & Witsch 1959.

Bruns, Bernhard: Die Bernwardstür – Tür zur Kirche. Hildesheim: O. V. 1992.

Bruns, Bernhard: Die Bernwardssäule – Lebensbaum und Siegessäule. Hildesheim: O. V. 1995.

Bundeszentrale für gesundheitliche Aufklärung (Hrsg.): Prävention des Ecstasykonsums. Empirische Forschungsergebnisse und Leitlinien. Köln: O. V. 1998.

Bundeszentrale für gesundheitliche Aufklärung (Hrsg.): Drogenkonsum in der Partyszene. Entwicklung und aktueller Kenntnisstand. Köln: O. V. 2002.

Burroughs, William S. u. Allen Ginsberg: Auf der Suche nach Yage. Ein Briefwechsel. Wiesbaden: Limes Verlag 1964.

Büttner, Erika: Die grüne Fee Absinth. Eine Legende lebt. 2. Auflage. Leipzig: Buchverlag für die Frau 2004.

Caspers-Merk, Marion (Hrsg.): Drogen- und Suchtbericht April 2004. Berlin: O. V. 2004.

Castaneda, Carlos: Die Lehren des Don Juan. Ein Yaqui-Weg des Wissens. 326. – 335. tausendste Auflage. Frankfurt am Main: Fischer Taschenbuch Verlag 1988.

Conradi, Jörg: Psychoaktive Pflanzen. Die besten Heilpflanzen für neue Kraft bei körperlicher und geistiger Erschöpfung, Stress und mangelnder Lebensfreude. München: W. Ludwig Buchverlag 2000.

Coordination Centre for the Assessment and Monitoring of new drugs (CAM): Risk assessment report relating to paddos (psilocin and psilocybin). Den Haag: O. V. 2000.

Cosack, Ralph: Das Wesen der roten Amanita. Anmerkungen zum Fliegenpilz. In: Der Fliegenpilz. Traumkult, Märchenzauber, Mythenrausch. Hrsg. von Wolfgang Bauer, Edzard Klapp u. Alexandra Rosenbohm. Aarau: AT Verlag 2000a. S. 177-192.

Cosack, Ralph: Amanita Muscaria und der Heilsame Schlaf. In: Jahrbuch für Ethnomedizin und Bewußtseinsforschung 1997/1998. Nummer 6-7. Hrsg. von Christian Rätsch u. John R. Baker. Berlin: Verlag für Wissenschaft und Bildung 2000b. S. 273-282.

Cousto, Hans: Vom Urkult zur Kultur. Drogen und Techno. Solothurn: Nachtschatten Verlag 1995.

Cousto, Hans: Drug-Checking. Qualitative und quantitative Kontrolle von Ecstasy und anderen Substanzen. 2., überarbeitete und aktualisierte Auflage. Solothurn: Nachtschatten Verlag 1999.

Cousto, Hans: DrogenMischKonsum. Das wichtigste in Kürze zu den gängigsten (Party-) Drogen. Solothurn: Nachtschatten Verlag 2003.

Cousto, Hans: Vorwort von Hans Cousto. In: Markus Berger: Handbuch für den Drogennotfall. Safer-Use-Info. Das Wichtigste zu Gefahrenpotentialen, Überdosierungen und Abhängigkeiten. Solothurn: Nachtschatten Verlag 2004b. S. 9-17.

Daunderer, Max: Lexikon der Pflanzen- und Tiergifte. Diagnostik und Therapie. Hamburg: Nikol Verlagsgesellschaft mbH & Co. KG 1995.

DeKorne, Jim: Psychedelischer Neo-Schamanismus. Die Zucht, Zubereitung und der schamanische Gebrauch psychoaktiver Pflanzen: Löhrbach: Werner Pieper´s MedienXperimente o. J.

DeKorne, Jim: Ayahuasca Analoges and Plant-based Tryptamines: The Best of The Entheogen Review, 1992-1996. El Rito: O. V. 1996.

Derix, Govert: Ayahuasca, eine Kritik der psychedelischen Vernunft. Philosophisches Abenteuer am Amazonas. Solothurn: Nachtschatten Verlag 2004.

Dittrich, Adolf: Ätiologie-unabhängige Strukturen veränderter Wachbewusstseinszustände. Ergebnisse empirischer Untersuchungen über Halluzinogene I. und II. Ordnung, sensorische Deprivation, hypnagoge Zustände, hypnotische Verfahren sowie Reizüberflutung. 2., durchges. Auflage. Berlin: Verlag für Wissenschaft und Bildung 1996.

Eisenbach-Stangl, Irmgard, Klaus Mäkelä u. Henning Schmidt-Semisch: Gesellschaftliche Reaktionen auf Drogenkonsum und Drogenprobleme. In: Suchtmedizin. Konzepte, Strategien und therapeutisches Management. Hrsg. von Ambros Uchtenhagen und Walter Zieglgänsberger. München: Urban & Fischer Verlag 2000. S. 150-161.

Europäische Beobachtungsstelle für Drogen und Drogensucht (Hrsg.): Jahresbericht 2004. Stand der Drogenproblematik in der Europäischen Union und in Norwegen. Lisboa: O. V. 2004.

Freitag, Markus: Wie verbreitet sind illegale psychoaktive Substanzen? In: Illegale Alltagsdrogen. Cannabis, Ecstasy, Speed und LSD im Jugendalter. Hrsg. von Markus Freitag u. Klaus Hurrelmann. Weinheim: Juventa Verlag 1999. S. 45-63.

Fresenius, Werner, Herbert Niklas u. Heinz Schilcher: Freiverkäufliche Arzneimittel. Vorbereitung auf die Sachkenntnis-Prüfung und Leitfaden für die Praxis im Einzelhandel. 3. neu bearbeitete und erweiterte Auflage. Stuttgart: Wissenschaftliche Verlagsgesellschaft 1991.

Friedrichs, Jürgen: Drogen und Soziale Arbeit. Opladen: Leske + Budrich 2002.

Fühner, H.: Solanazeen als Berauschungsmittel. Erstmals veröffentlicht in: Archiv für experimentelle Pathologie und Pharmakologie, 111, Leipzig 1926. S. 281-294. Aus: Von Elfenpfeifen und Hexenbier. Magie um unsere Genussmittel.

Hrsg. von Sergius Golowin. Solothurn: Nachtschatten Verlag 2003. S. 73-83. Und in: Halluzinogene in historischen Schriften. Hrsg. von Jochen Gartz. Solothurn: Nachtschatten Verlag 1999.

Furst, Peter T.: Peyote und die Huichol-Indianer in Mexiko. In: Rausch und Realität. Drogen im Kulturvergleich. Materialband zu einer Ausstellung des Rautenstrauch-Joest-Museums für Völkerkunde der Stadt Köln vom 7. August bis 11. Oktober 1981. Hrsg. von Gisela Völker unter Mitarbeit von Katrin Welck und Aldo Legnaro. Köln: O. V. 1981. S. 468-475.

Gartz, Jochen: Patentschrift zum Verfahren zur Gewinnung von Tryptophanderivaten durch Kultivierung höherer Pilze. Vom: Patentamt der Deutschen Demokratischen Republik. Patentinhaber: Jochen Gartz. PATENTSCHRIFT (19) DD (11) 278 600 A1 4(51) C 12 P 13/14 vom 09.05.1990.

Gartz, Jochen: Der älteste bekannte Pilzkult – ein mykologischer Vergleich. In: Jahrbuch des Europäischen Collegiums für Bewusstseinsstudien 1992. Hrsg. von Hanscarl Leuner u. Michael Schlichting. Berlin: Verlag für Wissenschaft und Bildung 1992a. S. 91-94.

Gartz, Jochen: Psychotrope Inhaltsstoffe in verschiedenen einheimischen Pilzarten. In: Jahrbuch des Europäischen Collegiums für Bewusstseinsstudien 1991. Hrsg. von Hanscarl Leuner u. Michael Schlichting. Berlin: Verlag für Wissenschaft und Bildung 1992b. S. 101-108.

Gartz, Jochen: Ethnopharmakologie psilocybinhaltiger Pilze im pazifischen Nordwesten der USA. In: Jahrbuch des Europäischen Collegiums für Bewusstseinsstudien 1993/1994. Hrsg. von Hanscarl Leuner u. Michael Schlichting. Berlin: Verlag für Wissenschaft und Bildung 1995a. S. 159-164.

Gartz, Jochen: Das Hauptrisiko bei Verwendung psilocybinhaltiger Pilze – Verwechslung der Arten. In: Jahrbuch für Transkulturelle Medizin und Psychotherapie 1995. Hrsg. von Michael Winkelmann u. Walter Andritzky. Berlin: Verlag für Wissenschaft und Bildung 1996. Aus: Jochen Gartz: Magic Mushrooms Around the World. Fungal Hallucinogens and Allies. Magische Pilze weltweit. Pilzliche Halluzinogene und Verwandte. CD-ROM. Kassel: Psiloprint im Druck.

Gartz, Jochen (Hrsg.): Halluzinogene im „Sozialismus". Militärchemie, Synthetische Gifte, Chemische Kampfstoffe. Solothurn: Nachtschatten Verlag 1998a.

Gartz, Jochen: Psilocybe cyanescens in Europa und Nordamerika. In: Jahrbuch des Europäischen Collegiums für Bewusstseinsstudien 1997. Hrsg. von Hanscarl Leuner u. Michael Schlichting. Berlin: Verlag für Wissenschaft und Bildung 1998b. S. 233-240.

Gartz, Jochen [Anmerkung Alexander Ochse: dies ist nicht der Chemiker Gartz aus Leipzig]: Ethno Science oder Science Fiction? Der Fall Castaneda. In: Entwicklungsethnologie 2 (1998x). S. 64-73.

Gartz, Jochen: Narrenschwämme. Psychoaktive Pilze rund um die Welt. Solothurn: Nachtschatten Verlag 1999a.

Gartz, Jochen (Hrsg.): Halluzinogene in Historischen Schriften. Eine Anthologie von 1913-1968. Solothurn: Nachtschatten Verlag 1999b.

Gartz, Jochen: Salvia divinorum – Die Wahrsagesalbei. Solothurn: Nachtschatten Verlag 2001a.

Gartz, Jochen: Eine sehr informative und objektive Website: www.psilocybe.org. In: Zauberpilze. Neuauflage. Hrsg. von Ronald Rippchen. Löhrbach: Werner Pieper & The Grüne Kraft 2002a.

Gartz, Jochen: Chemische Kampfstoffe. Der Tod kam aus Deutschland. Löhrbach: Werner Pieper & The Grüne Kraft 2003a.

Geerken, Hartmut: Paramykologie. Kreisende Schreibbewegungen zu einer interkulturellen Begriffsbestimmung. In: Der Fliegenpilz. Traumkult, Märchenzauber, Mythenrausch. Hrsg. von Wolfgang Bauer, Edzard Klapp u. Alexandra Rosenbohm. Aarau: AT Verlag 2000. S. 114-123.

Gelpke, Rudolf: Von Fahrten in den Weltraum der Seele. Berichte über Selbstversuche mit LSD und Psilocybin. Reprint von 1962. Löhrbach: Werner Pieper´s MedienXperimente o. J.

Gerhard, Horst: Zwischen Lifestyle und Sucht. Drogengebrauch und Identitätsentwicklung in der Spätmoderne. Gießen: Psychosozial-Verlag 2003.

Gerhardt, Ewald: Der große BLV Pilzführer für unterwegs. München: BLV Verlagsgesellschaft 1997.

Gerlach, Ralf u. Dorothea Pfeiffer: Das Internet – Nutzen und Chancen für Drogenarbeit und Drogenforschung. In: Risiko mindern beim Drogengebrauch. Gesundheitsförderung, Verbrauchertips, Beratungswissen, Praxishilfen. 2. vollständig überarbeitete und erweiterte Auflage. Hrsg. von Jan-Hendrik Heudtlass u. Heino Stöver. Frankfurt am Main: Fachhochschulverlag 2000. S. 381-414.

Geschwinde, Thomas: Rauschdrogen. Marktformen und Wirkungsweisen. Fünfte Auflage. Berlin: Springer-Verlag 2003.

Gößling, Heinz-Wilhelm: Zurück zur Natur? Was bieten biogene Drogen? In: Berichte zur Suchtkrankenhilfe. Neue Trends! Neue Drogen? XIII. Niedersächsische Suchtkonferenz vom 20. September 2001. Niedersächsisches Landeskrankenhaus Osnabrück. Hrsg. von Akademie für Sozialmedizin Hannover e. V. in Zusammenarbeit mit dem Niedersächsischen Ministerium für Frauen, Arbeit und Soziales. O. O.: O. V. o. J. S. 26-30.

Gottlieb, Adam: Legal Highs. A Concise Encyclopedia of Legal Herbs and Chemical with Psychoacitve Properties. Berkeley: And/Or Books 1992.

Grof, Stanislav: LSD und das kosmische Spiel. Grundzüge einer psychedelischen Kosmologie und Ontologie. O. O.: BTPJ 1989.

Grof, Stanislav: Topographie des Unbewussten. LSD im Dienst tiefenpsychologischer Forschung. 7. Auflage. Stuttgart: Klett-Cotta 1998.

Grof, Stanislav: LSD-Psychotherapie. Zweite Auflage. Stuttgart: Klett-Cotta 2000.

Grünther, Ralf-Achim: Hexensalben. Geschichte und Pharmakologie. In: Jahrbuch des Europäischen Collegiums für Bewusstseinsstudien 1992. Hrsg. von Hanscarl Leuner u. Michael Schlichting. Berlin: Verlag für Wissenschaft und Bildung 1992. S. 21-32.

Gutzwiller, Felix, Hans Wydler u. Roland Stähli: Grundlagen der Suchtprävention. In: Suchtmedizin. Konzepte, Strategien und therapeutisches Management. Hrsg. von Ambros Uchtenhagen und Walter Zieglgänsberger. München: Urban & Fischer Verlag 2000a. S. 235-243.

Gutzwiller, Felix, Hans Wydler u. Roland Stähli: Früherkennung und Schadensminderung. In: Suchtmedizin. Konzepte, Strategien und therapeutisches Management. Hrsg. von Ambros Uchtenhagen und Walter Zieglgänsberger. München: Urban & Fischer Verlag 2000b. S. 252-254.

Hanna, Jon: Psychedelic Resource List. A Compilation & Update Of The First Five Issues. Sacramento: Soma Graphics 1996.

Hansen, Harold A.: Der Hexengarten. 2. Auflage. München: Trikont – Dianus Verlag 1981.

Harrach, Tibor: „Vom Pilz verzaubert". Über den Gebrauch der Zauberpilze bei spirituellen Ritualen der Ur- und Naturvölker bis zum Einsatz in der Technoszene. In: Biogene Drogen – eine neue Gefahr? Fachtagung 26. Februar 1998 Glanerburg (NL). Hrsg. von Wolfgang Pittrich u. Wolfgang Rometsch. Münster: Landschaftsverband Westfalen-Lippe 1988. S. 7-34.

Harrach, Tibor: «Zauberpilze» – ihr historischer und moderner Gebrauch. In: Risiko mindern beim Drogengebrauch. Gesundheitsförderung, Verbrauchertips, Beratungswissen, Praxishilfen. 2. vollständig überarbeitete und erweiterte Auflage. Hrsg. von Jan-Hendrik Heudtlass u. Heino Stöver. Frankfurt am Main: Fachhochschulverlag 2000. S. 206-223.

Harrach, Tibor u. Joachim Eul: Gutachten zur Verkehrsfähigkeit ephedra-haltiger Lebensmittel (Genussmittel bzw. Nahrungsergänzungsmittel) und Arzneimittel. O. O.: O. V. o. J.

Hausner, Milan u. Marta Semerdzieva: "Acid heads" und "Kahlköpfe" in Forschung und Therapie – Zum Stand der Psycholyse in der Tschechoslowakei. In: Jahrbuch des Europäischen Collegiums für Bewusstseinsstudien 1991. Hrsg. von Hanscarl Leuner u. Michael Schlichting. Berlin: Verlag für Wissenschaft und Bildung 1991. S. 109-118.

Heinz, Thomas W.: Drogenmissbrauch und psychiatrische Komplikationen. Was verbirgt sich hinter der Diagnose „Drogeninduzierte Psychose"? In: Jahrbuch des Europäischen Collegiums für Bewußtseinsstudien 1997. Hrsg. von Michael Schlichting u. Dietrich Ebert. Berlin: Verlag für Wissenschaft und Bildung 1998. S. 267-273.

Henderson, L. A. u. W. J. Glass: LSD: Still with us after all these years. New York: Macmillan Inc. 1994.

Herf, Hermann: 500 Jahre Conquista. Kulturelle Identität und Ausbeutung: Die Krise um das Kokain und was dahinter steckt. Vom Coca zum Kokain: das Beispiel Peru. Bonn: O. V. 1991.

Heudtlass, Jan-Hendrik: Safer Use – Gesundheitstipps für Drogengebraucher. In: Risiko mindern beim Drogengebrauch. Gesundheitsförderung, Verbrauchertips, Beratungswissen, Praxishilfen. 2. vollständig überarbeitete und erweiterte Auflage. Hrsg. von Jan-Hendrik Heudtlass u. Heino Stöver. Frankfurt am Main: Fachhochschulverlag 2000. S. 98-147.

Hiller, Karl u. Matthias F. Melzig: Lexikon der Arzneipflanzen und Drogen in zwei Teilen. Sonderausgabe. Heidelberg: Spektrum Akademischer Verlag 2003.

Hofmann, Albert: Meine Begegnung mit Maria Sabina. In: Pilze der Götter. Von María Sabina und dem traditionellen Schamanentum zur weltweiten Pilzkultur. Hrsg. von Christian Rätsch und Roger Liggenstorfer. Aarau: AT Verlag 1998. S. 13-18.

Hofmann, Albert: Die Mutterkornalkaloide. Vom Mutterkorn zum LSD – Die Chemie der Mutterkornalkaloide. Reprint der Originalausgabe. Solothurn: Nachtschatten Verlag 2000.

Hofmann, Albert: LSD – mein Sorgenkind. Die Entdeckung einer „Wunderdroge". 10. Auflage. München: Deutsche Taschenbuch Verlag 2002.

Horowitz, Michael: Collecting Wasson. In: The Sacred Mushroom Seeker. Tributes to R. Gordon Wasson. Hrsg. von Thomas J. Riedlinger. Rochester: Park Street Press 1997. S. 129-133.

Hurrelmann, Klaus u. Heidrun Bründel: Drogengebrauch – Drogenmißbrauch: eine Gratwanderung zwischen Genuß und Abhängigkeit. Darmstadt: Primus Verlag 1997.

Huxley, Aldous: Die Pforten der Wahrnehmung. Himmel und Hölle: Erfahrungen mit Drogen. München: Piper 1989.

Illmaier, Thomas: Man müsste wieder Tempel bauen – Kulturintegrativer Gebrauch von Psychedelika. In: Jahrbuch des Europäischen Collegiums für Bewusstseinsstudien 1995. Hrsg. von Hanscarl Leuner u. Michael Schlichting. Berlin: Verlag für Wissenschaft und Bildung 1996. S. 229-234.

Janzing, Gereon: Psychoaktive Drogen weltweit. Zu Ethnologie und Kulturgeschichte, Schamanismus und Hexerei. Löhrbach: Werner Pieper & The Grüne Kraft 2000.

Johnson-Illi, Ruth: Rezepte der Liebe. Himmlische Genüsse aus der aphrodisischen Küche. 3. Auflage. Aarau: AT Verlag 2001.

Kalke, Jens (Hrsg.): Handbuch der Suchtprävention: Programme, Projekte und Maßnahmen aus Deutschland, Österreich und der Schweiz. Freiburg im Breisgau: Lambertus 2004.

Kennedy, John G.: Erkenntnisse der medizinischen Qat-Forschung. In: Rausch und Realität. Drogen im Kulturvergleich. Materialband zu einer Ausstellung des Rautenstrauch-Joest-Museums für Völkerkunde der Stadt Köln vom 7. August bis 11. Oktober 1981. Hrsg. von Gisela Völker unter Mitarbeit von Katrin Welck und Aldo Legnaro. Köln: O. V. 1981. S. 502-507.

Keup, Wolfram: Missbrauchsmuster bei Abhängigkeit von Alkohol, Medikamenten und Drogen. Frühwarnsystem-Daten für die Bundesrepublik 1976-1990. Freiburg im Breisgau: Lambertus 1993.

Kilham, Chris: Kava – Medicine hunting in Paradise. The Pursuit of a Natural Alternative to Anti-Anxiety Drugs and Sleeping Pills. Rochester: Park Street Press 1996.

Klapp, Edzard: Die Masken des Fliegenpilzes. In: Der Fliegenpilz. Traumkult, Märchenzauber, Mythenrausch. Hrsg. von Wolfgang Bauer, Edzard Klapp u. Alexandra Rosenbohm. Aarau: AT Verlag 2000. S. 46-65. Und in: Der Fliegenpilz. Ein kulturhistorisches Museum. Hrsg. von Wolfgang Bauer, Edzard Klapp u. Alexandra Rosenbohm. Köln: Wienand Verlag 1991.

Klerings, Monika u. Ingo Schmaal: Im Rausch mit der Natur. Naturdrogen. Hamburg: Edition Nautilus, Verlag Lutz Schulenburg 2002.

Körner, Harald Hans: Betäubungsmittelgesetz, Arzneimittelgesetz. 4., neu bearbeitete Auflage. München: Beck 1994.

Kotschenreuther, Hellmut: Das Reich der Drogen und Gifte. Berlin: Safari-Verlag 1976.

Krausz, Michael u. Martin Lambert: Cannabis. In: Suchtmedizin. Konzepte, Strategien und therapeutisches Management. Hrsg. von Ambros Uchtenhagen und Walter Zieglgänsberger. München: Urban & Fischer Verlag 2000. S. 77-82.

Küper, Anke: Jugendarbeit und Sekundärprävention – Sichtweisen und Erfahrungen seitens der Drogenberatungsstellen. In: Pro Jugend – mit Drogen? Vorträge, Referate, Berichte und Dokumente zur aktuellen Jugend- und Drogenarbeit. Hrsg. von BOA e. V. Solothurn: Nachtschatten Verlag 1998. S. 142-146.

Küttner, Michael: Der Geist aus der Flasche. Psychedelische Handlungselemente in den Märchen der Brüder Grimm. Löhrbach: Werner Pieper & The Grüne Kraft o. J.

Laatsch, Hartmut: Das Fleisch der Götter – Von den Rauschpilzen zur Neurotransmission. In: Welten des Bewusstseins. Band 3. Experimentelle Psychologie, Neurobiologie und Chemie. Hrsg. von Adolf Dittrich, Albert Hofmann und Hanscarl Leuner. Berlin: Verlag für Wissenschaft und Bildung 1994. S. 181-195.

Laatsch, Hartmut: Untersuchungen an Psilocybe-Arten zur Blaufärbung und zur Biosynthese der Alkaloide. In: Jahrbuch des Europäischen Collegiums für Bewusstseinsstudien 1997. Hrsg. von Hanscarl Leuner u. Michael Schlichting. Berlin: Verlag für Wissenschaft und Bildung 1998. S. 241-256.

La Barre, Weston: Peyotegebrauch bei nordamerikanischen Indianern. In: Rausch und Realität. Drogen im Kulturvergleich. Materialband zu einer Ausstellung des Rautenstrauch-Joest-Museums für Völkerkunde der Stadt Köln vom 7. August bis 11. Oktober 1981. Hrsg. von Gisela Völker unter Mitarbeit von Katrin Welck und Aldo Legnaro. Köln: O. V. 1981. S. 476-478.

Landeskriminalamt Baden-Württemberg (Hrsg.): Rauschgiftkriminalität in Baden-Württemberg. Jahresbericht 2001. Stuttgart: O. V. 2002.

Landeskriminalamt Baden-Württemberg (Hrsg.): Rauschgiftkriminalität in Baden-Württemberg. Jahresbericht 2003. Stuttgart: O. V. 2004.

Langbein, Kurt, Hans-Peter Martin, Peter Sichrovsky u. Hans Weiss: Bittere Pillen. Nutzen und Risiken der Arzneimittel. Ein kritischer Ratgeber. Köln: Verlag Kiepenheuer & Witsch 1983.

Leary, Timothy: Gebete. Psychedelische Gebete nach dem Tao-te-King. Linden: Volksverlag 1981.

Leary, Timothy: Politik der Ekstase. Linden: Volksverlag 1982.

Leary, Timothy: Denn sie wussten was sie tun. Eine Rückblende. Basel: Sphinx-Verlag 1986.

Leary, Timothy: Psychedelische Erfahrungen. Ein Handbuch nach Weisungen des Tibetanischen Totenbuches. Markt Erlbach: Raymond Martin Verlag 1993.

Leary, Timothy: Chaos & Cyber-Kultur. Solothurn: Nachtschatten-Verlag 1997.

Leistenfels, Herrmann von: Botanik und Chemie. In: Zauberpilze. Hrsg. von Ronald Rippchen. Löhrbach: Werner Pieper & The Grüne Kraft o. J.a. S. 31-41.

Leistenfels, Herrmann von: Beschreibung der einzelnen Arten. In: Zauberpilze. Hrsg. von Ronald Rippchen. Löhrbach: Werner Pieper & The Grüne Kraft o. J.b. S. 42-50.

Leuenberger, Hans: Zauberdrogen. Reisen ins Weltall der Seele. Stuttgart: Henry Goverts Verlag 1969.

Leuner, Hanscarl: Halluzinogene. Psychische Grenzzustände in Forschung und Psychotherapie. Bern: Verlag Hans Huber 1981.

Leuner, Hanscarl: Argumente für die Psycholytische Therapie. In: Welten des Bewusstseins. Band 7. Multidisziplinäre Entwürfe. Hrsg. von Rolf Verres, Hanscarl Leuner u. Adolf Dittrich. Berlin: Verlag für Wissenschaft und Bildung 1998. S. 83-91.

Lewin, Louis: Phantastica. Die betäubenden und erregenden Genussmittel. Zweite erweiterte Auflage. Reprint. Linden: Volksverlag 1980.
Lindequist, Ulrike: Marine Wirkstoffe. In: Karl Hiller u. Matthias F. Melzig: Lexikon der Arzneipflanzen und Drogen in zwei Teilen. Sonderausgabe. Heidelberg: Spektrum Akademischer Verlag 2003. Teil 2. S. 49-55.
Löhrer, Frank: Biogene Suchtmittel. Aachen: Ariadne-Fach-Verlag 1997.
Löhrer, Frank u. Klaus Berkefeld: Klinische Syndrome bei Nutzern pflanzlicher Suchtmittel. In: Biogene Drogen – eine neue Gefahr? Fachtagung 26. Februar 1998 Glanerburg (NL). Hrsg. von Wolfgang Pittrich u. Wolfgang Rometsch. Münster: Landschaftsverband Westfalen-Lippe 1988. S. 35-56.
Mackensen, Lutz: Ursprung der Wörter. Etymologisches Wörterbuch der deutschen Sprache. Frankfurt am Main: Ullstein 1988.
Mala, Victor: Opiumessers Drachenjagd. Hrsg. von Wolfgang Bauer. Solothurn: Nachtschatten Verlag 2002.
Maritsch, Friedrich u. Alfred Uhl: Kaffee und Tee. In: Drogen und Drogenpolitik. Ein Handbuch. Hrsg. von Sebastian Scheerer u. Irmgard Vogt unter Mitarbeit von Henner Hess. Frankfurt: Campus Verlag 1989. S. 159-189.
Märtens, Peter: Stoff-Checking, Safer-Use, Info-Mobil: Erfahrungen der Drobs Hannover. In: Pro Jugend – mit Drogen? Vorträge, Referate, Berichte und Dokumente zur aktuellen Jugend- und Drogenarbeit. Hrsg. von BOA e. V. Solothurn: Nachtschatten Verlag 1998. S. 165-170.
McKenna, Terence: Die Speisen der Götter. Die Suche nach dem ursprünglichen Baum der Weisheit. Löhrbach: Werner Pieper´s MedienXperimente o. J.
Mercado, Leonard: Natürliches Peyotevorkommen im Rückgang. In: Adam Gottlieb: Peyote und andere psychoaktive Kakteen. 2. Auflage. Solothurn: Nachtschatten Verlag 2002. S. 13-14.
Mimkes, Philipp: Geschichte eines „Hustensaftes": 100 Jahre Heroin von Bayer. In: Die Geschichte des O. Opiumfreuden – Opiumkriege. Hrsg. von Werner Pieper. Löhrbach: Werner Pieper´s MedienXperimente o. J. S. 175-176.
Moscher, Richi: Too Much. Erste Hilfe bei Drogenvergiftungen. 8. verbesserte Auflage. Löhrbach: Werner Pieper´s MedienXperimente o. J.
Mount Guy (Hrsg.): The Peyote Book. A Study of Native Medicine. Third Edition. Cottonwood: Sweetlight Books 1993.
Müller, Christian: Drogen. In: Kleines Islam-Lexikon. Geschichte – Alltag – Kultur. Hrsg. von Ralf Elger unter Mitarbeit von Friederike Stolleis. 3. Auflage 2001. München: Beck Verlag 2001a. S. 81.
Müller, Christian: Alkohol. In: Kleines Islam-Lexikon. Geschichte – Alltag – Kultur. Hrsg. von Ralf Elger unter Mitarbeit von Friederike Stolleis. 3. Auflage 2001. München: Beck Verlag 2001b. S. 33.
Müller-Ebeling, Claudia u. Christian Rätsch: Zauberpflanze Alraune. Die magische Mandragora. Solothurn: Nachtschatten Verlag 2004.
Müller-Ebeling, Claudia, Christian Rätsch u. Surendra Bahadur Shahi: Schamanismus und Tantra in Nepal. Aarau: AT Verlag 2000.
Naranjo, Claudio: Die Reise zum Ich. Psychotherapie mit heilenden Drogen. Frankfurt am Main: Fischer Taschenbuch Verlag 1979.
Neitzert, Lutz: Auf braunen Krötenstühlen. In: Nazis on Speed. Drogen im 3. Reich Vol. 1. Hrsg. von Werner Pieper. Löhrbach: Werner Pieper & The Grüne Kraft o. J. S. 319-321.
Neskovic, Wolfgang: Das Elend der Drogenpolitik. In: Jahrbuch des Europäischen Collegiums für Bewusstseinsstudien 1996. Hrsg. von Hanscarl Leuner u. Michael Schlichting. Berlin: Verlag für Wissenschaft und Bildung 1997. S. 26-29.
O. A. [Hainer Hai]: Halluzinogene Pilze unserer Heimat. O. O.: O. V. o. J.a.
O. A. [Hainer Hai]: Halluzinogene Pilze bei uns. O. O.: O. V. o. J.b.
Ochse, Alexander: 60 Jahre LSD. Ein kultureller und medizinischer Rückblick. Studienarbeit an der Universität Kassel, Fachbereich Sozialwesen. Kassel: O. V. 2003.
Ochsner, Patrizia Felizitas: Hexensalben und Nachtschattengewächse. Medizin und Zaubermittel. Solothurn: Nachtschatten Verlag 2003.
Oss, O. T. u. O. N. Oeric: Psilocybin. Ein Handbuch für die Pilzzucht. Linden: Volksverlag 1981.
Ott, Jonathan: Pharmacotheon. Entheogenic drugs, their plant sources and history. Kennewick: Natural Products Co. 1993.
Ott, Jonathan: Zum modernen Gebrauch des Teonanácatl. In: Pilze der Götter. Von María Sabina und dem traditionellen Schamanentum zur weltweiten Pilzkultur. Hrsg. von Christian Rätsch und Roger Liggenstorfer. Aarau: AT Verlag 1998. S. 161-163.
Ott, Jonathan: From Artificial to Natural Drug. In: Jahrbuch für Ethnomedizin und Bewußtseinsforschung 1997/1998. Nummer 6-7. Hrsg. von Christian Rätsch u. John R. Baker. Berlin: Verlag für Wissenschaft und Bildung 2000. S. 341-348.
Ott, Jonathan: Ayahuasca Analoge. Pangaeische Entheogene. Löhrbach: Werner Pieper & The Grüne Kraft o. J.
Palmer, Cynthia, Michael Horowitz u. Ronald Rippchen (Hrsg.): Tänzerinnen zwischen Himmel und Hölle. Frauen erzählen ihre Rausch-Erfahrungen. Löhrbach: Werner Pieper´s MedienXperimente o. J.

Passie, Torsten: Ausrichtungen, Methoden und Ergebnisse früher Meskalinforschung im deutschsprachigen Raum (bis 1950). In: Jahrbuch des Europäischen Collegiums für Bewusstseinsstudien 1993/1994. Hrsg. von Hanscarl Leuner u. Michael Schlichting. Berlin: Verlag für Wissenschaft und Bildung 1995. S. 103-111.

Passie, Torsten: Psilocybin in der Psychotherapie. In: Pilze der Götter. Von María Sabina und dem traditionellen Schamanentum zur weltweiten Pilzkultur. Hrsg. von Christian Rätsch und Roger Liggenstorfer. Aarau: AT Verlag 1998. S. 211-225.

Pellerin, Cheryl: Trips. Wie Halluzinogene wirken. Aarau: AT Verlag 2001.

Peuckert, Will-Erich: Hexensalben. Erstmals veröffentlicht in: Medizinischer Monatsspiegel 1960. S. 169-174. Aus: Halluzinogene in historischen Schriften. Hrsg. von Jochen Gartz. Solothurn: Nachtschatten Verlag 1999. S. 187-195.

Pieper, Werner (Hrsg.): Kurt Beringer und die Heidelberger Drogenforschung der 20er Jahre. Löhrbach: Werner Pieper & The Grüne Kraft o. J.a.

Pieper, Werner: Über den zeitgemässen Genuss. In: Die Geschichte des O. Opiumfreuden – Opiumkriege. Hrsg. von Werner Pieper. Löhrbach: Werner Pieper´s MedienXperimente o. J.b. S. 145.

Plowman, Timothy: Brugmansia (Baum-Datura) in Südamerika. In: Rausch und Realität. Drogen im Kulturvergleich. Materialband zu einer Ausstellung des Rautenstrauch-Joest-Museums für Völkerkunde der Stadt Köln vom 7. August bis 11. Oktober 1981. Hrsg. von Gisela Völker unter Mitarbeit von Katrin Welck und Aldo Legnaro. Köln: O. V. 1981. S. 436-443.

Pollock, Steven H.: Magic Mushroom Cultivation. Psychomycological Studies No. 1. San Antonio, Texas: O. V. 1977. In: Jochen Gartz: Magic Mushrooms Around the World. Fungal Hallucinogens and Allies. Magische Pilze weltweit. Pilzliche Halluzinogene und Verwandte. CD-ROM. Kassel: Psiloprint im Druck.

Possehl, Ingunn: Modern aus Tradition. Geschichte der chemischen pharmazeutischen Fabrik E. Merck Darmstadt. 2. erweiterte Auflage. Hrsg. von E. Merck Darmstadt. Darmstadt: O. V. 1994.

Prinzhorn, Hans: Entrückung durch Rauschgift. In: Zeitschrift für Parapsychologie 2 (1928). S. 24-34. Aus: Halluzinogene in historischen Schriften. Hrsg. von Jochen Gartz. Solothurn: Nachtschatten Verlag 1999. S. 23-37.

Pschyrembel: Klinisches Wörterbuch. 259., neu bearbeitete Auflage. Bearbeitet von der Wörterbuch-Redaktion des Verlages. Berlin: Walter de Gruyter 2002.

Quensel, Stephan: Mit Drogen leben. Erlaubtes und Verbotenes. Frankfurt am Main: Campus Verlag 1985.

Rabes, Manfred: Ecstasy, Techno und die Medien. In: XTC und XXL Ecstasy. Wirkungen, Risiken, Vorbeugungsmöglichkeiten und Jugendkultur. Hrsg. von Manfred Rabes u. Wolfgang Harm. Reinbek: Rowohlt Taschenbuch Verlag 1997. S. 13-22.

Ramsahai, Boy (Hrsg.): The international Highlife Guide 2003-2004. Guide to the hemp industry. AJ Veghel: Discover Publisher BV o. J.

Rätsch, Christian: Von den Wurzeln der Kultur. Die Pflanzen der Propheten. Basel: Sphinx Verlag 1991.

Rätsch, Christian: Lexikon der Zauberpflanzen aus ethnologischer Sicht. Wiesbaden: VMA-Verlag 1992.

Rätsch, Christian: Die »Orientalischen Fröhlichkeitspillen« und verwandte psychoaktive Aphrodisiaka. 2. Auflage. Berlin: Verlag für Wissenschaft und Bildung 1995.

Rätsch, Christian: Eine bisher nicht beschriebene Zubereitungsform von Trichocereus pachanoi. In: Jahrbuch für Ethnomedizin und Bewußtseinsforschung 1995. Nummer 4. Hrsg. von Christian Rätsch u. John R. Baker. Berlin: Verlag für Wissenschaft und Bildung 1996a. S. 267-281.

Rätsch, Christian: «Die Grüne Fee»: Absinth in der Schweiz. In: Jahrbuch für Ethnomedizin und Bewußtseinsforschung 1995. Nummer 4. Hrsg. von Christian Rätsch u. John R. Baker. Berlin: Verlag für Wissenschaft und Bildung 1996b. S. 285-287.

Rätsch, Christian: Pan Masala: Betel aus der Tüte. In: Jahrbuch für Ethnomedizin und Bewußtseinsforschung 1995. Nummer 4. Hrsg. von Christian Rätsch u. John R. Baker. Berlin: Verlag für Wissenschaft und Bildung 1996c. S. 289-292.

Rätsch, Christian: Heilige Pilze in modernen Ritualen. In: Pilze der Götter. Von María Sabina und dem traditionellen Schamanentum zur weltweiten Pilzkultur. Hrsg. von Christian Rätsch und Roger Liggenstorfer. Aarau: AT Verlag 1998. S. 165-178.

Rätsch, Christian: Die Krötenmutter. In: Rituale des Heilens. Ethnomedizin, Naturkenntnis und Heilkraft. Hrsg. von Franz-Theo Gottwald u. Christian Rätsch. Aarau: AT Verlag 2000a. S. 83-89.

Rätsch, Christian: Vorwort. Begrüssung zur neuen Reihe von Christian Rätsch. In: Wolf-Dieter Storl: Götterpflanze Bilsenkraut. Solothurn: Nachtschatten Verlag 2000b. S. 7-8.

Rätsch, Christian: Schamanismus, Techno und Cyberspace. Von „natürlichen" und „künstlichen" Paradiesen. Erweiterte und aktualisierte Ausgabe. Solothurn: Nachtschatten Verlag 2001a.

Rätsch, Christian: Urbock. Bier jenseits von Hopfen und Malz. Aarau: AT Verlag 2001b.

Rätsch, Christian: Vorwort: Salvia divinorum im Focus der Pharmakratie. In: Jochen Gartz: Salvia divinorum – Die Wahrsagesalbei. Solothurn: Nachtschatten Verlag 2001c. S. 7-10.

Rätsch, Christian: Enzyklopädie der psychoaktiven Pflanzen. Botanik, Ethnopharmakologie und Anwendung. 6. korrigierte und erweiterte Auflage. Aarau: AT Verlag 2002a.

Rätsch, Christian: Schamanenpflanze Tabak. Band 1: Kultur und Geschichte des Tabaks in der Neuen Welt. Solothurn: Nachtschatten Verlag 2002b.

Rätsch, Christian: Hexenmedizin – das Vermächtnis der Hekate. In: Hexenmedizin. Die Wiederentdeckung einer verbotenen Heilkunst – schamanische Traditionen in Europa. 4. Auflage. Hrsg. von Claudia Müller-Ebeling, Christian Rätsch u. Wolf-Dieter Storl. Aarau: AT Verlag 2002c. S. 95-166.
Rätsch, Christian: Vorwort oder ein Anfang.... In: Markus Berger: Stechapfel und Engelstrompete. Ein halluzinogenes Schwesternpaar. Solothurn: Nachtschatten Verlag 2003a. S. 9-12.
Rätsch, Christian: Schamanenpflanze Tabak. Band 2: Das Rauchkraut erobert die Alte Welt. Solothurn: Nachtschatten Verlag 2003b.
Rätsch, Christian u. Jonathan Ott: Coca und Kokain. Ethnobotanik, Kunst und Chemie. Aarau: AT Verlag 2003.
Rätsch, Christian u. Claudia Müller-Ebeling: Lexikon der Liebesmittel. Pflanzliche, mineralische, tierische und synthetische Aphrodisiaka. Aarau: AT Verlag 2003.
Reavis, Edward: Rauschgiftesser erzählen. Eine Dokumentation von Edward Reavis. Frankfurt am Main: Verlag Bärmeier & Nikel 1967.
Reko, Victor A.: Magische Gifte. Rausch- und Betäubungsmittel der Neuen Welt. Dritte Auflage. Stuttgart: Ferdinand Enke Verlag 1949.
Remann, Micky: Der Globaltrottel. Who is who in Katmandu und andere Geschichten aus dem Überall. Löhrbach: Werner Pieper´s MedienXperimente o. J.
Reuter, Fritz-Eberhard: Arzneimittel im Einzelhandel. Ein Leitfaden für den Handel mit freiverkäuflichen Arzneimitteln. 8., aktualisierte Auflage. Ludwigshafen: Kiehl Verlag 1996.
Rimpler, Horst: Pharmazeutische Biologie II. Biogene Arzneistoffe. Stuttgart: Georg Thieme Verlag 1990.
Rippchen, Ronald: Zugabe. In: Zauberpilze. Hrsg. von Ronald Rippchen. Löhrbach: Werner Pieper & The Grüne Kraft o. J. S. 49-50.
Römpp, Hermann: Chemische Zaubertränke. 2. Auflage. Stuttgart: Franckh´sche Verlagshandlung 1940.
Rosenbohm, Alexandra: Halluzinogene Drogen im Schamanismus. Mythos und Ritual im kulturellen Vergleich. Berlin: Dietrich Reimer Verlag 1991.
Rosenbohm, Alexandra: Der Fliegenpilz in Sibirien. Von «primitiven» Völkern und wie man sie kennen lernt: Abenteuer, Verbannte und Forscher. In: Der Fliegenpilz. Traumkult, Märchenzauber, Mythenrausch. Hrsg. von Wolfgang Bauer, Edzard Klapp u. Alexandra Rosenbohm. Aarau: AT Verlag 2000. S. 72-97.
Roth, L., M. Daunderer u. K. Kormann: Giftpflanzen – Pflanzengifte. Vorkommen – Wirkung – Therapie – Allergische und phototoxische Reaktionen. 4. überarbeitete Auflage. Hamburg: Nikol Verlagsgesellschaft mbH & Co. KG 1994.
Rouhier, Alexandre: Die Hellsehen hervorrufenden Pflanzen. Reprint der Ausgabe von 1927. 2. Auflage. Berlin: Verlag für Wissenschaft und Bildung 1996.
Rümmele, W. u. F. Gnirss: Untersuchungen mit Psilocybin, einer psychotropen Substanz aus Psilocybe Mexicana. In: Schweizer Archiv für Neurologie, Neurochirurgie und Psychiatrie 87 (1961). S. 366-385. Aus: Halluzinogene in historischen Schriften. Hrsg. von Jochen Gartz. Solothurn: Nachtschatten Verlag 1999. S. 83-107.
Runa & Organic Earth (Hrsg.): Sinsemilla unter Kunstlicht. Produktionsgerichtete Heimzucht auf ökologischer Grundlage. 4. erweiterte Auflage. Maastricht: Organic Press 2001.
Samorini, Giorgio: Halluzinogene im Mythos. Vom Ursprung psychoaktiver Pflanzen. Solothurn: Nachtschatten Verlag 1998.
Samorini, Giorgio: Liebestolle Katzen und berauschte Kühe. Vom Drogenkonsum der Tiere. Aarau: AT Verlag 2002.
Schaefer, Stacy B.: Pregnancy and Peyote among the Huichol Indians of Mexico. A Preliminary Report. In: Jahrbuch für Ethnomedizin und Bewußtseinsforschung 1996. Nummer 5. Hrsg. von Christian Rätsch u. John R. Baker. Berlin: Verlag für Wissenschaft und Bildung 1998. S. 67-78.
Schaefer, Stacy B.: Freedom of Expression: Huichol Indians, their Peyote-Inspired Art and Mexican Drug Laws. In: Jahrbuch für Ethnomedizin und Bewußtseinsforschung 1997/1998. Nummer 6-7. Hrsg. von Christian Rätsch u. John R. Baker. Berlin: Verlag für Wissenschaft und Bildung 2000. S. 205-221.
Schäfer, Georg: Im Reiche des Mescál. Essen: Synthesis Verlag o. J.
Schmidbauer, Wolfgang u. Jürgen vom Scheidt: Handbuch der Rauschdrogen. Frankfurt am Main: Fischer Taschenbuch Verlag 2004.
Schmidt-Semisch, Henning: Die Prekäre Grenze der Legalität. DrogenKulturGenuss. München: AG SPAK Bücher 1994.
Schmidt-Semisch, Henning: Alternative Drogenkontrollmodelle. In: Drogenpraxis, Drogenrecht, Drogenpolitik. Handbuch für Drogenbenutzer, Eltern, Drogenberater, Ärzte und Juristen. 5., vollst. überarb. Auflage. Hrsg. von Lorenz Böllinger u. Heino Stöver. Frankfurt am Main: Fachhochschulverlag 2002. S. 439-450.
Schneider, Wolfgang u. Heino Stöver: Das Konzept >Gesundheitsförderung< – Betroffenenkompetenz nutzen – Drogenberatung entwickeln. In: Risiko mindern beim Drogengebrauch. Gesundheitsförderung, Verbrauchertips, Beratungswissen, Praxishilfen. 2. vollständig überarbeitete und erweiterte Auflage. Hrsg. von Jan-Hendrik Heudtlass u. Heino Stöver. Frankfurt am Main: Fachhochschulverlag 2000. S. 19-37.
Schope, Paul: Ist es der Gesundheit nicht gleich, wie man sie erlangt? Zur Phytoinhalation, deren Wirksamkeit, der rechtlichen Absicherung und der Vaporizer-Conspiration. In: Bert Marco Schuldes u. Richi Moscher: Phyto-Inhalation. Heilkräuter

und Vaporizer. Eine Einführung in die Technik sanfter Inhalation. Löhrbach: Werner Pieper & The Grüne Kraft o. J. S. 33-40.

Schopen, Armin: Das Qat in Jemen. In: Rausch und Realität. Drogen im Kulturvergleich. Materialband zu einer Ausstellung des Rautenstrauch-Joest-Museums für Völkerkunde der Stadt Köln vom 7. August bis 11. Oktober 1981. Hrsg. von Gisela Völker unter Mitarbeit von Katrin Welck und Aldo Legnaro. Köln: O. V. 1981. S. 496-501.

Schröder, Ingo W.: „Deine Säfte bringen mich nach Phantasien ...". Die Rolle von Drogen in neuen Hexenkulten. In: Jahrbuch für Ethnomedizin und Bewußtseinsforschung 1996. Nummer 5. Hrsg. von Christian Rätsch u. John R. Baker. Berlin: Verlag für Wissenschaft und Bildung 1998. S. 99-116.

Schroers, Artur: Verbraucherberatung zur Erhaltung der Gesundheit bei Partydrogenkonsum. In: Risiko mindern beim Drogengebrauch. Gesundheitsförderung, Verbrauchertips, Beratungswissen, Praxishilfen. 2. vollständig überarbeitete und erweiterte Auflage. Hrsg. von Jan-Hendrik Heudtlass u. Heino Stöver. Frankfurt am Main: Fachhochschulverlag 2000a. S. 179-200.

Schuldes, Bert Marco u. Sam Lanceata: Das PilzZuchtBuch. Löhrbach: Werner Pieper & The Grüne Kraft 1999.

Schuldes, Bert Marco: Psychoaktive Pflanzen. 14. Auflage. Löhrbach: Werner Pieper & The Grüne Kraft 2001.

Schuldes, Bert Marco: Ausgewählte Heilkräuter zur Phytoinhalation. In: Bert Marco Schuldes u. Richi Moscher: Phyto-Inhalation. Heilkräuter und Vaporizer. Eine Einführung in die Technik sanfter Inhalation. Löhrbach: Werner Pieper & The Grüne Kraft o. J. S. 41-113.

Schulte, Dirk F.: ...ein männlein steht im walde... der Fliegenpilz & sein gebrauch. O. O.: Verlag im Nachtschatten o. J.

Schultes, Richard E. u. Albert Hofmann: Pflanzen der Götter. Die magischen Kräfte der Rausch- und Giftgewächse. Aarau: AT Verlag 1995.

Schweer, Thomas u. Hermann Strasser: Die Ökonomie des Untergrunds: Drogenhandel und Organisierte Kriminalität. In: Mit dem Markt gegen Drogen !? Lösungsansätze für das Drogenproblem aus ökonomischer Sicht. Hrsg. von Mathias Erlei. Stuttgart: Schäffer-Poeschel Verlag 1995. S. 135-160.

Schwendter, Rolf: Drogenabhängigkeit und Drogenkultur. Wien: Verlag der Österreichischen Staatsdruckerei 1992.

Serko, Alfred: Im Meskalinrausch. In: Jahrbücher für Psychiatrie und Neurologie 34 (1913). S. 355-366. Aus: Halluzinogene in historischen Schriften. Hrsg. von Jochen Gartz. Solothurn: Nachtschatten Verlag 1999. S. 11-21.

Sharon, Douglas: Botanik, Chemie und ritueller Gebrauch des San Pedro-Kaktus in den mittleren Anden. In: Rausch und Realität. Drogen im Kulturvergleich. Materialband zu einer Ausstellung des Rautenstrauch-Joest-Museums für Völkerkunde der Stadt Köln vom 7. August bis 11. Oktober 1981. Hrsg. von Gisela Völker unter Mitarbeit von Katrin Welck und Aldo Legnaro. Köln: O. V. 1981. S. 444-467.

Shulgin, Alexander u. Ann Shulgin: Pihkal. A Chemical Love Story. Berkeley: Transform Press 1995.

Shulgin, Alexander u. Ann Shulgin: Tihkal. The Continuation. Berkeley: Transform Press 1997.

Siegel, Ronald K.: Rauschdrogen. Die Sehnsucht nach dem künstlichen Paradies. Frankfurt am Main: Eichborn Verlag 1995.

Simon, Roland, Marion David-Spickermann u. Rolf Hüllinghorst: Bericht 2004 des nationalen REITOX Knotenpunkts an die EBDD. Deutschland. Neue Entwicklungen, Trends und Hintergrundinformationen zu Schwerpunktthemen. Drogensituation 2003. Hrsg. von Deutsche Referenzstelle für die Europäische Beobachtungsstelle für Drogen und Drogensucht (DBDD). München: O. V. 2004.

Snyder, Solomon H.: Chemie der Psyche. Drogenwirkungen im Gehirn. Heidelberg: Spektrum der Wissenschaft 1988.

Stafford, Peter: LSD Lysergsäure-Diäthylamid. Markt Erlbach: Raymond Martin Verlag 1980a.

Stafford, Peter: Psilocybin und andere Pilze. Markt Erlbach: Raymond Martin Verlag 1980b.

Stafford, Peter: Meskalin, Peyote und verwandte Kakteen. Markt Erlbach: Raymond Martin Verlag 1980c.

Stamets, Paul: Psilocybinpilze der Welt. Ein praktischer Führer zur sicheren Bestimmung. Aarau: AT Verlag 1999.

Steckel, Ronald: Bewusstseinserweiternde Drogen. Eine Aufforderung zur Diskussion. Erweiterte Auflage. Löhrbach: Werner Pieper & The Grüne Kraft o. J. [ca. 1999].

Sterneck, Wolfgang: Psychedelika. In: Psychedelika. Kultur, Vision und Kritik. Hrsg. von Wolfgang Sterneck. Solothurn: Nachtschatten Verlag o. J.a. S. 9-55.

Sterneck, Wolfgang: Die Grenzen überwinden. Kunst, Vision und Psychedelika. In: Psychedelika. Kultur, Vision und Kritik. Hrsg. von Wolfgang Sterneck. Solothurn: Nachtschatten Verlag o. J.b. S. 163-193.

Sting, Stephan u. Cornelia Blum: Soziale Arbeit in der Suchtprävention. München: Ernst Reinhardt Verlag 2003.

Stöhr, Waldemar: Betel in Südost- und Südasien. In: Rausch und Realität. Drogen im Kulturvergleich. Materialband zu einer Ausstellung des Rautenstrauch-Joest-Museums für Völkerkunde der Stadt Köln vom 7. August bis 11. Oktober 1981. Hrsg. von Gisela Völker unter Mitarbeit von Katrin Welck und Aldo Legnaro. Köln: O. V. 1981. S. 552-559.

Stöver, Heino: Akzeptierende Drogenarbeit – Entwicklungen, Bedingungen und Perspektiven. In: Akzeptierende Drogenarbeit. Ein Gegenentwurf zur traditionellen Drogenhilfe. Hrsg. von Klaus Schuller u. Heino Stöver. 2., aktualisierte Auflage. Freiburg im Breisgau: Lambertus 1991. S. 14-30.

Stöver, Heino: Drogenfreigabe – Plädoyer für eine integrative Drogenpolitik. Freiburg im Breisgau: Lambertus 1994.

Strassman, Rick: DMT – Das Molekül des Bewusstseins. Zur Biologie von Nahtod-Erfahrungen und mystischen Erlebnissen. Aarau: AT Verlag 2004.
Straten, Michael van: Guarana. Energiespendende und heilkräftige Samen aus dem Amazonas-Regenwald. Aarau: AT Verlag 1996.
Strubelt, Otfried: Gifte in Natur und Umwelt. Pestizide und Schwermetalle, Arzneimittel und Drogen. Heidelberg: Spektrum Akademischer Verlag 1996.
Styk, Juraj: Rückblick auf die letzten sieben Jahre der Schweizerischen Ärztegesellschaft für Psycholytische Therapie (SÄPT). In: Welten des Bewusstseins. Band 4. Bedeutung für die Psychotherapie. Hrsg. von Adolf Dittrich, Albert Hofmann u. Hanscarl Leuner. Berlin: Verlag für Wissenschaft und Bildung 1994. S. 149-154.
Szukaj, Michael: Psilocybin in der Selbsterfahrung von Ärzten. In: Jahrbuch des Europäischen Collegiums für Bewußtseinsstudien 1997. Hrsg. von Michael Schlichting u. Dietrich Ebert. Berlin: Verlag für Wissenschaft und Bildung 1998. S. 263-266.
Taeger, Hans-Hinrich: Spiritualität und Drogen. Interpersonelle Zusammenhänge von Psychedelika und religiös-mystischen Aspekten in der Gegenkultur der 70er Jahre. Markt Erlbach: Raymond Martin Verlag 1988.
Tentler, Michael: Biogene Drogen – Kahlkopf trifft Kahlkopf. In: Drugs and Fun – und was dann? Dokumentation der Fachtagung „Freizeitdrogen und Konsumverhalten von Jugendlichen" vom 04.03.2004. Hrsg. von Diakonisches Werk Kirchenkreis Moers Drogenhilfe. Moers: O. V. 2004. S. 12-17.
Teuscher, Eberhard u. Ulrike Lindequist: Biogene Gifte. Biologie – Chemie – Pharmakologie. Stuttgart: Gustav Fischer Verlag 1987.
Trachsel, Daniel u. Nicolas Richard: Psychedelische Chemie. 3. Auflage. Solothurn: Nachtschatten Verlag 2000.
Tsamani, Kajuyali: Ayahuasca – Yagé. Der Schamanische Weg zu neuen Erkenntnissen. Solothurn: Nachtschatten Verlag 2003.
Turner, D. M.: Der Psychedelische Reiseführer. Solothurn: Nachtschatten Verlag 1997.
Uchtenhagen, Ambros: Übersicht zur Aus-, Fort und Weiterbildung in deutschsprachigen Ländern. In: Suchtmedizin. Konzepte, Strategien und therapeutisches Management. Hrsg. von Ambros Uchtenhagen und Walter Zieglgänsberger. München: Urban & Fischer Verlag 2000. S. 462-464.
Valencic, Ivan: Salamander Brandy. A Psychedelic Drink Made in Slovenia. In: Jahrbuch für Ethnomedizin und Bewußtseinsforschung 1996. Nummer 5. Hrsg. von Christian Rätsch u. John R. Baker. Berlin: Verlag für Wissenschaft und Bildung 1998. S. 213-225.
Vannini, Claudio u. Maurizio Venturini: Halluzinogene. Entwicklung der Forschung, 1938 bis in die Gegenwart, Schwerpunkt Schweiz. Berlin: Verlag für Wissenschaft und Bildung 1999.
Wagner, Hans: Amanita. Selbsterfahrung eines Pilzessers + Hexensalben. Bad Windsheim: Wurzel-Verlag o. J.
Walder, Patrick u. Günter Amendt: Ecstasy & Co. Alles über Partydrogen. 3. Auflage. Reinbek: Rowohlt Taschenbuch Verlag GmbH 2000.
Wasson, R. Gordon: Heilige Pilze. In: Rauschgiftesser erzählen. Meskalin/LSD 25/Haschisch/Opium. Hrsg. von Ednard Reavis. Frankfurt am Main: Verlag Bärmeier & Nikel 1967. S. 214-223.
Wasson, R. Gordon, Albert Hofmann u. Carl A. P. Ruck: Der Weg nach Eleusis. Das Geheimnis der Mysterien. O. O.: Suhrkamp Taschenbuch Verlag 1990.
Watts, Alan W.: Kosmologie der Freude. Abenteuer in den Welten des Bewusstseins. Aarau: AT Verlag 2000.
Weil, Andrew: Drogen und höheres Bewusstsein. Aarau: AT Verlag 2000.
Werner, Helmut: Absinth. Die grüne Wunderfee. München: Ullstein Taschenbuchverlag 2002.
Widmer, Samuel: Ins Herz der Dinge Lauschen. Vom Erwachen der Liebe. Ueber MDMA und LSD: Die unerwünschte Psychotherapie. 2., vollständig überarbeitet Auflage. Solothurn: Nachtschatten Verlag 1989.
Willfort, Richard: Gesundheit durch Heilkräuter. 26. überarbeitete Neuauflage. Linz: Rudolf Trauner Verlag 1997.
Wirth, H.: Die Tollkirsche. In: Bilsenkraut. Hrsg. von Erwin Bauereiß. Bad Windsheim: Wurzel-Verlag o. J. S. 28-39.
Yensen, Richard u. Donna Dryer: Dreißig Jahre psychedelische Forschung: Das Spring Grove Experiment und seine Folgen. In: Welten des Bewusstseins. Band 4. Bedeutung für die Psychotherapie. Hrsg. von Adolf Dittrich, Albert Hofmann u. Hanscarl Leuner. Berlin: Verlag für Wissenschaft und Bildung 1994. S. 155-187.
Zimmer, Lynn, John P. Morgan u. Mathias Bröckers: Cannabis Mythen – Cannabis Fakten. Eine Analyse der wissenschaftlichen Diskussion. Solothurn: Nachtschatten Verlag 2004.

Broschüren

AOK (Hrsg.): Partydrogen. Aufklärungsbroschüre. Bad Homburg: O. V. 2001.

Weber, Bernd: Biogene Drogen. Kulturgeschichte und Pharmakologie pflanzlicher Drogen. Hrsg. von Brandenburgische Landesstelle gegen die Suchtgefahren e. V. Potsdam: O. V. 2004.

Internet

Albers, Patrick (Hrsg. von Ironsport.de): FDA verbietet Lifestyle-Droge Ephedra. http://ironsport.de/news/ephedraverboten.htm# (22.02.2005).

Alice-Project (Hrsg.): Drogen. http://www.alice-project.de/drogen/index.html (20.03.2005).

Arbeitskreis Suchtmedizin der Landesärztekammer Baden-Württemberg: Symposium zu „Biogenen Drogen". http://www.aerztekammer-bw.de/25/08laek/drogen (20.03.2005).

Auf dem Hövel, Jörg: Interview mit Gundula Barsch. In: HanfBlatt 85 (2003). http://www.joergo.de/int_barsch.html (20.03.2005).

Auf dem Hövel, Jörg: Engelstrompeten und andere Nachtschattengewächse. http://www.joergo.de/index.htm (20.01.2005).

Baldauf, Claus: Die Sache mit den Pilzen.... Sind Magic Mushrooms in Deutschland illegal? In: Mushroom Magazine 11 (2004). http://www.mushroom-online.com (10.02.2005).

Barsch, Gundula: Risikoprävention oder Drogenmündigkeit oder beides? Vortrag auf dem akzept Bundeskongress im September 2000 in Berlin. In: Akzept e. V. (Hrsg.): Gesellschaft mit Drogen - Akzeptanz im Wandel. Berlin: O. V. 2001a. http://www.fh-merseburg.de/~barsch (20.03.2005).

Barsch, Gundula: Cannabisprävention sinnlos? Das Konzept der „Drogenmündigkeit". Vortrag auf der Cannabisfachtagung in Bregenz, November 2001b. http://www.fh-merseburg.de/~barsch (20.03.2005).

Berkefeld, Klaus u. Frank Löhrer: Biogene Drogen. http://www.ahg.de/default.htm (16.01.2005).

Berkefeld, Klaus u. Klaus Mohr: Biogene Drogen – was nun? In: Die Kriminalpolizei. Ausgabe Juni 2001. http://www.die-kriminalpolizei.de/downloads/ausgabejuni2001.pdf (16.01.2005).

Bundeskriminalamt Wiesbaden (Hrsg.): Rauschgiftjahresbericht Bundesrepublik Deutschland 1998. Wiesbaden: O. V. 1999. http://www.bka.de/lageberichte/rg/1998/index2.htm (20.03.2005).

Bundeskriminalamt Wiesbaden (Hrsg.): Rauschgiftjahresbericht Bundesrepublik Deutschland 2001. Wiesbaden: O. V. 2002a. http://www.bka.de/lageberichte/rg/2001/rg_jahresbericht2001.pdf (20.03.2005).

Bundeskriminalamt Wiesbaden (Hrsg.): Rauschgiftjahresbericht Bundesrepublik Deutschland 2002. Wiesbaden: O. V. 2002b. http://www.bka.de/lageberichte/rg/2002/jahresbericht_2002.pdf (20.03.2005).

Bundeskriminalamt Wiesbaden (Hrsg.): Bundeslagebild Rauschgift 2003. Wiesbaden: O. V. 2004. http://www.bka.de/lageberichte/rg/2003/bundeslagebild_rg2003.pdf (20.03.2005).

Bundesministerium der Justiz (Hrsg.): Das Bundesgesetzblatt Jahrgang 1998 Teil I Nr. 4 vom 23. Januar 1998. Köln: Bundesanzeiger Verlag 1998. http://217.160.60.235/BGBL/bgbl1f/b198004f.pdf (10.01.2005).

Bundesministerium der Justiz (Hrsg.): Das Bundesgesetzblatt Jahrgang 2001 Teil I Nr. 28 vom 25. Juni 2001. Köln: Bundesanzeiger Verlag 2001. http://217.160.60.235/BGBL/bgbl1f/b101028f.pdf (22.01.2005).

Bundesministerium der Justiz (Hrsg.): Das Bundesgesetzblatt Jahrgang 2005 Teil I Nr. 16 vom 17. März 2005. Köln: Bundesanzeiger Verlag 2005. http://217.160.60.235/BGBL/bgbl1f/bgbl105s0757.pdf (23.03.2005).

Bundesministerium der Justiz (Hrsg.): Verordnung der Bundesregierung vom 01.12.2004. Neunzehnte Verordnung zur Änderung betäubungsmittelrechtlicher Vorschriften (Neunzehnte BetäubungsmittelrechtsÄnderungsverordnung - 19. BtMÄndV). Drucksache 958/04. Köln: Bundesanzeiger Verlag 2004. http://www1.bundesrat.de/coremedia/generator/Inhalt/Drucksachen/2004/0958_2D04,property=Dokument.pdf (23.03.2005).

Bundeszentrale für gesundheitliche Aufklärung (Hrsg.): Die Drogenaffinität Jugendlicher in der Bundesrepublik Deutschland 2004. Eine Wiederholungsbefragung der Bundeszentrale für gesundheitliche Aufklärung. Teilband Illegale Drogen. Köln: O. V. 2004. http://www.bzga.de (13.01.2005).

Chaishop. http://www.chaishop.com/divers/frameset2.lasso (15.01.2005).

Connecta (Hrsg.): Ayahuasca - Info-Veranstaltung & Party. http://www.sterneck.net/connecta/03program/index.php (20.03.2005).

Cousto, Hans: Drogen, Politik und Polizei. In: Hanf! 7 (2001). http://www.hanfmedien.de/hanf/archiv/artikel/1931 (20.03.2005).

Dahl, G. (Leitung): Biogene Drogen. Vorträge auf dem Medizin Kongress 2005 am 28.01.2005. http://www.aerztekammer-bw.de/25/15medizin05/A08 (20.03.2005).
Die Blumenschule Rainer Engler. http://www.blumenschule.de (08.03.2005).
Dolling & Strauß GbR.: Knaster & Co. http://www.zentauri.com/sites2005/2005knaster.htm (12.03.2005).
DPA: Russischer Grenzer erschießt im Pilzrausch vier Kameraden. http://www.e110.de/suche/detail.cfm?pageid=76&id=51228 (09.02.2005a).
Drobs Hannover - Jugend- und Suchtberatungszentrum (Hrsg.): Raver´s Corner. http://www.step-hannover.de/data/dprae/rav0.html (20.03.2005).
Drug Scouts – Suchtzentrum Leipzig e. V. (Hrsg.): Substanzen. http://www.suchtzentrum.de/drugscouts/dsv3/stoff/stoff.html (20.03.2005).
Eclipse e. V. (Hrsg.): Partydrogen-Infos. http://www.eclipse-online.de/f_main/drug_f.html (20.03.2005).
Eichelberg, Werner: Root Beer. http://infos.aus-germanien.de/Root_Beer (12.03.2005).
Eul, Joachim u. Tibor Harrach: Zauberpilze bei uns. Hrsg. von der Landesarbeitsgemeinschaft Drogen im Landesverband Berlin von Bündnis 90/Die Grünen. Berlin: O. V. o. J. http://www.pilzbroschuere.de (09.01.2005).
Erowid (Hrsg.): Ibogaine - Legal Status. http://www.erowid.org/chemicals/ibogaine/ibogaine_law.shtml (08.03.2005).
Eve & Rave Münster e. V. (Hrsg.): Substanzen. http://www.eve-rave.de (20.03.2005).
Forum zur Verbreitung von Wahrheit und Liebe. http://www.magic-mushroom-center.net/brigade/board/index.php?act=idx (10.01.2005).
Frederking, Walter: Über die Verwendung von Rauschdrogen (Meskalin und Lysergsäurediaethylamid) in der Psychotherapie. In: Psyche Sonderdruck aus Heft 6 (1953/54). S. 342-364. http://www.erowid.org/references/refs_view.php?A=ShowDoc1&ID=1501 (26.03.2005).
Global Nutrition Ltd.: Doctor´s CarbRite Diet Fat Burner. http://www.global-nutrition.de/alt/fatburner.html (22.02.2005).
Google (http://www.google.de).
Hahn, Christoph: Re: Eingreifen des Pilzberaters?! vom 06.09.2003. In: DGfM - Forum. http://www.dgfm-ev.de/phorum/read.php?f=1&i=307&t=290 (09.01.2005).
Harrach, Tibor, Doren Howitt, Silke Kolwitz u. Peter Lintlahr: Die LSD-Broschüre. Hrsg. von Grün-Alternativen Jugendbündnis. http://www.gruene-berlin.de/drogen/LAG-Drogen/lsd.html (09.01.2005).
Heilwagen, Oliver: Lady Absinth. In: Welt am Sonntag vom 03.06.2001. http://www.welt.de/daten/2001/06/03/0603b02258107.htx (28.02.2005).
Hettenbach, Michael: BayObLG Urteil vom 25.9.2002 – AZ.: 4 St RR 80/2002. http://www.jurathek.de/showdocument.php?session=0&ID=5600 (10.01.2005a).
Hettenbach, Michael: BayObLG, Beschluss vom 21.02.2002 - AZ.: 4 St RR 7/02. http://www.jurathek.de/showdocument.php?session=1105143801&ID=7462 (10.01.2005b).
Hofmann, A., A. Frey, H. Ott, Th. Petrzilka u. F. Troxler: Konstitutionsaufklärung und Synthese von Psilocybin. In: Experientia Vol XIV (11) 1958. S. 397-403. http://www.erowid.org/references/refs_view.php?A=ShowDoc1&ID=2582 (09.01.2005).
Horizontale Gruppe „Drogen" (Hrsg.): Entwurf einer Entschließung des Rates über Cannabis. 11267/04. Cordrogue 59. Brüssel: O. V. 2004. http://www.eve-rave.net/abfahrer/download/eve-rave/btm273.pdf (08.03.2005).
Hunter, Dave: The Ibogaine Dossier. http://www.ibogaine.org (14.03.2005).
Hurrelmann, Klaus: Über den Gebrauch legaler und illegaler Substanzen. Legal und illegal sagen nichts über das Gefährdungspotenzial aus. In: Frankfurter Rundschau vom 10.08.2000. http://www.cannabislegal.de/studien/hurrelmann.htm (13.01.2005).
Indro e. V. (Hrsg.): Drogen- und Safer-Use-Infos. http://www.indro-online.de/indexdrogeninfos.htm (20.03.2005).
Inkognito alias Undine Haberecht: Verschiedene Beiträge im Jurathek Forum – Psychoaktive Pilze. http://www.jurathek.de/forum/showthread.php?s=319ddc821d3f5415dc8a1ec3ae3bb06a&t=4366&page=1&pp=15 (10.01.2005).
Internetportal „EUROPA" (Hrsg.): Freier Warenverkehr. http://europa.eu.int/comm/internal_market/goods/index_de.htm (10.01.2005).
Kampagne für gutes Bier e. V. (Hrsg.): Bier und Würze. Der Einsatz von würzenden und aromatisierenden natürlichen Zutaten beim Bier. http://www.kgbier.de/BierWuerze.html (12.03.2005).
Klerings, Mona u. Meent Adden: Seminar Naturdrogen vom 22.06.2005. http://www.jugend-hilft-jugend.de/hida/seminare/1099987851888857.shtml (20.03.2005).
Köstritzer Schwarzbierbrauerei GmbH & Co KG.: Bibob. http://www.bibop.de/index.php?id=1 (16.01.2005).
Lanceata, Sam u. F. Spitzkegulus: Verbreitung von Psilocybe cyanescens in Deutschland. http://www.psilocybe.org/Wissenschaft/VerbreitungPsilo.htm (10.01.2005).
Lauer, Thomas J.: Antwort vom 07.01.2005. Betreff: Ephedrahaltige Kapseln vertreiben. In: frag-einen-anwalt-Forum. http://www.123recht.net/fea/forum_topic.asp?topic_id=1984 (22.02.2005).
Lebert, Andreas (Hrsg. von Brigitte.de): ...und das Fett schmilzt wie von selbst? http://www.brigitte.de/diaet/schlank_bleiben/fatburn04/ (22.02.2005).

Löhrer, Frank u. Matthias Albers: Biologische Suchtmittel. Gibt es ein neues Konsumverhalten bei jungen Abhängigen? http://www.ahg.de/default.htm (15.01.2005).

Lüning, Theresia (The Whisky Store): Groupe Pernod Ricard. http://www.thewhiskystore.de/industrie/pernod/pernod.htm (28.02.2005).

Mohrdiek, Heiko: Zauberpilze - verboten oder nicht? In: Mushroom Magazine 4 (2004). http://www.mushroom-online.com/zauberpilze/ (10.01.2005).

Neitzert, Lutz: Kahlkopf sucht Kahlkopf (Hippies & Zippies, Zauberpilze und Techno-Trance). Vortragsmanuskript zu einer Veranstaltung zum Thema "Biogene Drogen" am 26.1.98 in Herten. http://www.rz-home.de/~dneitzer/homepage5.htm (15.01.2005).

NG Eurotrade (Hrsg.): NG Shop. http://www.ngeurotrade.nl/shop/ (10.01.2006).

O. A: Einmal blind und einmal taub nach Verzehr von "magic mushrooms". In: Ärzte Zeitung vom 26.05.2000b. http://www.zauberpilz.com/start.htm (09.01.2005).

O. A.: „Viele glauben, sie könnten fliegen". Lebensgefahr durch legale Drogen aus Wald und Garten. In: Der Spiegel 35 (2000c). http://www.awl.ch/heilpflanzen/aktuell/drogenpflanzen/ (20.01.2005).

O. A.: Bei Pernod Ricard bleiben die Analysten zurückhaltend. Harter Wettbewerb im Spirituosen-Markt - Aktie des Tages. In: Die Welt vom 22.09.2004c. http://www.welt.de/data/2004/09/22/335791.html (28.02.2005).

Ochse, Alexander: Bericht vom Mushroom-Day am 03.12.1999. http://www.psilocybe.org/an.htm (20.03.2005).

Partypack – Drogenhilfe Köln e. V. Fachstelle für Suchtprävention (Hrsg.): Partydrogen-Infos. http://www.partypack.de/fset.htm (20.03.2005a).

Partypack – Drogenhilfe Köln e. V. Fachstelle für Suchtprävention (Hrsg.): Online-Beratung bei partypack.de. http://www.partypack.de/fset.htm (20.03.2005b).

Pernod Ricard Deutschland GmbH (Hrsg.): Pernod Homepage. http://www.pernod.de (28.02.2005).

Plenert, Maximilian, Tilman Versch, Mathias Schindler, Julia Seeliger, Franz Zobel u. a.: Zauberpilze in den Fachhandel! Informationen zum Thema Zauberpilze. Antrag für den 23. Bundeskongress der Grünen Jugend Bundesverband (12. - 14. November in Köln). http://www.gruene-drogenpolitik.de/buko_antrag.html (10.01.2005).

Rühlemann's Kräuter & Duftpflanzen. http://www.ruehlemanns.de/indexstart.html (08.03.2005).

Salvia-Shop. http://www.salvia-shop.com (08.03.2005).

Schlesinger, D. J.: Kommentar zur Risikoabschätzung über Zauberpilze (durch die CAM erstellt im Februar 2000). http://www.magic-mushroom-center.net/studies/Kommentar.pdf (10.01.2005).

Schmidt, Günter: Absinth. In: ALEX - Das Alkohollexikon. http://www.alkohol-lexikon.de/absinth.shtml (28.02.2005).

Schmitt, Monika: Die Goa-Szene – Ein Erklärungsversuch. In: Die Kriminalpolizei. Ausgabe Juni 2004. http://www.die-kriminalpolizei.de/00000394cc0f7ac01/00000394e90df2b01/00000395130e9ed30.html (15.01.2005).

Scholten, Gerd: Vom Obst zum Obstbrand. http://www.world-spirits.com/de/worldspirits/Vom%20Obst%20zum%20Brand.htm (28.02.2005).

Schridde, Imke: Nur für begabte Stoffwechsler. In: taz – die tageszeitung vom 02.08.2004. S. 13. http://www.taz.de/pt/2004/08/02/a0157.nf/text (28.02.2005).

Schroers, Artur: Infos und Safer Use-Hinweise zu psychoaktiven Pilzen: „Psilos", „Magic Mushrooms", „Zauberpilze". 2. Auflage. Münster: O. V. 2000b. http://www.indro-online.de/pilze.htm (10.01.2005).

Sensatonics GmbH: Moonwalk. http://www.sensatonics.de/items.php?page=3&lang=Dt&showcart=#item2 (28.02.2005a).

Sensatonics GmbH: Venuswave. http://www.sensatonics.de/items.php?page=3&lang=Dt&showcart=#item0 (28.02.2005b).

Siebert, Daniel: What´s new in the world of Salvia divinorum. http://sagewisdom.org/new.html (08.03.2005).

Simon, Roland, Eva Hoch, Rolf Hüllinghorst, Guido Nöcker u. Marion David-Spickermann: Bericht zur Drogensituation in Deutschland 2001. Hrsg. von Deutsche Referenzstelle für die Europäische Beobachtungsstelle für Drogen und Drogensucht (DBDD). http://www.dbdd.de/Download/REITOX_D2001_D_final.pdf (11.03.2005).

Stähle, Andreas: Alles BIO! – Sind heimische alternative BIOdrogen ungefährlich? Fachvortag vom 24.06.2004 am Zentrum für Soziale Psychiatrie Bergstrasse in Heppenheim. http://www.zsp-bergstrasse.de/hessen/hessen.htm (20.03.2005).

The Sage Wisdom Salvia Shop. http://www.sagewisdom.org/salviashop.html (08.03.2005).

Thieme, Manuela (Hrsg.): Magazin-Historie. Die älteste Zeitschrift Deutschlands. http://www.dasmagazin.de/content/magazinchronik/geschichte.php (10.01.2005).

Tischelmayer, Norbert: Stichwort: Fuselöle. In: Wein-Plus Wein-Glossar. http://www.wein-plus.de/glossar/Fusel%F6le.htm (28.02.2005).

Verbraucherzentrale Schleswig-Holstein e. V. (Hrsg.): Hände weg von Ephedra-haltigen Schlankheitsmitteln. http://www.verbraucherzentrale-sh.de/aktuelles/aktuell/ephedra.html (22.02.2005).

Verschiedene Autoren: Kiffer.net Forum: Hortensien als Droge. http://kiffer.net/kommune/aktuell/forum/hortensien_als_droge (18.03.2005).

VooV Experience GbR (Hrsg.): Einleitung. http://www.voov-experience.com/lang/de/index.html (15.01.2005).

Waldermann, Anselm: Triebtäter im Blumenbeet. http://www.spiegel.de/panorama/0,1518,280991,00.html (18.03.2005).
Wasson, R. Gordon: Seeking the Magic Mushroom. In: Life Magazine vom 13.05.1957. http://www.druglibrary.org/schaffer/lsd/life.htm (09.01.2005).
Weiß, Helmar: Biogene Drogen – Teil 2. Unkalkulierbar und lebensgefährlich. http://www.thieme.de/viamedici/medizin/notfall/biogene_drogen2.html (20.01.2005).
Wischnewski, Ralf: Sekundärprävention auf der Suche nach sich selbst. In: Dokumentation zur Tagung vom 05.12.2001: Sekundärprävention in Berlin – Quo Vadis?. S. 17 ff. http://www.boa-berlin.de/dl/praevent.pdf (18.03.2005).
Wolters, Claudia: Biodrogen: Gesundheitsgefahr aus der Natur. Filmische Dokumentation. Ausgestrahlt vom WDR am 16.09.2002 in der Sendung ServiceZeit Gesundheit. http://www.wdr.de/tv/service/gesundheit/inhalt/20020916/b_1.phtml (20.01.2005).
ZDF/3sat - Redaktion nano: Biodrogen - von wegen gesund (1). http://www.3sat.de/3sat.php?http://www.3sat.de/nano/bstuecke/17681/ (03.03.2005).
Zehentbauer, Josef: Psycho-Pillen. Wirkungen, Gefahren und Alternativen. Online-Version. München: Zenit Verlag 1998. http://www.zenit-verlag.de/pillen.pdf (22.02.2005).

Artikel aus Zeitungen und Journalen

Adams, Stan: Kratom: Thailands Geheimnis des Südens. In: Entheogene Blätter 18 (2003). S. 572-574.
Allen, John W. u. Mark D. Merlin: Psychoactive Mushrooms in Thailand: Some Aspects of their Relationship to Human Use, Law and Art. In: Integration No. 2 & 3. 1992. Zeitschrift für geistesbewegende Pflanzen und Kultur. Hrsg. von W. Bauer, M. Hanslmeier u. a. Knetzgau: Bilwis-Verlag 1992. S. 99-108.
Auf dem Hövel, Jörg u. Achim Zubke: Interview mit Jonathan Ott. In: Entheogene Blätter 14 (2003). S. 363-369.
Bauer, Wolfgang: Das wundertätige Wurzelkreuz in der Kirche von Maria Strassengel. In: Integration No. 4. 1993. Zeitschrift für geistesbewegende Pflanzen und Kultur. Hrsg. von W. Bauer, M. Hanslmeier u. a. Knetzgau: Bilwis-Verlag 1993. S. 39-43.
Berger, Markus: Dextromethorphan (DXM). Ein bemerkenswertes Entheogen. In: Entheogene Blätter 6 (2002a). S. 16-24.
Berger, Markus: TFMPP – Ein entheogenes Entaktogen. In: Entheogene Blätter 5 (2002b). S. 26-30.
Berger, Markus: Amanita muscaria (L. ex FR.) PERSOON ex HOOKER. Ein Narrenschwamm im Überblick. In: Entheogene Blätter 4 (2002c). S. 5-12.
Berger, Markus: Einige Anmerkungen zur Absinth-Herstellung. In: Entheogene Blätter 5 (2002e). S. 9-13.
Berger, Markus: Psychoaktive Gewürze. In: Entheogene Blätter 6 (2002f). S. 4-13.
Berger, Markus: Die aktiven Solanaceae. Geistbewegende Nachtschattengewächse. In: Entheogene Blätter 12 (2003b). S. 256-263.
Berger, Markus: Ein endogenes psychopharmakologisches Ambrosia: Endohuasca. In: Entheogene Blätter 13 (2003c). S. 293-296.
Berger, Markus: Bacterium Psychoaktivum. Streptomyces rimosus – Ein mutterkornhaltiges Bakterium. In: Entheogene Blätter 14 (2003d). S. 336-337.
Berger, Markus: Ergotalkaloid-Vorkommen in Schimmelpilzen. In: Entheogene Blätter 17 (2003e). S. 497-500.
Berger, Markus: Kröten, Fische, Skorpione und andere Entheogene. Die Welt der psychoaktiven Tiere. In: Entheogene Blätter 13 (2003f). S. 277-292.
Berger, Markus: Psychoaktive Tiere, die Zweite. In: Entheogene Blätter 14 (2003g). S. 329-332.
Berger, Markus: Die aktiven Salvia-Spezies. In: Entheogene Blätter 16 (2003h). S. 435-437.
Berger, Markus, Al K. Loid u. Solana Cea: Halluzinogene Tryptamine in der subkulturellen Migräne- und Clusterkopfschmerz-Therapie. In: Entheogene Blätter 17 (2003). S. 487-489.
Bivour, Wolfgang: Grünlichverfärbender Risspilz. In: Märkische Volksstimme, Organ der Bezirksleitung Potsdam der Sozialistischen Einheitspartei Deutschlands vom 21.08.1986.
Blass, Dietmar: Braunkappenernte – und ihre Folgen. In: Südwestdeutsche Pilzrundschau 41 (2005) Heft 1. S. 22.
Borschke, Bastian: Absinth – von der Wiederentdeckung der grünen Fee. In: Entheogene Blätter 5 (2002a). S. 4-8.
Borschke, Bastian: Kava Kava – Ein pflanzlicher Tranquilizer in der Behandlung von Angststörungen. In: Entheogene Blätter 6 (2002b). S. 40-44.
Cousto, Hans: Feuer auf Caspers-Merk. Die mangelhaften Informationen zu „Internationale Abkommen“ von Caspers-Merk. In: Hanf Journal 6 (2004a), Ausgabe # 32. S. 6.
De Vries, Hermann: Über die sogenannten Hexensalben. In: Integration No. 1. 1991. Zeitschrift für geistesbewegende Pflanzen und Kultur. Hrsg. von W. Bauer, M. Hanslmeier u. a. Knetzgau: Bilwis-Verlag 1991. S. 31-42.
Dinkel, M. u. M. Bedner: Der Biorausch - ein neuer Trend. In: Der Notarzt 17 (2001). S. 105-107.

Dioda, Carin: Und wieder einmal violette Bäume sehen. In: Weltwoche 35 (1998) vom 27.08.1998.

DPA: Warnung vor Roggenmehl. In: HNA vom 17.10.2004.

DPA: Istanbul: Bereits neun Tote durch vergifteten Raki. In: Frankfurter Rundschau Nr. 53 vom 04.03.2005b. S. 14.

Eul, Joachim: Die (Straf)rechtliche Einordnung verschiedener Drogen und Drogenpflanzen in Deutschland. In: Entheogene Blätter 17 (2003). S. 510-524.

Gartz, Jochen: Eine neuere Methode der Pilzzucht aus Nordamerika. In: Integration No. 4. 1993. Zeitschrift für geistesbewegende Pflanzen und Kultur. Hrsg. von W. Bauer, M. Hanslmeier u. a. Knetzgau: Bilwis-Verlag 1993. S. 37-38.

Gartz, Jochen: Ein früher Versuch der Kommerzialisierung von Peyote in Deutschland. In: Integration No. 6. 1995. Zeitschrift für geistesbewegende Pflanzen und Kultur. Hrsg. von W. Bauer, M. Hanslmeier u. a. Knetzgau: Bilwis-Verlag 1995b. S. 45.

Gartz, Jochen: Zur gesetzlichen Einordnung der psilocybinhaltigen Pilze in Deutschland. In: Der Tintling 3 (1998c). S. 8.

Gartz, Jochen: Überbetonung der psychoaktiven Wirkung. Eine Buchbesprechung von Dr. Jochen Gartz, 04105 Leipzig. In: Der Tintling Extraheft (2/2000a). S. 58.

Gartz, Jochen: Psycholytische und psychedelische Therapie mit Psilocybin - ein historischer Rückblick. In: Der Tintling 6 (2000b). S. 24-27.

Gartz, Jochen: Verwechslung von Psilocybe cyanescens mit Speisepilzen. In: Der Tintling 1 (2001b). S. 21-23.

Gartz, Jochen: Medizinische Anwendung von Psilocybin jenseits der halluzinogenen Wirkung. In: Der Tintling 4 (2002b). S. 62-64.

Gartz, Jochen: Gesellschaftliche Akzeptanz oder Ächtung psychoaktiver Pilze (I). Historische und legale Betrachtungen. In: Entheogene Blätter 5 (2002c). S. 20-25.

Gartz, Jochen: Gesellschaftliche Akzeptanz oder Ächtung psychoaktiver Pilze (II). Historische und legale Betrachtungen. In: Entheogene Blätter 6 (2002d). S. 35-39.

Gartz, Jochen: Frühere medizinische Verwendung von LSD. Zusammenfassung, Bewertung und Ausblick. In: Entheogene Blätter 11 (2003b). S. 188-195.

Gartz, Jochen: Eine betrügerische Ich-Spaltung – Jochen Gartz als Doppelautor in der entheogenen Literatur. In: Entheogene Blätter (im Druck).

Gartz, Jochen u. Markus Berger: Psilocybinhaltige Pilzarten im europäischen Raum. Vorkommen, Morphologie und Inhaltsstoffe. In: Entheogene Blätter 9 (2003). S. 56-71.

Göpel, Ch. u. A. Marcus: Renaissance der „Hexenkräuter": Der Missbrauch alkaloidhaltiger Pflanzen. Botanische, ethnomedizinische und klinische Aspekte. In: Krankenhauspsychiatrie 11 (2000). S. 94-98.

Göpel, Christopher, Athanasios Maras u. Martin H. Schmidt: Darstellung einer drogeninduzierten Psychose durch Argyreia nervosa (Hawaiianisches Rosenholz). In: Psychiatrische Praxis 30 (2003). S. 223-224.

Hanna, Jon: Sandra Karpetas spricht… Ibogain als Therapie. In: Entheogene Blätter 16 (2003). S. 447-459.

Hansen, Peter: Lophophora fricii Habermann und die umstrittene Varietät Lophophora williamsii var. decipiens Croizat. In: Kakteen und andere Sukkulenten 51 (2000). S. 225-232.

Happe, Jörg: Corynanthe pachyceras. In: Entheogene Blätter 1 (2002a). S. 9.

Happe, Jörg: Passionsblumenansatz. In: Entheogene Blätter 7 (2002b). S. 11.

Harrach, Tibor: Der Fall Ephedra: Politik unterstützt Genussmittel-Piraterie der Pharma-Industrie. In: Hanf Journal 5 (2004), Ausgabe # 31. S. 4-5.

Hasler, Felix, Ulrike Grimberg, Marco A. Benz, Theo Huber u. Franz X. Vollenweider: Acute psychological and physiological effects of psilocybin in healthy humans: a double-blind, placebo-controlled dose-effect study. In: Psychopharmacology 172 (2004). S. 145-156.

Heinemann, Mirko: «Das Zeug wollen wir haben». Interview mit Jochen Gartz. In: Das Magazin, Ausgabe November 2004. S. 62-65.

Holzer, Tilmann: Das erste Leben der „harten Droge" Heroin. In: Entheogene Blätter 8 (2003). S. 4-7.

Jost, Valentina: Die Landung verpasst… Von der Odysee mit einem One-Way-Ticket. In: Drugstore Magazine 3 (2003). S. 14-18.

Kienitz, Walter: Pilze im Betäubungsmittelgesetz (BtmG). In: Der Tintling 4 (2001). S. 27.

Kraft, M., T. W. Spahn, J. Menzel, N. Senninger, K. H. Dietl, H. Herbst, W. Domschke u. M. M. Lerch: Fulminantes Leberversagen nach Einnahme des pflanzlichen Antidepressivums Kava-Kava. In: Deutsche Medizinische Wochenschrift 126 (2001). S. 970-972.

Kraus, Ludwig u. Rita Augustin: Repräsentativerhebung zum Gebrauch psychoaktiver Substanzen bei Erwachsenen in Deutschland 2000. In: Sucht 47 (2001) Sonderheft 1.

Lauten, Konrad: Absinth: der Mythos einer Spirituose / der Kuss der Muse: Alkohol! In: Entheogene Blätter 5 (2002). S. 14-15.

Leonhardt, Wolfram: Über Rauschzustände bei Pantherpilzvergiftungen. In: Integration No. 2 & 3. 1992. Zeitschrift für geistesbewegende Pflanzen und Kultur. Hrsg. von W. Bauer, M. Hanslmeier u. a. Knetzgau: Bilwis-Verlag 1992. S. 119-128.

Loew, Dieter u. Wilhelm Gaus: Kava-Kava – Tragödie einer Fehlbeurteilung. In: Erfahrungsheilkunde 52 (2003). S. 386-403.

Löhrer, Frank, Désirée Wagner-Servais u. Klaus Berkefeld: Frequent konsumierte biologische Drogen. Umfrageergebnisse unter jugendlichen Drogenkonsumenten und forensische Konsequenzen. In: Rechtsmedizin 10 (2000). S. 212-217.

Löhrer, F. u. R. Kaiser: Biogene Suchtmittel. Neue Konsumgewohnheiten bei jungen Abhängigen? In: Der Nervenarzt 70 (1999). S. 1029-1033.

Montag, Karin: Tintling Dialog mit Jochen Gartz. In: Der Tintling 3 (2000). S. 28-31.

O. A.: Bullshit als Dünger im Garten der Wahrheit – Zu den Büchern Carlos´ Castanedas. In: Entheogene 4 (1995). S. 16-20.

O. A.: Kick per Klick. In: Der Spiegel 9 (2000a). S. 143-144.

O. A.: Drogen – Magische Minze. In: Der Spiegel 30 (2001). S. 137.

O. A.: Neues aus dem Hause Sjamaan. Der magische mexikanische Trüffel. In: Hanf Journal 9 (2004a), Ausgabe # 36. S. 7.

O. A.: Kleinanzeige Psilo Verkauf. In: Fritz - Das Magazin. Ausgabe November 2004b. S. 41.

O. A.: Sensatonics – Alchemisten der Neuzeit. In: Grow! Ausgabe 1 (2004d). S. 16-18.

O. A.: Die Seuche Cannabis. In: Der Spiegel 27 (2004e). S. 1 (Titelblatt).

Poser, Manfred: Auch auf deutschen Wiesen wachsen halluzinogene Pilze. In: Ärzte Zeitung vom 27.10.1998.

RH: Warnung vor Pilz-Ayahuasca. In: Entheogene 3 (1995). S. 47-48.

Rietschel, Vera: Schwarzes Gift im goldenen Korn. Der Mutterkornpilz wächst in Getreide-Ähren und wird in den Mühlen aus dem Korn gereinigt. In: HNA vom 20.10.2004a.

Rietschel, Vera: Entwarnung: Roggenmehl ist nur gering belastet. Fachmann spricht von Panikmache – Betroffene Mühlen informiert. In: HNA vom 20.10.2004b.

Rohde, Hartwin: Editorial. In: Entheogene Blätter 3 (2002). S. 1.

Rohde, Hartwin u. Ralph Klubach: Medizin & Psilocybin-haltige Pilze. In: Entheogene Blätter 2 (2002). S. 4-8.

Samorini, Giorgio: Umbrella-stones or mushroom-stones? (Kerala, southern India). In: Integration No. 6. 1995. Zeitschrift für geistesbewegende Pflanzen und Kultur. Hrsg. von W. Bauer, J. Gartz u. a. Knetzgau: Bilwis-Verlag 1995. S. 33-40.

Schaefer, Stacy: The crossing of the souls: Peyote, perception and meaning among the Huichol indians of Mexico. In: Integration No. 5. 1995. Zeitschrift für geistesbewegende Pflanzen und Kultur. Hrsg. von W. Bauer, M. Hanslmeier u. a. Knetzgau: Bilwis-Verlag 1995. S. 35-49.

Siebert, Daniel J.: Die Geschichte der ersten außerhalb Mexikos kultivierten Salvia divinorum Pflanzen. In: Entheogene Blätter 16 (2003). S. 433-434.

Stamets, Paul u. Jochen Gartz: A new caerulescent Psilocybe from the Pacific Coast of Northwestern America. In: Integration No. 6. 1995. Zeitschrift für geistesbewegende Pflanzen und Kultur. Hrsg. von W. Bauer, M. Hanslmeier u. a. Knetzgau: Bilwis-Verlag 1995. S. 21-28.

Supprian, T., U. Frey, R. Supprian, M. Rösler u. K. Wanke: Über den Gebrauch psychoaktiver Pilze als Rauschmittel. Psychoactive Mushrooms – An Update. In: Fortschritte der Neurologie – Psychiatrie 69 (2001). S. 597-602.

Tengu: Entheogene amanitas. In: Entheogene Blätter 4 (2002). S. 22-23.

Teschke, R.: Kava, Kava-Pyrone und toxische Leberschäden. In: Zeitschrift für Gastroenterologie 41 (2003). S. 395-404.

Waldschmidt, Eberhard: Der Fliegenpilz als Heilmittel. In: Integration No. 2 & 3. 1992. Zeitschrift für geistesbewegende Pflanzen und Kultur. Hrsg. von W. Bauer, M. Hanslmeier u. a. Knetzgau: Bilwis-Verlag 1992. S. 67-68.

Winckelmann, U., G. Lübke, M. Brockstedt, I. Schanz, J. Dechent, J. Weber u. M. Albani: Anticholinerges Syndrom nach Ingestion von Tee aus Engelstrompetenblüten. In: Monatsschrift Kinderheilkunde 148 (2000). S. 18-22.

Zacharopoulos, Sokratis u. Werner Graf: Magische Zeiten, magische Pilze Das Pilz-Verbot und das europäische Recht. In: Hanf Journal 8 (2004), Ausgabe # 34. S. 3.

Informationsblätter

Brandenburgische Landesstelle gegen die Suchtgefahren e. V. (Hrsg.): Informationskarten „Biogene Drogen". O. O.: O. V. 2004.

Gartz, Jochen: Psychoaktive Pilze. Bestimmungskarten. Solothurn: Nachtschatten Verlag 1998d.

Informationsstelle Peru (Hrsg.): Coca ist kein Kokain. Informationsblatt. Hamburg: O. V. o. J.

Schweizer Fachstelle für Alkohol- und andere Drogenprogramme (Hrsg.): Drogeninfo. Halluzinogene und Zauberpilze. Lausanne: O. V. o. J.

Verbraucherzentrale Hessen e. V. (Hrsg.): Alcopops – Süße Cocktails verführen Jugendliche. Frankfurt/Main: O. V. 2004.

Radio- und Fernsehsendungen

Bekiffte Republik. Filmische Dokumentation. Ein Film von Max von Klitzing. Ausgestrahlt von der ARD am 03.11.2004. http://www.rumpelstilzchen.com/tv/dopetv/bekiffte_republik/download.html (20.03.2005).

Coca – Die heilige Pflanze der Inka. Filmische Dokumentation. Ein Film von Diana Seiler. Ausgestrahlt von Arte am 24.09.2003. http://www.rumpelstilzchen.com/tv/dopetv/coca-die-heilige-pflanze-der-inka/download.html (20.03.2005).

Globus – Aus Forschung und Umwelt: Biodrogen-Boom - Horrortrip durch Flower-Power. Filmische Dokumentation. Ausgestrahlt von der ARD. http://www.rumpelstilzchen.com/tv/streaming-dope.html (20.03.2005).

Weltbilder: Tödliche Razzia – Thailand im Drogenkrieg. Filmische Dokumentation. Ausgestrahlt vom NDR am 23.07.2003. http://www.rumpelstilzchen.com/tv/dopetv/thailand-im-drogenkrieg/download.html (20.03.2005).

Videos, DVDs, Audio-CDs und CD-ROMs

Allen, John W. u. Jochen Gartz: Teonanácatl: A Bibliography of Entheogenic Fungi / Eine Bibliographie der psychoaktiven Pilze. CD-ROM. 3. Auflage. Kassel: Psiloprint 2004.

Allen, John W. u. Jochen Gartz: Psilocybian Mushroom Cultivation. A Brief History Regarding the Contemporary Use, Marketing and Cultivation Of Psilocybian Mushrooms / Kultivierung psilocybinhaltiger Pilze: Die wissenschaftliche und subkulturelle Geschichte. CD-ROM. 3. Auflage. Kassel: Psiloprint 2005.

Gartz, Jochen: Magic Mushrooms Around the World. Fungal Hallucinogens and Allies. Magische Pilze weltweit. Pilzliche Halluzinogene und Verwandte. CD-ROM. Kassel: Psiloprint im Druck.

Harry Potter und die Kammer des Schreckens. Regie: Chris Columbus, Buch: Joanne K. Rowling, DVD Erscheinungstermin: 11.04.2003, Produktion: 2002.

Hofmann, Albert: Erinnerungen eines Psychonauten. Von der Entdeckung entheogener Drogen. Audio-CD mit Originaltonaufnahmen. Köln: Supposé 2003.

Persönliche Auskünfte

Anonym: Persönliche Mitteilung (2004). Anmerkung: Der von mir zitierte Kasseler Rechtsanwalt möchte namentlich nicht genannt werden.

Berger, Markus: Persönliche Mitteilung (2005). Markus Berger, Knüllwald.

Eul, Joachim: Zwischenauswertung einer Erhebung der Landesarbeitsgemeinschaft Drogen im Landesverband Berlin von Bündnis 90/Die Grünen zum Drogenkonsum in der Techno- und Hanfszene. Persönliche Mitteilung (2004). Joachim Eul, Berlin.

Gartz, Jochen: Persönliche Mitteilung (2004). Dr. habil. Jochen Gartz, Universität Leipzig, Fakultät f. Biowissenschaften, Pharmazie u. Psychologie, Abt. Biotechnologie – Pilzliche Biotransformation, Leipzig.

Schuldes, Bert Marco: Persönliche Mitteilung (2004). Bert Marco Schuldes, Tuguegarao City, Philippines.

Abkürzungsverzeichnis

10. BtMÄndV	Zehnte Verordnung zur Änderung betäubungsmittelrechtlicher Vorschriften
15. BtMÄndV	Fünfzehnte Verordnung zur Änderung betäubungsmittelrechtlicher Vorschriften
19. BtMÄndV	Neunzehnte Verordnung zur Änderung betäubungsmittelrechtlicher Vorschriften
5-MeO-DMT	5-Methoxy-N,N-dimetyltryptamin
AM	Arzneimittel
AMG	Arzneimittelgesetz
BayObLG	Bayerisches Oberstes Landesgericht
BfArM	Bundesinstitut für Arzneimittel und Medizinprodukte
BKA	Bundeskriminalamt
BtM	Betäubungsmittel
BtMG	Betäubungsmittelgesetz
BZgA	Bundeszentrale für gesundheitliche Aufklärung
CCC	Coca-Cola-Company
DBDD	Deutsche Referenzstelle für die Europäische Beobachtungsstelle für Drogen und Drogensucht
DMSO	Dimetylsulfoxid
DMT	N,N-Dimethyltryptamin
EBDD	Europäischen Beobachtungsstelle für Drogen und Drogensucht
LD	Letale Dosis
LD50	Mittlere letale Dosis
LMBG	Lebensmittel- und Bedarfsgegenstände-Gesetz
LSA	Lysergsäure-amid
LSD	Lysergsäure-diäthylamid
MAO-Hemmer	Monoamino-Oxidase-Hemmer
TCM	Traditionelle Chinesische Medizin
THC	Tetrahydrocannabinol
WWW	World Wide Web
ZNS	Zentralnervensystem

Bildnachweis und Bildlegende

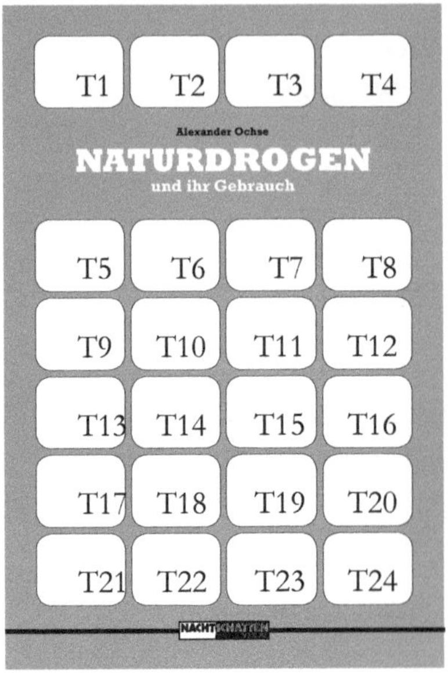

Markus Berger: 17, 20, 21, 23, 25, 26, 32, 34, 35, 36, 38, T2, T3, T5, T6, T7, T8, T9, T10, T12, T15, T16, T17, T18, T20, T21, T22, T23, T24, F5, F7, F9, F13, F14, F16
Daniel von Delhaes: 22, F1
Michael Ganslmeier: 14, 16, T1, T11, T13, T19, F4, F6
Dr. habil. Jochen Gartz: 2, 3, 5, 6, 9, 11, 13, 24, 30
Sensatonics: 29

Alle weiteren Bilder entstammen dem Archiv von Alexander Ochse.

T1 = *Psilocybe cubensis;* T2 = *Papaver somniferum;* T3 = *Lophophora williamsii;* T4 = *Cannabis spp.;* T5 = *Brugmansia sanguinea;* T6 = *Passiflora spp.;* T7 = *Tagetes spp.;* T8 = *Achillea spp.;* T9 = *Argyreia nervosa;* T10 = *Artemisia dracunculus;* T11 = *Psilocybe azurescens;* T12 = *Datura stramonium;* T13 = *Erythroxylum coca;* T14 = *Salvia divinorum;* T15 = *Galium odoratum;* T16 = *Anadenanthera peregrina;* T17 = *Metasequoia glyptostroboides;* T18 = *Sempervivum spp.;* T19 = *Piper methysticum;* T20 = *Humulus lupulus;* T21 = *Rhododendron spp.;* T22 = *Trichocereus spp.;* T23 = *Dimorphotheca pluvialis;* T24 = *Amanita muscaria*

Glossar

A

Absorption: das Aufnehmen eines Wirkstoffes durch den Körper

abstinenzorientiert: eine gesellschaftliche Haltung oder Denkweise, die den Gebrauch von Drogen ablehnt

Abusus: Missbrauch, übermäßiger Gebrauch (z. B. von bestimmten Arznei- oder Genussmitteln)

Additiv: Zusatzstoff

Äquivalentdosis: Die Stoffmengen zweier verschiedenartiger Rauschmittel, die etwa dieselbe Rauschwirkung hervorrufen.

ätherisch: ätherartig, flüchtig; wohlriechenden Duft verströmend

ätiologieunabhängig: unabhängig von den stofflichen Ursachen eines Rausches

affektiv: gefühlsmäßig

Akkumulation: Anhäufung und/ oder Ablagerung eines Wirkstoffes im menschlichen Körper

akut: plötzlich und heftig auftretend; Gegensatz: ***chronisch***

akzeptanzorientiert: Eine gesellschaftliche Haltung oder Denkweise, die den Gebrauch von Drogen nicht grundsätzlich verwirft, sondern öffentlich diskutiert. Gegensatz: ***abstinenzorientiert***

Alchemie: Philosophisch-esoterische mittelalterliche Strömung, die die Veredlung von Stoffen und die spirituelle Entwicklung zum Ziel hatte. Oft fälschlich als „Goldmacherei" angesehen. Vorläufer der modernen Chemie.

ambivalent: in sich widersprüchlich; zwiespältig

Amphetamine: aufweckende, der körperlichen Müdigkeit entgegenwirkende Wirkstoffe

Anästhesie: Ausschaltung der Schmerzen oder Nervenempfindungen durch ein betäubendes Mittel (z. B. bei der Narkose).

analgetisch: schmerzstillend

analog: entsprechend, ähnlich, gleichartig

Antagonismus: Widerstreit; gegeneinander gerichtete Wirkweise

anthropomorph: von menschenähnlicher Gestalt

Antidot: Gegengift

anxiolytisch: angstlösend

Amnesie: Gedächtnisschwund

Anti-Depressiva: Arzneimittel gegen anhaltende seelische Verstimmung

andin: Die Anden (lateinamerikanischer Gebirgszug) betreffend, in den Anden vorkommend

Aphrodisiakum: Den Geschlechtstrieb anregendes Mittel.

aphrodisisch: Den Geschlechtstrieb anregend und steigernd.

Apostel: Jemand, der für eine Welt- oder Lebensanschauung mit Nachdruck eintritt und sie zu verwirklichen sucht.

archetypisch: Einem Archetyp entsprechend, zugehörend. (Nach der Archentypen-Lehre des Schweizer Psychologen C. G. Jung: Das ererbte Urbild in der Seele eines Menschen, das den menschlichen Charakter unterbewusst bestimmt und prägt.)

Aromatherapie: Die Anwendung von aus Pflanzen gewonnenen ätherischen Ölen zu Heilzwecken..

Assimilation: Die Aufnahme oder Umsetzung von körperfremden in körpereigene Stoffe.

Assyrer: Altes Volk der ersten Hochkultur im so genannten Zweistromland

(Mesopotamien) im heutigen Irak: zwischen Euphrat (der eine Fluss) und Tigris (der andere Fluss) gelegen. Dieses Volk hinterließ zahlreiche Zeugnisse seiner Kultur (Architektur, Bildhauerei, Bibliotheken), und die assyrische Keilschrift, die zum Teil auch von benachbarten Völkern übernommen wurde.

Asthma: Anfallsweise auftretende Atemnot, Kurzatmigkeit.

Ateminsuffizienz: Atemnot durch Versagen der Atemmuskulatur.

Aura: Besondere, geheimnisvolle Ausstrahlung. Esoterisch auch ein „Kraftfeld“, das den Körper umgeben soll.

Aversion: Abneigung, Widerwille

B

bad trip: Rauschzustand mit Angst- und Panikgefühlen nach Einnahme eines (oft überdosierten) Rauschmittels.

Barbiturate: Medikamentgruppe, die als Schlaf- und Beruhigungsmittel verwendet wird.

Berserker: Bei den alten Skandinaviern wegen seiner Kampfstärke und Unberechenbarkeit besonders gefürchteter Krieger.

Berserkerwut: Die den Berserkern (siehe ***Berserker***) in den alt-skandinavischen Sagen nachgesagte Kampfwut.

Bioassay: Das Erproben von Drogen in einer Gruppe von Probanden unter wissenschaftlicher Leitung.

bis dato: Bis auf den heutigen Tag.

Biometriker: Jemand, der mathematische Methoden zur Erfassung, Planung und Auswertung von Experimenten in Biologie, Medizin und Landwirtschaft anwendet.

Bohème: Künstlerkreise außerhalb der bürgerlichen Gesellschaft, die im neunzehnten Jahrhundert den Ruf und Ruch der Leichtlebigkeit hatten, deren Werke heute aber von bürgerlichen Kreisen in Museen, Konzerthallen und Theatern bewundert werden.

C

carcinogen: krebserzeugend

chronisch: Sich langsam entwickelnd, langsam verlaufend. Gegensatz: ***akut***

Chromosomendefekt: Eine (krankhafte) Veränderung der Chromosomen, die in den Zellen von Lebewesen als „Bauplan“ des organischen Lebens enthaltende Kernstrukturen gelten.

D

Dämonisierung: Verteufelung von gesellschaftlichen Erscheinungen, um diese einer sachlichen Prüfung zu entziehen (z. B. Hexenverfolgung).

deklariert: ausgesprochen, erklärt

dilettantisch: anfängerhaft, ungeübt, unerfahren

Delirium: Bewusstseinstrübung, verbunden mit Erregung, Sinnestäuschung und Wahnideen.

Depression: Herabgestimmte, bedrückte Gemütsverfassung von dauernder ***(chronisch)*** oder vorübergehender Natur.

Depersonalisations-Erleben: Die in verändertem Bewusstseinszustand (durch Rauschmittel oder Grenzerfahrungen) erlebte Auflösung des eigenen Ichs in ein überpersönliches Wesen.

Derivat: Chemische Verbindung, die von einer anderen abgeleitet ist.

Designerdroge: In Abwandlung einer bekannten Droge hergestelltes neuartiges, meist chemisches Rauschmittel (z. B. Ecstasy-Pillen).

Destillation: Bei der Herstellung eines

konzentrierten Flüssigstoffes verwendetes chemisch-physikalisches Verfahren, z. B. bei der Schnapsbrennerei.

Destillerie: (Edel-)Schnapsbrennerei

Dezernat: Behördenstelle, die bestimmte gesellschaftlich-öffentliche Sachbelange kontrolliert (z. B. Drogendezernat).

E

eklektisch: Unschöpferisch nachahmend; ohne eigene Ideen überliefertes Kultur- und Denkgut zusammenraffend.

Elixier: (Natur-)Heiltrank; Zaubertrank

Emeritierung: Altersbedingte Entlassung von Hochschul-Professoren.

empathogen: Einfühlsamkeit und Mitgefühl erweckend

Emulsion: Gemenge aus zwei ineinander unlösbaren Flüssigkeiten (z. B. Öl in Wasser), bei dem die eine Flüssigkeit in Form kleiner Tröpfchen in der anderen verteilt ist.

Epidemiologie: Wissenschaft von der Entstehung und Verbreitung (und Bekämpfung) von zeittypischen Massenerscheinungen (wie z. B. Fussballfan-Ausschreitungen).

epidemiologisch: Zur Epidemiologie gehörend.

endemisch: In bestimmen Gegenden vorkommend (z. B. von Pflanzenarten).

entaktogen: Innere Berührung (positive gefühlsmäßige Empfindung für Mitgeschöpfe) erzeugend.

endogen: Im (menschlichen) Körper durch eigenen Stoffwechsel erzeugt.

entheogen: Eine innere Gottes-Erfahrung hervorrufend (von bestimmten Rauschmitteln).

Ethnobotanik: Die Wissenschaft von den Beziehungen der Menschen zur Pflanzenwelt.

ethnobotanisch: Die ***Ethnobotanik*** betreffend.

Ethnomykologie: Die Wissenschaft von den Beziehungen der Menschen zu den Pilzen.

ethnomykologisch: Die Ethnomykologie betreffend.

etabliert: Von einer gesellschaftlichen Gruppe oder Schicht anerkannt und belohnt.

Exekutive: Vollziehende und vollstreckende Staatsgewalt (z. B. Polizei).

Euphorie: Glücksgefühl

Exsikat: Getrocknete Pflanzen- oder Pilzprobe.

extrahieren: Aus einer chemisch-stofflichen Verbindung herauslösen.

F

falsifizieren: (Eine wissenschaftliche Lehrmeinung) widerlegen.

Farce: Abgeschmacktes Getue; scheinheiliges Bürgerlustspiel.

Flashback: Englisch: „Rück-Blitz". Plötzlich eintretender (meist nur Sekundenbruchteile dauernder) Rauschzustand ohne unmittelbar vorhergehende Einnahme eines Rauschmittels.

Fokus: Brennpunkt (der Aufmerksamkeit)

fokussieren: Etwas zum Brennpunkt (der Aufmerksamkeit) machen.

fötal: Zur weiblichen Leibesfrucht vom dritten Schwangerschaftsmonat an gehörend.

G

grotesk: wild-witzig

gynäkologisch: Die Frauenheilkunde betreffend.

H

Habitat: Natürlicher Raum für das Vorkommen einer bestimmten Pflanzenart.

hedonistisch: Die den Genüssen und Freuden des Lebens zugewandte Sinnesart betreffend.

Hemisphäre: Halbkugel

hepatotoxisch: Die Leber vergiftend.

herbal: Englisch: Auf Kräuterbasis.

Hippiebewegung: Eine weltweite Jugend-Friedensbewegung aus der Zeit des Vietnam Krieges. Die Bewegung ist in ihrer umfassenden In-Frage-Stellung aller bürgerlichen Werte auch heute noch eine Quelle für die Ideen einer menschlicheren Welt.

hochfrequent: sehr oft

Hyperthermie: Künstliche Überwärmung des Körpers zur Steigerung der Durchblutung; Hitzewallungen.

I

imaginär: In der Einbildung bestehend, eingebildet.

in dubio pro reo: Lateinisch: „Im Zweifelsfall für den Angeklagten." Alter römischer Rechtsgrundsatz, der heute noch gilt, und besagt, dass ein Angeklagter freigesprochen wird, wenn kein eindeutig belastendes Beweismaterial vorliegt.

induziert: Durch etwas (z. B. ein Rauschmittel) herbeigeführt.

Ingredienzien: Zutaten, (chemische) Bestandteile

Inkarnation: Religiöse Auffassung von der Wiedergeburt des Menschen in einem anderen (pflanzlichen, tiergestaltigen, menschlichen oder „göttlichen") Körper.

injiziert: In den Körper eingespritzt.

in statu nascendi: Im Zustand des Entstehens.

Insider-Tipp: Geheimtipp

intramuskulär: Ins Innere eines Muskels hinein erfolgend (von Injektionen).

intravenös: In eine Vene (zum Herzen führende Blutader) hinein erfolgend (von Injektionen).

intrauterin: Innerhalb der Gebärmutter liegend oder in sie hinein erfolgend (z. B. der Ultraschall).

irrelevant: Unwichtig, nicht zur Sache gehörig.

irreversibel: Unumkehrbar (z. B. von chemischen Reaktionen).

interdisziplinär: Die Zusammenarbeit mehrerer Fach- und Forschungsbereiche betreffend.

J

Judikative: Die richterliche Staatsgewalt: (z. B. Richter).

K

Katalysator: Stoff, der durch seine Anwesenheit chemische Reaktionen herbeiführt oder in ihrem Verlauf beeinflusst, selbst aber unverändert bleibt.

Klientel: Patientenschaft

Klon: Durch (künstlich herbeigeführte) ungeschlechtliche Vermehrung entstandenes Lebewesen, das genau die gleichen biologischen Erbanlagen hat wie seine „Vorlage".

Konnotation: Neben- oder Mitbedeutung eines Wortes oder Gedankens.

kontraindiziert: Aus bestimmten Gründen medizinisch nicht anwendbar.

Konsumfrequenz: Häufigkeit des Gebrauchs (z. B. eines Genussmittels).

kontraktierend: zusammenziehend (von Muskeln)

Kontraktion: Das Sich-Zusammenziehen (von Muskeln).

korrespondierend: übereinstimmend, entsprechend

kumulativ: anhäufend

Kuriosum: Wunderliche Sache, Angelegenheit oder Situation.

L

lapidar: Ohne weitere Erläuterung; kurz und bündig.

latent: Verborgen, versteckt; der Möglichkeit nach vorhanden, aber noch nicht in Erscheinung tretend.

Latenzzeit: Zeit, die es braucht, bis ein Krankheitserreger oder ein Gift im Körper als Krankheit hervortritt.

legislativ: gesetzgebend

legitimiert: berechtigt

letal: tödlich

Letalität: Sterblichkeit

libidinös: die geschlechtliche Lust betreffend

lokalanästhesierend: Örtlich betäubend (z. B. bei Knie- oder Hüft-Operationen).

Lokalanästhetikum: Ein Narkosemittel, für eine örtliche Betäubung (z. B. Spritze beim Zahnarzt).

M

makroskopisch: Mit bloßem Auge ohne optische Vergrößerung (z. B. durch eine Lupe oder ein Mikroskop) sichtbar.

Megalith-Kultur: Eigentlich: „Großstein"-Kultur. In der Jungsteinzeit (etwa vor 5000 Jahren) eine (vermutlich) von der Insel Malta ausgehende, sich über Spanien, Portugal, Frankreich, England bis an die Ostsee ausbreitende Kultur mit typischen „Riesen"-Grabbauwerken, die oft aus wenigen, aber wuchtigen Steinplatten bestehen.

Mekka: (Nach der heiligen Stadt des Islam:) Platz, Ort, der ein Zentrum für etwas Bestimmtes ist und darum eine große Anziehungskraft ausübt.

Migräne: Heftiger, oft ***chronisch*** auftretender Kopfschmerz, der häufig von Brechreiz begleitet wird.

Modellpsychose: Eine künstlich herbeigeführte ***Psychose*** zu medizinischen Studienzwecken.

mykophil: pilzliebend

Myzel: Die den Erdgrund oder totes Holz wie Spinnenweben durchziehenden Pilzfäden eines höheren Pilzes.

N

Neurochemiker: Jemand, der sich mit dem Einfluss bestimmter Chemikalien auf das menschliche und tierische Nervensystem befasst.

neurochemisch: Den Einfluss von Chemikalien auf das menschliche und tierische Nervensystem betreffend.

Neuroleptika: Chemische Stoffgruppe, die zur Bekämpfung chronischer seelischer Verstimmung eingesetzt wird.

neurophysiologisch: Die Wissenschaft betreffend, die organisch-nervliches Zusammenwirken untersucht.

neurovegetativ: Den Teil des menschlichen Nervensystems betreffend, der dem menschlichen Willen nicht unterliegt, also unterbewusst bleibt (z. B. Verdauung).

Nomenklatur: Das Verzeichnis der in einer Wissenschaft gebräuchlichen Fachbegriffe.

O

okkultistisch: Geheimwissenschaftlich; angenommenen übernatürlichen und hellseherischen Erscheinungen nachgehend.

oral: Durch den Mund eingenommen (z. B. Arznei- oder Rauschmittel).

P

pan-amazonischen: Das gesamte

Amazonasgebiet betreffend.

Panikattacke: Plötzlich auftretender Angstzustand.

Paradigma: Grundmuster, Musterbeispiel

par excellence: mustergültig, schlechthin

Parkinson(-Syndrom): Eine Nervenkrankheit, deren Ursachen bis heute noch nicht geklärt sind. Diese Krankheit bringt neben Anderem auffällige Zitterkrämpfe mit sich.

pathologisch: krankhaft oder krankheitserregend

perinatal: Die Zeit kurz vor, während und nach dem Gebären betreffend.

Persönlichkeitstransformation: Veränderung der Ich-Wahrnehmung infolge eines einschneidenden Ereignisses (z. B. Tod eines geliebten Menschen oder bei überdosierter Einnahme von Rauschmitteln).

Phänomenologie: Wissenschaft von den Erscheinungsweisen der Dinge.

pharmakognostisch: Die Erkenntnis von (Natur-)Heilmitteln betreffend.

Pharmakon: Heilmittel künstlicher (z. B. Kopfschmerz-Tabletten) oder natürlicher Art (z. B. Baldrian).

Phytopharmaka: Naturheilmittel

Phytopharmakotherapie: Naturheilmittel-Behandlung

Placebo: Scheinmedikament ohne pharmakologisch aktiven Wirkstoff.

polytoxikoman: Abhängig von mehreren Rauschmitteln.

Population: Ein gehäuftes Vorkommen einer bestimmten Pflanzen-, Tier- oder Menschenart in einem Gebiet (z. B. Alpenrosen im Gebirge, Pinguine auf dem Südpol, Holländer im Sommer mit Wohnwagen an der Adria).

Popularität: Öffentliche Beliebtheit.

potenziell: Der (noch nicht verwirklichten) Möglichkeit nach.

prädestiniert: wie geschaffen für

prähistorisch: urgeschichtlich

Prävention: Vorbeugung gegen schädliche Folgen im Gesundheitswesen.

Prävalenz: Bevorzugung

Proband: Jemand, der sich für einen wissenschaftlichen Test zur Verfügung stellt.

Promotion: (Be-)Förderung

propagandistisch: Auf die Verdummung der Volksmeinung mit Werbung und (politischen) Versprechungen abzielend.

Prophylaxe: Siehe ***Prävention***

Prototyp: Versuchsmodell

psychoaktiv: In der Seele (oder dem Bewusstsein) Veränderungen hervorrufend.

psychohygienisch: Die Gesundheit der Seele betreffend.

Psychonaut: Jemand, der bewusst durch Einnahme ***psychoaktiver*** Rauschmittel seine seelischen Wahrnehmungen erkundet.

Psychose: Seelische Verwirrung, die zu gestörten Wahrnehmungen bis zu Realitätsverlust führen kann.

Psychose-Induktion: Das Herbeiführen einer ***Psychose***.

psychotisch: Auf einer ***Psychose*** beruhend.

psychotrop: Auf die Seele beruhigend oder anregend wirkendes Arzneimittel.

R

Recherche: Wissenschaftliche Nachforschung.

recherchieren: Wissenschaftlich nachforschen.

Rehabilitation: Wiedereingliederung eines von Krankheit geplagten Menschen in das berufliche und gesellschaftliche Leben.

renal: Die Nieren betreffend.

Renaissance: Wiederbelebung von Dingen und Erscheinungen, die eine Zeit lang von den Menschen vergessen wurden.

Repression: Gesellschaftliche Unterdrückungsmaßnahmen gegen unwillkommene Erscheinungen, Dinge, Menschengruppen oder sogar einzelne Menschen.

rektal: Den Mastdarm betreffend.

reversibel: umkehrbar (von chemischen Reaktionen)

rudimentär: bruchstückhaft; in der Entwicklung stecken geblieben

S

Safer-Use-Regel: Risikomindernde Sicherheitsregeln bei der Einnahme von Rauschmitteln.

Schizophrenie: Von den Seelenwissenschaftlern verwendeter Fachbegriff, der eine Vielheit von sogenannten seelischen Abnormitäten umfasst. Der Fachbegriff setzt sich aus zwei altgriechischen Wörtern zusammen und bedeutet: die oder der, deren oder dessen Denken gespalten ist.

Sanktion: Strafmassnahme

sedativ: beruhigend (Sedativ als Substantiv: Beruhigungsmittel)

sedierend: Bedeutung gleich ***sedativ***.

selbstlimitierend: selbstbegrenzend

Sexualdelikt: Geschlechtlicher Übergriff auf den Intimbereich eines anderen Menschen.

Soma: Von indischen Dichtern und Zauberpriestern besungener Göttertrunk im ersten Jahrtausend vor unserer Zeitrechnung.

somatisch: Körperlich bedingt.

spagirisch: In der Art der ***Alchemisten*** hergestellt.

Spasmolytikum: Ein krampflösendes Mittel.

sporadisch: Vereinzelnd auftretend, verstreut.

subkulturell: Unter der Oberfläche einer Kultur sich befindend.

subtil: fein, feinsinnig, fingerspitzenhaft

suggeriert: (Mit Hinterabsichten) eifrig eingeredet.

Symbiose: Zusammenleben zweier verschiedener Lebewesen zum gegenseitigen Vorteil.

symbiotisch: Eine Lebensgemeinschaft zweier Arten bildend, bei der sich beide Arten vorteilhaft ergänzen.

Symptom: Anzeichen, das auf etwas deutet oder hinweist, was man nicht sieht, aber vermuten und eventuell in seiner Ursache feststellen kann.

Syndrom: Krankheitsbild, das sich aus dem Auftreten verschiedener ***Symptome*** ergibt.

synergetisch: zusammenwirkend

Synergie: Das Zusammenwirken.

synergistisch: Besonders energisch zusammenwirkend.

synkretistisch: Aus verschiedenen religiösen Vorstellungen zusammengesetzt.

T

Taxonomie: Einordnung der Lebewesen in ein Verzeichnis.

taxonomisch: Lebewesen in ein Verzeichnis einrasternd.

temporär: zeitlich, vorübergehend

teratogen: angeborene Missbildungen hervorbringend

Toxikologe: Wissenschaftler, der sich mit Vergiftungserscheinungen und deren Ursache befasst.

Toxizität: Giftigkeit

transpersonal: überpersönlich

transdermal: Durch die Haut aufnehmend (von Medikamenten).

transzendiert: Die gewohnten

Erscheinungen überstiegen habend.

Trauma: Einschneidende körperliche oder seelische Verletzung (z. B. schwerer Unfall, Vergewaltigung) mit seelischen Folgen.

trauminduzierend: Träume hervorrufend

U

User: Gebraucher

uterin: die Gebärmutter betreffend

V

Vabanquespiel: ein Alles-auf-eine-Karte-Setzen

visionär: sehr weit vorausblickend

vital-gefährlich: lebensgefährlich

Z

zoomorph: tiergestaltig, tierähnlich

Index

Zum Autor

Alexander Ochse, geboren im Februar 1974, absolvierte den Diplomstudiengang Sozialarbeit/Sozialpädagogik an der Universität Kassel mit dem Schwerpunkt Drogenforschung. Seit Mitte der 1990er Jahre einige mehrmonatige Studienaufenthalte in Asien. Er ist seit vielen Jahren an der Organisation von kulturellen Veranstaltungen – auch im Bereich der Sekundärprävention – beteiligt. Heute arbeitet er in einer Fachklinik für rauschmittelabhängige Jugendliche und Erwachsene.